肝移植麻醉临床实践

主　审　杜洪印

主　编　喻文立　翁亦齐　刘伟华

天津出版传媒集团

天津科学技术出版社

图书在版编目（CIP）数据

肝移植麻醉临床实践 / 喻文立，翁亦齐，刘伟华主编. -- 天津：天津科学技术出版社，2023.9
ISBN 978-7-5742-1566-5

Ⅰ. ①肝… Ⅱ. ①喻… ②翁… ③刘… Ⅲ. ①肝移植—麻醉学 Ⅳ. ①R657.3

中国国家版本馆 CIP 数据核字（2023）第 166202 号

肝移植麻醉临床实践

GANYIZHI MAZUI LINCHUANG SHIJIAN

责任编辑：张　跃

出　　版：天津出版传媒集团

天津科学技术出版社

地　　址：天津市西康路 35 号

邮　　编：300051

电　　话：（022）23332399

网　　址：www.tjkjcbs.com.cn

发　　行：新华书店经销

印　　刷：廊坊市国彩印刷有限公司

开本 787×1092　1/16　印张 17.75　插页 1　字数 360 000
2023 年 9 月第 1 版第 1 次印刷
定价：128.00 元

编者名单

主　审： 杜洪印

主　编： 喻文立　翁亦齐　刘伟华

副主编： 石屹崴　李津源　李良玉　李红霞　刘云霞　于洪丽

　　　　　　盛明薇

秘　书： 丁　梅　吴玉立　贾莉莉

编者（以姓氏笔画为序）

丁　梅　　于洪丽　　于　辉　　王朵朵　　王志凯　　王清平　　王　琦

元绍婷　　石屹崴　　朱　敏　　乔南南　　任恒昌　　任莹慧　　刘云霞

刘伟华　　刘　森　　许建刚　　孙　英　　芦树军　　杜洪印　　李红霞

李良玉　　李胜卫　　李津源　　李晓丹　　杨莉莉　　吴玉立　　沙　莎

张桂诚　　陈彩虹　　庞文广　　孟令超　　胡连莲　　贾莉莉　　徐如彬

翁亦齐　　盛明薇　　董艾莉　　喻文立　　窦晓婧　　蔡允楠

主编介绍

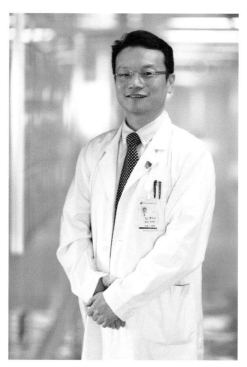

　　喻文立　医学博士，主任医师，博士生导师，天津市第一中心医院麻醉科主任、手术室主任、麻醉科党支部书记，天津市医学重点学科带头人，天津市"津门医学英才"。

　　目前担任中华医学会麻醉学分会器官移植麻醉学组副组长，中国中西医结合学会围手术期专业委员会常委，中国医师协会麻醉学医师分会委员，中国医药教育协会麻醉分会常委，天津市医师协会麻醉医师分会会长，天津市整合医学学会麻醉与疼痛专委会主任委员，天津市医学会麻醉学分会副主任委员，天津市临床麻醉质控中心副主任，天津市中西医结合学会麻醉与镇痛委员会副主任委员。承担国家级、省部级等科研课题 15 项，发表国内外期刊文章 200 余篇，参编论著 4 部，先后获得天津市科技进步二等奖及三等奖各 1 次。

翁亦齐　医学博士，主任医师，硕士生导师，美国约翰霍普金斯大学医学院访问学者，现任天津市第一中心医院麻醉科副主任。

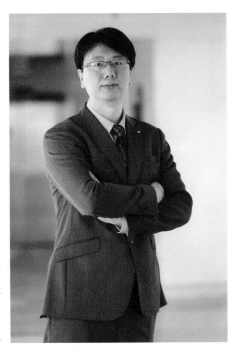

　　擅长心血管手术、儿童亲体肝移植手术麻醉管理。目前担任中国心胸血管麻醉学会理事，中华医学会麻醉学分会青年委员，中国医师协会麻醉学医师分会青年委员，中国智慧工程研究会智慧健康教育工作委员会麻醉与疼痛专业常委，中国康复医学会外科快速康复专业委员会委员，天津市整合医学学会麻醉与疼痛专委会副主任委员，天津市医学会麻醉学分会委员，天津市医师协会麻醉科医师分会委员，天津市中西医结合学会麻醉与镇痛专业委员会委员，天津市医学会临床液体治疗学分会委员等。获天津市科技进步二等奖1项，天津市科技成果15项。

刘伟华　医学硕士，副主任医师，主要负责天津市第一中心医院麻醉科复苏室管理工作，天津市第一中心医院麻醉规培基地教学主任。

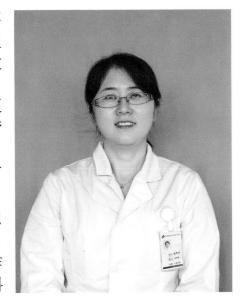

　　从事器官移植麻醉10余年，在术后复苏、急危重症抢救及ECMO辅助重症患者管理方面具备丰富临床经验，擅长心脏超声、肺部超声等重症超声技术。目前担任天津市整合医学学会麻醉与疼痛专业委员会委员，天津市医疗健康学会加速外科康复专业委员会委员，《麻醉安全与质控》杂志特邀编委，《中华麻醉学杂志》兼职编辑。目前第一作者发表SCI论文2篇，参与国家及省市级科研项目3项，参编专业著作5部。

序

  终末期肝病病理生理变化十分复杂，常累及心、肺、肾等多个脏器；肝移植手术操作难度大、时间长，术中循环、凝血系统及内环境变化复杂，可能出现血流动力学剧烈波动、缺血再灌注损伤、凝血功能障碍、高钾和酸中毒等情况。因此，肝移植围术期麻醉管理有其特殊性，需要麻醉医生掌握大量相关知识，才能保障围术期安全，为移植受者术后快速康复创造良好条件。

  天津市第一中心医院麻醉科自 1994 年开展肝移植手术麻醉，经历近三十年的努力，积累了丰富的麻醉管理经验。麻醉科全体医生在繁忙的临床工作中，以集体的智慧编写了《肝移植麻醉临床实践》一书。该书涵盖了与肝移植相关的病理生理学知识、麻醉管理经验、相关科研进展及特殊病例处理等内容，总结了一套相对完整的肝移植麻醉理论与实践经验，具有较高的临床参考价值。相信该书的出版将为推动我国肝移植麻醉的发展作出积极贡献。

杜洪印

2023 年 9 月

前　言

　　肝移植是治疗终末期肝病的唯一有效手段，是近代外科发展的重要里程碑。半个世纪以来我国肝移植事业取得了令人瞩目的成就，多家中心已能常规开展肝移植手术。肝移植患者围术期诊疗的复杂性和独特性对麻醉医生不断提出新的挑战，这就要求我们对终末期肝病病理生理学改变、术前准备和评估、麻醉管理技术以及术后重症治疗有更深入的了解。

　　本书内容包含肝移植发展概况、终末期肝病病理生理、围术期麻醉管理、特殊生命支持技术、麻醉护理学、科研进展及特殊病例分析等内容，重点讨论肝移植患者术前评估与准备、围术期重要监测及管理实践，可使读者对肝移植麻醉从理论到实践层面形成系统而全面的知识架构。希望本书能成为从事肝移植相关工作的麻醉医护人员、基础科研人员、外科医生、重症医生的宝贵读物。感谢所有参加本书编写的麻醉科临床一线中青年医生，他们热爱麻醉事业，对工作兢兢业业，不计较个人得失，在繁忙的临床工作之余辛勤劳动，辛苦付出，完成书籍编写工作。我们诚挚希望各位麻醉专家不吝赐教，提出宝贵建议，以励再版时改进。

喻文立

2023 年 9 月

目　　录

第一章　肝移植麻醉发展概况

第一节　肝移植发展概况

肝脏是人体内最大的代谢器官，成人肝脏的重量约 1200～1600g，占体重的五十分之一，在合成、贮存和代谢营养物质、分泌和排泄胆汁、排毒解毒、造血等方面发挥不可替代的作用。然而肝脏却极易受到疾病影响，并且病情进展迅速。其中肝硬化是最常见的肝脏病变类型之一，被世界医学领域定义为"不可逆转的病理改变"。二十世纪以来临床医学的发展为治疗肝硬化等终末期肝病开辟了一条希望之路——肝移植。肝移植俗称"换肝"，即通过外科手术切除已经失去功能的病肝，再把健康的肝脏移植至患者体内，使终末期肝病患者肝功能得到良好恢复。经过一个多世纪的发展，随着移植外科手术技术和围术期管理水平的提高，以及各类新型免疫抑制剂的不断问世，肝移植手术成功率不断提高，如今肝移植已成为治疗各类终末期肝病的唯一有效手段。不可否认，肝移植的发展史曲折而艰辛，既有伟大的胜利，也有惨痛的教训，从免疫抑制理论的发展到免疫抑制剂的革新问世，从移植动物模型的构建到第 1 例临床肝移植手术的成功开展，包括外科学、麻醉学、重症医学等多学科携手并进，克服了众多技术难题，共同推动肝脏移植事业的不断前进。

一、肝移植发展简史

肝移植的发展历史漫长且曲折，早在 1955 年，Welch 教授进行了世界首例异位辅助肝移植的动物实验。他在狗下腹部植入一个新的肝脏，成为第一位将肝移植作为一种治疗方法进行科学描述的医生。自此以后，越来越多医学专家参与到肝移植的动物实验研究。1956 年美国 Cannon 教授首次在狗体内进行原位肝移植，发现切除原肝可延长移植肝在体存活时间。紧接着在 1959 和 1960 年，Moom 教授和 Starzl 教授分别公开报道了狗肝移植成功的实验研究结果，其中 Starzl 教授是世界移植医疗领域的领袖人物，被誉为现代肝移植之父。1963 年 3 月，Starzl 教授在美国丹佛市为一名患有先天性胆道闭锁疾病的 3 岁儿童进行了人类历史上的第 1 例肝移植术，遗憾的是该患儿最终因凝血功能障碍以及无法控制的大出血而未能存活。自此，世界医学领域开始了对人体肝脏移植的探索。在此后的 4 年里，Starzl 教授共先后开展了 7 例临床肝移植手术。但是，由于当时受体术前一般情况较差，供肝保存技术落后，缺乏强力有效的免疫抑制剂，以及手术技术不成熟、术后严重感染等诸多因素影响，这 7 例患者术后存活时间均未超过 23 天。1967 年，Starzl 教授在英国 Calne 教授的启发下开始使用抗胸腺细胞球蛋白，并在科罗拉多大学成功开展数例肝移植手术。其中一例移植手术对象为晚期肝癌患者，尽管患者术后肝功能恢复良好，术后存活时间长达 1 年，但最终患者仍因肝癌复发死亡。1979 年，Calne 教授首次将环孢素应用于 2 名肝移植患者中，极大程度降低了肝移植后移植物排异反应的发生。由此开创了免疫抑制辅助下肝移植的新时代，这在肝移植历史上也是里程碑式的贡献。1983 年美国国家卫生研究院正式批准肝移植为治疗终末期肝病的一种有效方法，并在全美范围推广。从此，肝移植从临床试验阶段正式进入临床应用阶段，也开启了肝移植领域的新篇章。1989 年，Starzl 教授等发文报道，1179 例患者在肝移植术后使用硫唑嘌呤和皮质类固醇后 1～5 年的存活率分别达到 73%和 64%。随着肝移植术后成活率的不断提高，全世界各大医学中心也开始广泛开展肝移植手术。

自 20 世纪 80 年代以来，移植患者术后存活率及生活质量得到显著改善。这主要受益于移植供体保存技术和免疫抑制疗法的飞速发展，尤其是环孢素 A 的发明及广泛使用。随着移植中心的不断扩增，到 1997 年底，全球范围共施行 62000 余例肝移植。2002 年 10 月底全球有记载的肝移植数已达到 10 万例，并以每年 1 万例次的速度递增。至 2007 年底，全球累积实施肝脏移植 15 万例。2019 年全球开展肝移植超过 3.57 万例。到目前为止，距世界首创肝移植已经过去 60 年，移植术后患者的存活时间最长超过 28 年，肝移植术后 1 年存活率在先进的移植中心能达到 80%～90%。随着外科技术的不断精进，排异反应和围术期感染均得到有效控制，肝移植患者术后远期存活率得到进一步提高。然而，目前等待肝移植的终末期肝病患者数量仍在不断攀升，我们需要对现阶段临床工作流程进行持续改进，同时对手术适应证进行严格筛选，以期能更好地利用宝贵的供体资源，最大程度造福肝移植患者。

20 世纪 70 年代起，我国开始发展肝移植手术。尽管我国肝移植起步较晚，但发展迅速，目前移植数量上仅次于美国位居世界第二位。我国目前能够常规开展肝移植手术（每年超过 30 例）的医院主要集中在北京、广州、上海、天津、武汉、杭州、南京、成都、西安等省会或直辖市大型三甲医院。随着肝移植技术的进步与发展，接受肝移植的患者术后生存率也逐渐提高并接近国际领先水平，中国普通百姓对肝移植手术的接受度也越来越高。我国目前肝移植术式不断改进，劈离式肝移植、多米诺肝移植等新式肝移植技术已逐渐取得良好临床效果。亲属间活体肝移植在临床的应用也趋近成熟。根据《中国器官移植发展报告》发布结果，2015—2020 年，我国公民逝世后器官捐献累计完成 29334 例，每百万人口器官捐赠率从 2015 年的 2.01 升至 2020 年的 3.7。器官捐献和移植数量均居世界第二位。由此可见，我国的肝移植技术正在蓬勃发展阶段，肝移植疗效也达到或接近国际先进水平。

二、肝移植术式及发展

1.肝移植术式 肝移植分为同种异体肝脏移植和异种肝脏移植。按照供肝植入位置和方式、供肝体积、供肝来源，肝移植的术式可分为如下几种。

1）异位肝脏移植：保留受体原有肝脏，将供肝植入受体体腔的其他部位，如脾床、盆腔或脊柱旁部位，该术式因预后较差目前已淘汰。

2）原位肝脏移植：即切除受体病变肝脏，将供肝移植入受体原有肝脏部位。具体可分为以下 5 种术式。

（1）标准式肝移植：供肝大小和受体腹腔大小相配，按照原来血管解剖将整个供肝移植入受体的原肝部位。

（2）减体积肝移植：当受体腹腔较小而供肝体积相对较大，受体体腔无法容纳完整供肝的情况下，切除部分供肝后再植入受者原肝部位。

（3）活体部分肝脏移植：从活体上切取肝左外叶作为供肝植入受体的原肝部位。

（4）劈离式肝脏移植：将供肝分成两部分，分别移植入两个受体。劈离式肝脏移植是从减体积肝移植中衍生出来的肝移植新技术，为拓展供肝来源提供了一个有效的途径。

（5）原位辅助性肝移植：保留受体的部分肝脏，将供肝减体积后再移植入病肝部分切除的位置。

2.近几年肝移植术式发展主要原因

（1）适应证改变：最早多为中晚期肝癌，现在以良性疾病终末期（终末期肝硬化，布-加综合征，Wilson 病．先天性胆道闭锁）为主要适应证。

（2）供肝保存技术提高以及供体池逐渐扩大：如开展亲属间活体肝移植、劈离式肝移植，使用包括心脏死亡供体、脂肪肝供体等扩展标准移植物（Extended criteria grafts，ECGs）。

（3）肝移植手术技术趋于成熟：适应不同患者、病情及条件而开展的各种新术式，如背驮式肝移植、劈裂式肝移植、部分肝移植、肝肾联合移植，再次肝移植和活体肝移植等。

（4）长效器官保存液 University of Wisconsin solution（UW）液和组氨酸-色氨酸-酮戊二酸（HTK）液先后发明。

（5）新一代免疫抑制剂等药物应用：肝移植后应用以钙神经蛋白抑制剂为基础的三联免疫抑制用药方案，即环孢霉素 A 或他克莫司加上辅助药物之一（硫唑嘌呤、吗替麦考酚酯、雷帕霉素、咪唑拉宾）加皮质激素。此外，首个被批准用于临床的单克隆抗体之一巴利昔单抗，它与其他免疫抑制剂联合应用可有效防止移植物排异反应。若发生移植物急性排斥反应，也可使用大剂量甲基强的松龙作冲击治疗，并调整免疫抑制方案。与此同时，目前移植术后也常规使用免疫球蛋白和拉米夫定预防乙肝复发。

（喻文立　任莹慧　孙　英）

第二节　肝移植麻醉现状与挑战

　　肝移植是终末期肝病的唯一有效治疗手段，该类手术特点是耗时久、创伤大、操作精细复杂。受者生存率除受外科操作相关因素影响外，围术期麻醉管理也是影响受者生存率的一大挑战：①肝移植受者术前通常合并凝血功能异常等多系统功能失衡；②术中存在无肝前期、无肝期、新肝期等对机体循环影响较大的独特病理生理学特点；③在肝移植供体短缺背景下包括脂肪肝、高龄肝脏等边缘供体逐渐纳入供体池。上述因素均增加了肝移植围术期麻醉管理的难度。

目前肝脏移植麻醉管理模式和思路已基本成型，有关肝移植麻醉相关著作及指南共识也相继问世。肝移植围术期麻醉管理涵盖内容丰富，主要涉及呼吸系统、循环系统、神经系统、内分泌系统、凝血系统、内环境及肝脏本身功能保护等多方面，彼此相互关联、相互影响，共同组成了肝移植围术期麻醉管理的重要部分。因此，肝移植并不仅仅是一项大型的腹部手术，更是一项高难度复杂的手术，在麻醉管理方面需要大量的专业训练才能胜任。本部分内容就肝移植麻醉现状、面临的机遇与挑战进行系统阐述。

一、肝移植麻醉发展面临挑战与争议

1.外科技术飞速发展 随着外科技术进步、新型免疫抑制剂的出现以及相关法律的出台，肝移植手术量将进一步增加，开展肝移植的医院会越来越多。肝移植类型也逐渐增多，作为在肝移植中发挥重要作用的麻醉医生，应不断学习麻醉理论、改变传统的麻醉观念，尽快适应不同新式肝移植术式对麻醉的需求，应对不同类型不同术式围术期麻醉管理，以期提高肝移植患者术后生存率及生存质量。

2.临床麻醉观念改变 随着肝移植数量的增加，麻醉医生对肝移植围术期处理会更趋合理性。这种合理性不仅从围麻醉期角度出发，更重要的是从患者预后的角度出发，麻醉医生对肝移植患者的管理目标应该是尽可能提高患者术后存活率并降低术后并发症的发生，而非单纯维持麻醉期循环平稳及各项实验室检查结果正常。例如对于凝血功能的纠正，应从整体思维出发，不同时期采用不同的凝血管理方式，既要纠正术中凝血防止术中出血较多，也要防止术后高凝状态，降低术后动脉及门脉血栓的形成。在术中容量管理方面，根据患者不同状态不同阶段采用不同的容量管理，目标导向液体治疗模式能够降低术后肺水肿和肝脏水肿发生率。术后并发症的发生显著降低患者术后生存质量，麻醉医生要做到对肝移植受者围术期管理的整体性及连贯性。因此，麻醉医生在避免或减少肝移植术后并发症（包括外科范畴或者术后 ICU 停留期间出现的并发症）和改善肝移植患者预后方面发挥着重要作用，甚至是主导作用。

3.基础及临床研究亟待突破 由于肝脏本身功能重要性和复杂性,终末期肝病患者机体存在一系列严重病理生理改变。虽然各学科已从不同角度针对终末期肝病进行了大量研究，但目前的研究还远无法满足临床肝移植的实际临床需求。目前，终末期肝病的发病机制、供肝移植期的功能保护、远隔器官围术期损伤及防治对策等问题仍尚不明确。明确上述问题，有助于提高肝移植围麻醉管理的合理性，实现真正意义上的个体化精准麻醉。

4.静脉-静脉转流技术（Venous to venous bypass，VVB）发展前景争议 目前,人们对 VVB 的应用前景仍有不同的看法。反对者认为 VVB 是肝移植术后不良预后最重要的因素，他们认为 VVB 主要通过降低患者体温来影响预后。另有研究证实，是否使用VVB 对肝移植患者术后生存率及并发症影响并无统计学差异。但也有支持者认为 VVB

有利于术中血流动力学的稳定和肾功能的保护。目前我中心观点是：是否需要应用 VVB 应该根据患者的具体情况进行个体化分析。针对术前合并严重肝-肾综合征、活动性消化道出血、阻断试验阳性等无法耐受下腔静脉和门静脉阻断的肝移植患者，应用 VVB 技术可以获得最大化的收益。另外，在 VVB 手术过程中，可以同时运用血液透析技术过滤体内代谢废物，减轻机体容量负荷，降低心脏负担，提高危重症肝病患者肝移植成功率及术后存活时间。

二、我国肝移植麻醉发展方向

1.加强各单位合作和交流　通过举办专题学术会议或者专题学习班，充分发挥各单位的优势，共同应对肝移植麻醉难题。建立专门的移植麻醉学组以期改善器官移植预后，为建立麻醉学、移植相关危重监护和全科医学的其他亚专业新标准奠定基础。肝移植麻醉相关的基础研究也建议各单位互相沟通和协作，使有限的科研基金发挥最大效应，尽快提高我国肝脏移植麻醉领域的整体水准。

2.麻醉医师应加强和外科医师的密切配合　肝脏移植围麻醉期外科操作以及手术过程对全身各系统的生理状况影响巨大，必须加强麻醉医师和外科医师之间的交流和配合，特别强调根据具体患者病情和手术方式做好围术期预防性处理以最大化减轻外科手术对患者的影响。

3.加强与 ICU 医师的合作　做好麻醉医生和 ICU 医生的顺畅衔接工作，共同提高对肝脏移植围术期管理认知、提高肝脏移植手术的整体质量。麻醉医生和移植后 ICU 医生密切协作和共同进步是肝脏移植质量提高的主要环节。

4.加速康复外科（Enhanced recovery after surgery，ERAS）理念在肝移植中应用
近年来 ERAS 的理念在众多外科手术中的成功推广和应用显著提高了患者术后康复速度。目前，ERAS 理念也已应用于肝移植领域。对于一些术前病情较轻、手术顺利、术中出血量少、生命体征稳定的患者，在对患者进行充分评估后，可以尝试尽早复苏和气管导管的拔除。同时，ERAS 理念强调术后疼痛管理，减轻患者疼痛对改善患者预后也越来越重要。但应考虑到肝移植后移植肝功能尚未完全恢复，应根据患者具体情况选择术后镇痛方法。例如静脉镇痛泵用药的优化，神经阻滞的应用等多模式镇痛技术降低术后疼痛，促进患者尽早进行术后活动，降低术后并发症。

5.加强基础及临床转化研究　目前关于肝移植相关基础及临床转化研究尚存在许多疑问与争议，仍然需要深入研究严重威胁患者预后的终末期肝病特有远隔器官损伤的细胞和分子机制，如肝肾综合征、肝肺综合征、肝-心损伤、肝-脑轴等，找出更合理的防治策略，以期降低术后并发症的发生率、提高术后的生存率和改善肝移植受体远期预后。针对我国绝大多数肝移植受体为肝硬化和终末期乙型肝炎患者，降低术后肝炎复发率、寻找行之有效的防治策略也是未来肝移植领域研究的重点之一。

（喻文立　盛明薇　任莹慧）

参考文献

[1]严律南.中国大陆活体肝移植的现状及展望[J].中国普外基础与临床杂志，2018，25（08）:897-899.

[2]SAMUEL D，COILLY A. Management of patients with liver diseases on the waiting list for transplantation: a major impact to the success of liver transplantation[J].BMC Med，2018，16（1）:113.

[3]NG KK，LO CM. Liver transplantation in Asia:past，present and future[J]. Ann Acad Med Singap，2009，38（4）:322-310.

[4]DURAND F，LEVITSKY J，CAUCHY F，et al. Age and liver transplantation[J]. J Hepatol，2019，70（4）:745-758.

[5]杨磊，代世韬，姚尚龙.肝移植麻醉精细化管理——科学与艺术的体现[J].器官移植，2018，9（6）:414-416.

[6]中国医师协会器官移植分会移植免疫学组，中华医学会外科学分会手术学组，广东省医师协会器官移植医师分会. 加速康复外科优化重型肝炎肝移植围手术期管理临床实践的专家共识[J]. 器官移植，20178，8（4）:251-259.

[7]中华医学会麻醉学分会器官移植麻醉学组. 小儿肝移植术麻醉管理专家共识[J]. 临床麻醉学杂志，2021，37（4）:424-429.

[8]DALAL A. Anesthesia for liver transplantation. Transplant Rev（Orlando）. 2016 Jan；30（1）:51-60.

第二章　终末期肝病病理生理

第一节　肝脏生理功能

肝脏作为人体内最主要的解毒器官，其主要生理功能包括：①参与物质代谢，包括分解、合成、转化、贮存；②分泌胆汁参与消化功能；③屏障和吞噬功能；④贮存和过滤作用；⑤生物转化及解毒功能。

一、蛋白质代谢

肝脏利用经肠黏膜吸收的氨基酸来合成人体多种蛋白质，如白蛋白、纤维蛋白原、球蛋白、凝血因子等，并将其分泌至血液循环中从而发挥重要的生理功能。在蛋白质代谢过程中，肝脏主要起合成、脱氨和转氨三个作用。许多药物进入血液后，一部分与血浆蛋白结合形成药物血浆蛋白复合物，另一部分处于非结合的游离状态。血浆蛋白浓度和药效之间存在重要的关系，如果机体肝功能受损，可出现低蛋白血症和凝血功能异常，药物与白蛋白结合减少，血浆中游离型药物浓度则会相应增多，患者有可能出现药物敏感现象，甚至发生相对逾量中毒的意外。此外，肝脏还可以合成血浆胆碱酯酶，该酶对去极化肌松药和酯类局麻药的代谢十分重要，严重肝病时患者胆碱酯酶含量减少，以上药物作用时间将会延长，因此需要警惕药物在体内蓄积。

二、胆红素代谢

80%~85%的胆红素来自衰老的红细胞，少量来自骨髓中尚未成熟的红细胞以及体内含血红素的酶类，它们可在单核巨噬细胞内分解为游离胆红素，释放入血后与血浆白蛋白结合。未与葡萄糖醛酸结合的胆红素称之为未结合胆红素，不能经肾排出，与偶氮试剂呈间接阳性发应，故又称为间接胆红素。未结合胆红素经血液循环进入肝脏，在肝细胞表面与白蛋白分离，在内质网与葡萄糖醛酸转移酶的作用下形成结合型胆红素，其与胆红素定性试验呈直接阳性反应故称之为直接胆红素。直接胆红素为水溶性，可经肾直接排出。结合胆红素经内质网、高尔基复合体、溶酶体的作用被分泌入毛细胆管，成为胆汁的一部分，随胆汁排入肠道。肝脏每日产生约 600~1000mL 的胆汁，以促进脂肪消化及脂溶性维生素 A、D、E、K 的吸收。胆汁排入肠道后可进行肝肠循环。正常情况下，胆红素不断形成同时又不断地由肝摄取、结合、排泄，从而维持血清胆红素含量相对稳定。胆红素代谢过程中的任何一个环节发生障碍，均可使血清胆红素含量升高从而出现黄疸。

三、凝血和纤维蛋白溶解作用

正常凝血过程是多种生物成分相互作用的过程，依次可分为四个过程：血小板活化和血小板血栓的形成；凝血因子级联反应；抗凝机制终止凝血；纤维蛋白溶解去除血栓。凝血与抗凝的平衡是维持循环中血液流通的重要因素。凝血通路通常分为内源性途径和外源性途径，两条途径均通过相继激活一系列凝血因子最终激活 X 因子。Xa 因子在 Va 因子的辅助下使凝血酶原（凝血因子Ⅱ）转换为凝血酶。凝血酶可使纤维蛋白原（凝血因子Ⅰ）从可溶的血浆蛋白转变为不可溶的纤维蛋白血栓，从而修补血管，发挥止血作用。

体内存在抗凝系统，对凝血过程进行负性调节。这主要包括：①组织因子途径抑制物（tissue factor pathway inhibitor，TFPI），内皮细胞产生，因子Ⅶa/组织因子复合物受 TFPI 的抑制。TFPI 先与因子 Xa 结合形成复合物，然后再灭活Ⅶa 因子，对外源性凝血途径产生抑制作用；②丝氨酸蛋白酶抑制物，主要为抗凝血酶Ⅲ，是重要的生理性抗凝物质，由肝细胞和血管内皮细胞产生。它可灭活 Xa 因子、凝血酶和其他一些活化的凝血因子。肝素可与其结合使其构型改变，从而加速这一过程。然而体内大多数硫酸肝素位于内皮背离管腔的表面，仅在内皮受损时才得以暴露；③蛋白 C 系统，凝血酶可与内皮上的一种凝血酶受体（即凝血酶调节蛋白）结合使蛋白 C（protein C，PC）激活成为活化的蛋白 C（activated protein C，APC），APC 在其辅因子蛋白 S（protein S，PS）的协同下可通过蛋白水解作用降解并灭活因子 Va 和 Ⅷa，降低凝血酶的生成，从而发挥抗凝作用。

纤维蛋白溶解酶作用于纤维蛋白，将其多肽链的赖氨酸结合部位切断使之溶解，生成纤维蛋白溶解产物，即为纤维蛋白溶解。纤溶系统包括纤溶酶原、纤溶酶、纤溶酶原激活物及其抑制物（plasminogen activator inhibitor，PAI）。组织型纤溶酶原激活物（tissue plasminogen activator，tPA）是纤溶系统主要激活剂，通过激活纤溶酶原形成纤溶酶而溶解纤维蛋白。PAI 为 tPA 的主要抑制物，它与 tPA 结合后使之迅速失去活性，若 PAI 的释放水平超过 tPA，直接削弱机体的纤溶活性，则会导致纤维蛋白清除下降，纤维蛋白沉积。

肝脏能够合成多种凝血因子，包括凝血因子Ⅰ、Ⅱ、Ⅶ、Ⅸ、Ⅹ等，其中凝血因子Ⅱ、Ⅶ、Ⅸ、Ⅹ为维生素 K 依赖因子；肝脏也可合成具有抗凝作用的抗凝血酶Ⅲ、纤溶酶原；肝脏还可产生 PC，它是一种维生素 K 依赖性糖蛋白，需经血管内皮细胞膜上的凝血酶调节蛋白激活从而发挥抗凝作用；此外，肝细胞可灭活已激活的凝血因子如 Ⅸa、Ⅺa、Xa，肝内枯否细胞可吞噬凝血酶、纤维蛋白、纤溶酶、纤维蛋白降解产物等，可见肝脏在维持正常的凝血和纤维蛋白溶解过程中的重要作用。

四、生物转化功能

肝脏是许多外源性化合物（包括药物、麻醉药、毒物）的重要生物转化场所。其生物转化功能可分为Ⅰ相反应和Ⅱ相反应两类。Ⅰ相反应是细胞色素 P450 酶系或混合功能氧化酶通过氧化、还原、脱氨、硫氧化、脱烷基或甲基化等作用转化外源性物质。Ⅱ相反应可使外源性物质与葡萄糖醛酸、硫酸盐、牛磺酸盐或甘氨酸结合，从而经尿液或胆汁排出,其可发生在Ⅰ相反应之后,也可不伴随Ⅰ相反应进行。

肝生物转化的酶活性(如细胞色素 P450)往往受某些药物的作用而得以加强,从而加快药物的生物转化率,这种现象称为酶诱导(酶促),这种药物被称为酶诱导剂。许多物质或肝细胞本身病变,均可抑制药物代谢酶的活性,延缓药物代谢,使药效延长,导致药物在体内蓄积,甚至发生相对逾量中毒,这种过程称为酶抑制(酶抑),这些物质被称为酶抑制剂。

五、营养代谢

肝脏可维持机体碳水化合物的贮存及其正常分布。肝脏主要通过 4 种途径来维持碳水化合物代谢的平衡,包括糖原贮存、糖原异生合成葡萄糖、糖原分解成为葡萄糖和碳水化合物转化为脂肪。肝脏在碳水化合物代谢中最为重要作用是维持血糖的稳定。肝脏病变后,可导致肝内糖原的合成、贮存和释放障碍,使血糖波动,不仅导致机体利用糖原发生故障,并且可导致患者出现低血糖的一系列症状。

1.合成糖原 肝脏通过摄取血液中的葡萄糖和其他单糖及碳水化合物分解产物如乳酸等,进行糖原的合成,该过程主要发生在碳水化合物食物消化吸收以后,也可发生于体内乳酸增加时。这种肝糖原生成作用可暂时储存体内多余的碳水化合物,避免血中葡萄糖和乳酸过多,从而得以将机体的血糖浓度控制在正常范围内。

2.糖异生作用 肝脏具有重要的糖异生功能,它可利用机体蛋白质和脂肪的分解产物进行糖原的合成,如甘氨酸、丙氨酸、谷氨酸、天门冬氨酸、甘油及某些脂肪酸等。

3.调节血糖 当血液中的糖含量减少时,肝脏可把肝糖原再分解成葡萄糖,释放入血,供给组织。

4.调节脂肪代谢 肝脏为三酰甘油、磷脂及胆固醇代谢的场所,肝脏所分泌的胆汁酸盐,可促进脂肪的乳化及吸收,并活化脂肪酶。肝脏出现病变时,会影响肝内胆汁的正常分泌,若没有足够的胆汁排入肠腔,肠道对脂肪的消化和吸收将变得困难,机体对脂溶性维生素的吸收减少,进而导致机体罹患相应维生素缺乏性疾病。肝脏对脂肪代谢的作用主要包括:①对脂肪酸有减饱和作用,使脂肪酸的氢原子数目减少,将饱和脂肪酸转变为不饱和脂肪酸,便于脂肪的进一步分解和转化。②肝脏类脂代谢活跃,肝脏可将摄入的各种脂肪转变成血浆中的磷脂、胆固醇、胆固醇酯与脂蛋白,从而使脂肪离开肝脏,在血液中易于运输,且易于组织吸收利用。③肝脏可氧化脂肪酸,产生酮体,从而运至其他组织产生能量。机体代谢正常时,酮体含量较少,且可被完全氧化。当代谢发生障碍时,机体能量主要靠脂肪供给,此时酮体产生过多,血酮体浓度增加。当出现酮尿时,则提示此时机体的脂肪代谢水平已远远超过肝脏的处理能力。④肝脏可将多余胆固醇分解,转化为胆汁的主要成分。⑤肝脏可将碳水化合物和蛋白质代谢的中间产物转化为脂肪,形成体脂在体内贮存。

5.调节维生素代谢 肝脏不仅能贮存多种维生素,而且可直接参与维生素的代谢过程。肝脏分泌的胆盐,可以促进机体脂溶性维生素的吸收。肝脏含有胡萝卜素酶,可使胡萝卜素转变为维生素 A，人体约有 95% 的维生素 A 贮存于肝内。许多 B 族维生素在肝内形成辅酶，参与各种物质代谢，如维生素 B_1 构成脱羧酶的辅酶，参与碳水化合物代谢；维生素 C 可以促进肝糖原形成，缺乏能产生肝脂肪变性；增加体内维生素 C 的浓度，可保护肝内酶系统，增加肝细胞抵抗力及促进肝细胞再生。当患者出现肝衰竭时，由于合成胆汁的减少，导致肠道胆盐减少，引起脂肪的消化吸收障碍，并影响脂溶性维生素如维生素 A、维生素 D、维生素 E、维生素 K 等及钙质的吸收，进而可妨碍肝脏合成凝血酶原，导致机体凝血功能障碍。

六、其他功能

肝脏具有免疫功能，通过免疫球蛋白及原单核-吞噬细胞系统中的枯否细胞的吞噬作用可将细菌、抗原抗体复合物、色素和其他物质从血液中清除。此外，肝内的铜、铁、维生素 B_{12}、叶酸等造血因子间接参与造血。肝脏同时是机体的储血器官，当急性失血时，肝脏具有一定的调节血液循环作用。

（喻文立　贾莉莉　任莹慧）

第二节　终末期肝病病理改变

终末期肝病通常累及广泛肝实质细胞，肝组织再生能力下降，肝组织广泛纤维化而导致肝硬化，造成肝脏代谢功能不能满足机体需要，最终导致肝功能衰竭。无论何种原因引起的急性或慢性肝脏损害，一旦出现肝脏功能失代偿，均会导致多个器官及系统的病理生理改变。

一、心血管系统

1.高血流动力学　心脏功能与肝脏功能之间存在相互依存关系。70% 的终末期肝病患者心血管系统可发生高排低阻的血流动力学改变。高血流动力学是终末期肝病患者最常见的循环紊乱，它以高心输出量、低循环阻力、血压正常或低血压为特征。患者增加的血容量储存在扩张的内脏血管床从而使有效循环容量显著减少，这可能与依赖肝脏代谢的扩血管活性物质如胰高血糖素、肠多肽等增多有关，同时也与体液中收缩血管物质的不断降解失活有关。此外，肝坏死后释放有毒物质如一氧化氮（nitric oxide，NO）、环磷酸鸟苷等可能也参与促进机体的高血流动力循环状态。

在肝硬化代偿期，高动力循环的表现并不明显，随着肝脏疾病的进一步发展，高血流动力学的特征与肝硬化的严重程度日趋显著。文献已证实肝硬化患者肾素-血管紧张素-醛固酮系统活性增加，可出现一定程度水钠潴留；内脏小动脉舒张可引起体循环阻力下降，进而导致动脉压降低。动物实验和临床研究表明，一系列血管活性物质，如 NO、内皮素、TNF-α 等在这一过程中扮演了重要角色；由于血管扩张，患者的有效循环血量减少，可引起肝硬化患者交感神经张力增加，激活的交感神经通过增加心率、心肌收缩力对心输出量进行调节，通过代偿血压可维持正常或偏低水平。

2.心脏电生理异常 大多数终末期肝病患者常表现出特征性高血流动力学状态，这种病理生理变化可以激活肾素-血管紧张素系统，其可通过增加血容量来维持平均动脉压和肾脏灌注；同时患者也表现出交感神经系统活性的增强和循环中儿茶酚胺水平的升高，但这些变化往往会掩盖心室功能不全的情况。部分肝脏移植患者术前合并肝硬化性心肌病，表现为心血管系统对应激的反应能力降低。虽然在静息状态下表现为心脏收缩功能正常甚至增强，但这些患者往往存在潜在的心肌变力性和变时性异常、心室的收缩和舒张功能不全、QT间期延长等症状。

在肝硬化高动力循环的基础上终末期肝病患者常出现心肌损害，心脏舒张及收缩功能受损，部分患者出现传导功能障碍，临床表现上常无特异性。造成这些变化的原因是复杂的：肾上腺素能受体及其传导系统受损，肠源性内毒性物质或炎性介质引起细胞膜生理特性改变，心肌抑制因子及交感神经系统功能障碍等，这些共同导致了心肌损害。

3.心脏功能异常 通常情况下，心输出量和心肌做功的增加会引起心功能衰竭，由于终末期肝病患者血管阻力下降和顺应性增加，左心功能衰竭可能会被掩盖，但在应激状态下或应用缩血管物质治疗时就可能表现出来，其特征主要为：①基础心排血量增加而心肌对应激的反应低下；②心脏收缩和（或）舒张功能异常；③心脏电生理异常，如QT间期延长；④心脏对β-肾上腺素能刺激的反应下降。其可能的发病机理包括心肌细胞膜胆固醇/磷脂比率升高，心肌肥大，内皮下水肿，β-肾上腺素能通路功能受损，以及心肌抑制因子如NO、CO、胆汁酸盐的负性变力作用等。此外，心功能衰竭是肝移植术后死亡的一个重要原因，而肝功能的改善又可逆转心脏异常。

二、中枢神经系统

终末期肝病导致中枢神经系统功能障碍的病理生理机制是多种因素综合作用的结果，包括高血氨症、神经递质功能障碍、神经炎症、氧化应激和肠-肝-脑轴等。肝性脑病（hepatic encephalopathy，HE）是慢性肝病和急性肝衰竭常见的严重中枢神经系统并发症，是终末期肝病患者中枢神经系统的主要临床表现，也是肝硬化失代偿患者住院和反复入院最主要的原因。

1.高血氨症 氨是一种蛋白质和氨基酸降解产生的含氮代谢物，大多数关于HE潜在病理生理机制的研究都聚焦于含氮代谢物在人类血液和脑中的积累。大量研究证明，高血氨症具有多种细胞破坏效应，其在HE的发生发展中占据核心地位。诱发HE的因素与氨的代谢途径密切相关，其中包括氨的合成、氨的排泄以及氨的神经毒性。HE最常见的诱发因素包括感染、胃肠道出血、继发于利尿剂过量的血管内低血容量以及便秘。

（1）氨的合成增加：氨主要由肠道（50%）和肾脏（40%）产生。肠道内产氨存在两种机制：①膳食蛋白中的尿素通过大肠中的脲酶产生菌（如：克雷伯杆菌、变形杆菌）分解为氨和二氧化碳。②在肠细胞谷氨酰胺酶的作用下，谷氨酰胺氨基酸直接降解生成谷氨酸和游离氨。严重肝功能异常的患者，由于门静脉血流受阻，导致肠黏膜淤血、水肿，肠蠕动减弱，胆汁分泌减少等，从而导致未消化吸收的蛋白质成分滞留在肠道中，进一步增加氨的合成。氨的电离受结肠腔内 pH 值的影响，酸性环境会导致氨发生质子化，pH＜6 时，NH_4^+可在结肠腔内被捕获随粪便排出体外，从而减少氨的吸收，当 pH＞6 时，氨吸收入血。谷氨酰胺可在近端肾小管细胞中生成氨。肾脏产生氨与机体酸碱状态和钾平衡相关。此外，在胃肠道出血和过度利尿的情况下，血管内低血容量可通过血管紧张素 Ⅱ 的介导增加肾脏氨的生成。少部分氨来自于肌肉腺苷酸代谢释放氨，以及衰老的红细胞中释放的谷氨酰胺。肝性脑病患者在昏迷之前，一般会有明显的不安、震颤和其他肌肉活动增加的症状，此时肌肉中的腺苷分解增加，从而导致肌肉中氨的生成增加。

（2）氨的排泄受损：氨主要通过肝脏内的鸟氨酸循环进行分解代谢。肝功能严重损伤时，由于代谢障碍，能量供应不足，鸟氨酸循环障碍等导致肝脏对氨的分解代谢能力下降，使患者血氨水平升高。为了促进氨的排泄，肾脏可通过集合管内 H^+和氨的分泌来处理氨，并以铵盐的形式通过尿液排出。氨的排泄比例取决于多种因素，其中包括酸碱和钾的平衡、蛋白质的摄入以及糖皮质激素。酸中毒时，肾脏通过尿液排出氢离子并将氨转化为铵。碱中毒时，肾脏排泄氨会明显减少；当肾灌注减少时（比如脱水和过度利尿），氨的排泄也会减少。

肌肉能够通过谷氨酰胺合成酶（glutamine synthetase，GS）将氨转化为谷氨酰胺来暂时解毒。而终末期肝病患者的膳食摄入减少、能量消耗增加、消化和吸收不良等因素会导致营养不良和肌肉蛋白分解代谢增加，各种原因使得少肌症在终末期肝病患者中几乎普遍存在。氨水平的升高也会对肌肉造成有害影响，包括妨碍肌肉蛋白质的合成，而肌肉萎缩时的分解代谢可促进谷氨酰胺的释放，谷氨酰胺又可通过 GS 生成氨，导致高血氨症，从而形成一个恶性循环。

（3）氨的神经毒性：氨不仅能够以不带电氨的形式被动扩散通过血脑屏障，也能以其 NH^{4+} 的形式通过各种离子转运体的主动转运通过血脑屏障。由于氨可与 K^+竞争性进入神经细胞内，一方面导致了神经细胞内钾离子减少，影响了神经细胞的电活动，另一方面可影响神经细胞膜上的钠泵活动，从而影响脑内信号传导等功能。氨在各种生化反应中既可作为底物，也可作为产物，因此能够导致多种细胞变化，改变细胞功能。对于肝功能出现明显异常的患者，氨可通过干扰脑细胞的能量代谢导致脑细胞完成各种功能活动所需的能量不足、抑制神经细胞膜的功能、干扰脑内神经递质的代谢，从而使患者出现中枢神经系统相关表现。

2.神经递质功能障碍　神经递质和矿物质改变在 HE 潜在病理生理学中起着重要作用。谷氨酸是脑内主要的兴奋性神经递质，在 HE 患者中，由于中枢神经系统内氨的升高，导致谷氨酸系统内发生各种各样的变化，从而使得 HE 患者脑内神经递质水平失衡。

另一个受氨影响的神经递质系统是单胺系统。肝病患者血清蛋白合成减少，循环内没有足够的血清蛋白与色氨酸相结合，从而使人体内游离的色氨酸增多。色氨酸在通过血脑屏障后代谢为抑制性神经递质，5-羟色胺（5-hydroxytryptamine，5-HT）以及 5-羟基吲哚乙酸，与 HE 患者早期睡眠方式及昼夜节律改变相关。5-HT 还可干扰脑内正常神经递质，如多巴胺的合成，从而使中枢神经系统受到抑制。此外，在死于肝昏迷的肝硬化患者脑组织中发现脑脊液 5-羟基吲哚乙酸水平升高，表明在高血氨症中，5-HT 的转换和代谢增加。

γ-氨基丁酸（γ-aminobutyric acid，GABA）是脑内主要的抑制性神经递质，当肝脏功能发生严重障碍时，肝脏对 GABA 的分解代谢减少，终末期肝病患者易发生消化道出血，肠道内细菌生成 GABA 增多，从而使得血液中 GABA 浓度升高，而终末期肝病患者由于各种原因血脑屏障通透性增加，使得血液中浓度升高的 GABA 通过血脑屏障，对脑产生毒性作用，从而使得中枢神经系统功能抑制，引起 HE 的发生。

正常情况下，人体肠道中食物酪氨酸、苯丙氨酸（芳香族氨基酸）可通过肠道细菌脱羧酶分解为酪胺、苯乙胺。当肝脏功能严重障碍时，这两种胺无法通过肝脏进行分解清除，而后进入脑组织，在脑内 β-羟化酶的作用下分别转变为 β-羟酪胺、苯乙醇胺，HE 患者脑内的 β-羟酪胺和苯乙醇胺的化学结构与脑内正常传递信息的神经递质，去甲肾上腺素和多巴胺类似，但它们又不具有二者正常的神经冲动传递功能，故称二者为假性神经递质。假性神经递质可干扰脑内正常的神经传导使患者脑功能紊乱导致终末期肝病患者 HE 发生。

锰作为一种重要的微量矿物质元素，在机体多种生理功能中发挥重要作用，慢性肝脏疾病可引起锰水平升高，从而使其在中枢神经系统中积累和沉积。这种积聚会导致多种细胞紊乱。锰沉积在临床上表现出来的是锥体外系症状，患者可出现类似于帕金森病的运动障碍以及精神神经和认知功能障碍。锌是 HE 发病机制中一个重要的微量元素，它是尿素循环中的辅因子，在氨的解毒作用中至关重要。肝硬化锌缺乏症的患病率非常高，近期研究显示，超过 90%的患者受其影响，锌补充剂已被证实可改善 HE 患者的神经认知功能。

3.神经炎症和氧化应激 全身炎症是 HE 发生的主要机制之一。各种不同的诱发事件都可加重肝硬化患者炎症状态，进而引发 HE。最常见的诱发因素包括感染和直接的肝细胞损伤，可以引起促炎因子如 TNF-α、IL-1β 和 IL-6 的释放。在全身炎症、氧化应激和血脑屏障通透性增加的情况下，星形胶质细胞释放 TNF-α 并激活小胶质细胞，小胶质细胞增殖并释放 TNF-α、IL-1β 以及 IL-6，引发神经炎症级联反应。

导致肝脏疾病患者 TNF-α 水平升高的主要来源是肠道菌群易位。由于肝脏疾病患者常伴有肠蠕动障碍、肠道血管淤血和水肿以及细菌的过度生长，故细菌易位的发生率也较健康者增加。此外，晚期肝病导致网状内皮系统破坏门静脉循环内易位细菌的能力减弱（由于功能受损或由于分流增加），从而导致革兰氏阴性菌引起内毒素血症。其他增加细菌易位风险的因素包括质子泵抑制剂的使用，因为胃酸减少能导致肠道内细菌过度生长，从而增加细菌易位的风险。

TNF-α 通过抑制星形胶质细胞对谷氨酸的摄取以及增强谷氨酸受体介导的神经毒性来改变神经传导。此外，暴露于 TNF-α 的脑血管内皮细胞氨转运能力增强，进一步增强了其对中枢神经系统的毒性作用。最后，TNF-α 可通过增加微血管通透性导致毛细血管液体渗漏，直接造成脑水肿。

由于星形胶质细胞对钾的亲和力最高，同时也是唯一含有 GS 的脑细胞，因此氨可优先进入星形胶质细胞，而星形胶质细胞可通过生成谷氨酰胺来进行氨解毒。有两种机制参与了肝脏疾病所导致的患者脑水肿的发生。当星形胶质细胞利用 GS 对氨进行解毒时，细胞内谷氨酰胺分子的浓度增加。产生的一个渗透梯度可导致星形胶质细胞肿胀，也就是所谓的渗透性神经胶质病。其次，谷氨酰胺进入线粒体，特殊的谷氨酰胺酶将其分解为氨。这种线粒体氨的积累会导致活性氧自由基的生成，造成线粒体通透性增加，最终导致星形胶质细胞功能障碍和肿胀的发生。因此，HE 患者脑组织含水量增加的主要原因是星形胶质细胞肿胀，潜在原因是由于高血氨症导致的细胞内谷氨酰胺和/或乳酸的高渗累积。

慢性肝脏疾病患者虽然只有轻微的星形胶质细胞肿胀，但随着疾病进展最终会导致氧化应激和细胞功能障碍，而在急性肝衰竭患者中，星形胶质细胞肿胀明显，且伴有颅内压升高和致命的脑疝发生。最近的研究也显示，HE 症状显著改善甚至消除后，患者的工作记忆、反应抑制和学习能力方面仍会有持续的缺陷，认为与星形胶质细胞衰老有关。除高血氨症外，导致星形胶质细胞肿胀的因素还包括肝硬化患者中常见的低钠血症。其主要机制是由于内脏血管舒张继发的低有效动脉血容量所引起的抗利尿激素分泌过多。脑中有机渗透物浓度降低与低钠血症有关，使细胞在细胞内渗透压增加或细胞外环境低渗透压时更易受到损伤。

除了星形胶质细胞功能障碍外，神经病理学研究还注意到小胶质细胞活化会导致一种促炎状态，而这种促炎状态会导致脑内单核细胞募集以及细胞因子基因表达增加。利用 PET 成像来定位活化的小胶质细胞蛋白（如线粒体翻译蛋白），与注意力控制有关的前扣带脑皮质结构信号强度增加。终末期肝病时，胆汁酸也可导致神经炎症的发生。终末期肝病患者肝肠循环中断，导致患者血液中的胆汁酸升高。升高的胆汁酸可能会影响终末期肝病患者的血脑屏障的通透性，导致神经功能障碍以及促进神经炎症的发生。

4.血浆氨基酸失衡　正常情况下，血浆及脑内各种氨基酸的含量处于动态平衡，但终末期肝病患者常常出现芳香氨基酸（aromatic amino acids，AAAs）增多，支链氨基酸（branched chain amino acids，BCAAs）减少的情况。由于患者的激素灭活能力下降，胰岛素与胰高血糖素水平升高，胰岛素的升高有利于肌肉及脂肪组织摄取利用 BCAAs，包括异亮氨酸、亮氨酸和缬氨酸，使得患者血液中支链氨基酸水平下降。而胰高血糖素水平的升高促进肝脏及肌肉释放 AAAs 入血，且由于肝功能障碍，肝脏降解 AAAs 及将其转化为糖的能力减弱，从而使患者血液中的 AAAs 增多。BCAAs 的缺乏导致骨骼肌将氨转化为谷氨酰胺的能力下降。增多的 AAAs 进入脑内，干扰脑内正常的神经递质的合成，使患者脑内假性神经递质生成增多，引起患者脑功能紊乱。

5.肠-肝-脑轴　已有研究证明，肠道菌群的变化以及微生物群与宿主的相互作用在HE 的发生中起着重要的作用。终末期肝病患者胆汁酸产生减少，导致致病性更强的产尿素酶细菌如肠杆菌科的增殖增加，同时使得保护性的共生菌如毛螺菌科减少，这种失调使得有益物质减少，有害物质增加，导致肠道炎症及其通透性增加，进而引起菌群易位和全身炎症。此外，终末期肝病时，肝脏对来自肠道的细菌抗原清除能力受损，导致产生有害内毒素细菌的致病性增强，且由于肝功能不全或门-体静脉分流，肠道内产生的氨和炎性细胞因子等毒素可穿过肠道上皮屏障，绕过病变肝脏，进入体循环，到达患者脑内。在肝硬化和 HE 患者中，宿主与微生物群之间的共同代谢以及宿主肠道免疫功能发生变化，肠道屏障功能受损，通透性增加，神经毒性因子发生易位。特异性肠道微生物变化与全身炎症水平、氨水平以及由多模式的 MRI 测定的神经元/星形胶质细胞功能障碍相关。

三、呼吸系统

终末期肝病患者常伴有肺血管调节失衡，导致肝肺综合征和门静脉-肺动脉高压，严重者可能出现氧弥散功能障碍，呼吸功能不全。

1.肝肺综合征

（1）特征及诊断标准：肝肺综合征（hepatopulmonary syndrome，HPS）在终末期肝病患者中的发生率高达 25%～47%，以肺内血管扩张、气体交换障碍、动脉血氧合作用异常为特征。肝脏疾病、门静脉高压和/或先天性门静脉系统分流的情况下出现低氧血症及一系列病理生理变化和临床表现，通常包括呼吸症状，尤其是活动后呼吸困难和直立位呼吸困难。依据 2016 年国际肝移植学会发布的相关标准，HPS 诊断标准如下：①患者在静息状态下、呼吸室内空气时的氧分压[$P_a(O_2)$]＜80mmHg，或呼吸室内空气时的肺泡-动脉氧梯度[$P_{(A-a)}O_2$]≥15mmHg；对于 64 岁以上的患者，$P_{(A-a)}O_2$＞20mmHg 可直接诊断。②右心声学造影或放射性肺灌注扫描提示肺血管扩张。③有门静脉高压（伴或不伴肝硬化）。符合上述①、②、③条件且排除其他心肺疾病所致的肺血管扩张者，即可诊断。所有患者通过静息状态下呼吸室内空气时氧分压、右心声学造影，并结合临床体征和实验室检查可进行诊断。

（2）发生机制：HPS 气体交换受损可能是通气不足、弥散障碍、通气/血流比例失调等因素或多种因素共同作用的结果。①通气不足：肝硬化合并胸腹水、肺部继发感染、肺水肿以及循环系统疾病的患者，往往肺组织通气明显不足，常出现低氧血症。肝硬化患者并发腹水时，腹内压升高、膈肌上抬、胸腔容积减少及压力增加等压迫肺组织，形成肺不张而造成通气不足。②弥散障碍：由于高动力循环，肺泡毛细血管的氧气平衡受到血液输送时间的影响，因此快速血液输送会加剧弥漫性障碍。由于肺部血管异常扩张，血管中心部位的血流与肺泡之间弥散距离增大，妨碍了肺泡内气体进入肺毛细血管，影响了气体交换；也可能直接以动静脉分流的形式，使血液完全绕过肺泡，导致混合静脉血进入肺静脉。胸腔、腹腔积液可提前关闭肺小气道，增加肺部闭合含量，同时也加重弥散功能障碍、血液流动和通气量的失衡情况，使氧气在血管内的弥散距离持续增加，降低肺弥散总量。③通气/血流比例失调：气体交换是肺组织最主要的生理功能。任何原因导致的通气/血流比值变化，均可影响气体交换，从而发生低氧血症。由于缺氧时血管收缩反应迟钝，加重了气体交换界面的肺微血管扩张，增加了氧气从肺泡移动到与肺泡毛细血管中心的红细胞平衡的距离，为氧气交换创造了功能性的弥散性障碍。

（3）肺内血管扩张机制：在肝功能处于不良状态时，毛细血管扩张，血液流动量、通气量严重失调。由于血管的自身反应性降低，肺部血管收缩、扩张物质处于失衡状态，增加肺部血管扩张度。目前认为，血中 NO、CO 等血管扩张因子浓度升高引起肺血管扩张是肝肺综合征发病的中心环节。其中 NO 被称为内皮舒张因子，在一氧化氮合酶的作用下由精氨酸在内皮细胞合成，NO 被公认为肝肺综合征肺内血管扩张的主要介质，肺内 NO 的生成增加在肝肺综合征的发病机制中发挥关键作用。研究表明肝肺综合征患者 NO 呼出增多，增高程度与肺泡动脉血氧分压差相关，而在肝移植术后 NO 呼出减少。肝肺综合征患者 NO 产生增加可能与内皮素 1（Endothelin-1，ET-1）、TNF-α、雌激素有关。ET-1 是缩血管因子，机体在肝脏损伤时释放较多的 ET-1 与内皮素 B 受体结合，激活内皮型一氧化氮合酶、NO 生成增加，使血管扩张。肝脏疾病时细菌移位引起肺内毒素血症产生，大量细胞因子引起血管内巨噬细胞聚集，一方面引起诱导型一氧化氮合酶浓度升高，另一方面促进肺组织促炎因子表达与炎性细胞的局部聚集，还能通过释放氧自由基、蛋白水解酶等毒性物质造成肺血管内皮细胞和实质细胞损伤，引起低氧血症。

2.肝性胸水

（1）病理特征：肝性胸水与肝肺综合征和肺动脉高压被认为是慢性肝病和肝硬化的主要肺部表现。肝硬化患者在失代偿期若胸腔积液超过 500mL，在排除了由心肺或胸膜疾病引起的前提下，则称为肝性胸水。多数患者伴有严重的肝功能障碍及代谢紊乱，这增加治疗难度，患者常因呼吸功能衰竭或严重缺氧加重肝功能衰竭进而导致死亡。这种并发症较为少见，通常因腹水通过小的膈肌缺损迁移而引起，压力差作用促使液体从腹膜腔进入胸膜腔。肝性胸水多见于右侧（85%），发生于左侧占 13%，双侧占 2%。肝性胸水患者可无症状，或出现如呼吸短促、咳嗽、低氧血症或大量胸腔积液相关的呼吸衰竭等症状。

（2）发生机制：肝性胸水发生机制包括低白蛋白血症、低胶体渗透压，奇静脉系统压力增加，导致血浆渗漏入胸腔，腹膜液经淋巴管经膈肌迁移至胸膜腔。①低蛋白血症：慢性肝病患者往往合并营养不良，肝脏合成蛋白减少，血浆胶体渗透压降低，组织间水分潴留，严重时大量腹水致腹压升高，而引起全身水肿和胸腹水，故低蛋白血症是肝性胸水的基础。②门静脉高压：晚期肝硬化患者和暴发性肝衰竭患者均可形成门静脉高压，门-体静脉间交通支开放，大量门静脉血未进入肝脏直接进入体循环，导致腹壁和食管静脉扩张，此时奇静脉和半奇静脉压力升高，使淋巴淤滞、淋巴外溢而形成胸水。③横膈裂孔：1955 年首次有研究报道腹水通过横膈裂孔从腹腔进入胸腔形成肝性胸水，近几年更多的研究证实了这一点。肝硬化患者出现腹水时，腹内压力升高，膈肌表面浆膜变薄、外翻形成小泡，小泡破裂变成裂孔，胸腔负压吸收腹内腹水，当液体量超出胸膜重吸收能力时则形成肝性胸水。此外，腹水形成的机制之一是液体从肝脏表面渗出进入腹腔。当肝裸区位于横膈裂孔时，腹水可从肝表面直接进入胸腔，胸腔的负压可使液体持续流入，当流入量超过胸膜重吸收能力时即形成胸水。④肝淋巴管通路：有研究证实腹水大部分可通过横膈淋巴管进入胸腔，如胸腔内存在淋巴淤滞或淋巴管阻塞，则可形成胸水，门脉高压时尤为明显。肝窦压升高，肝淋巴回流升高，淋巴管压力升高，胸膜小淋巴管由扩张而破裂形成胸水。

（3）分型：肝性胸水可分为4种类型，包括①不伴腹水的肝性胸水（单纯性胸水）：腹水只能通过横膈上的活瓣小孔单向进入胸腔，当进入胸腔的腹水量和产生的腹水量相等时，可出现不伴腹水的胸水。若进入胸腔的腹水量大于胸腔淋巴系统抽吸的液体量时，腹腔淋巴管仍能继续扩张以抽吸腹水，这也是无腹水肝性胸水形成的重要因素。②肝性血性胸水：肝硬化时 1%～3%发生自发性血性腹水，腹水进入胸腔的过程中，横膈上小泡破裂并出血，与进入胸腔的腹水混合形成血性胸水，由于腹水通过横膈只能单向流动，胸水不能返流腹腔，故仅胸水为血性，而腹水澄清。③肝性渗出性胸水：排除各种感染的情况下，肝硬化患者出现的渗出性胸水，各种细菌培养阴性，抗菌药物治疗无效，这是由于乙肝病毒免疫复合物主要沉积在胸膜毛细血管壁，导致毛细血管炎症，促使毛细血管通透性改变，渗出增加导致渗出性胸水。④肝性乳糜性胸水：肝硬化门脉高压导致肝脏淋巴流量增加，淋巴管内压力增加，使胸膜淋巴管扩张、淤滞和破裂，淋巴液外溢形成乳糜性胸水。

3.肺动脉高压

（1）定义与特征：门静脉性肺动脉高压（portopulmonary hypertension，POPH）是在门脉高压的基础上发生的肺动脉高压，以肺动脉压力和血管阻力增加为特征，局部过度产生血管收缩物质引起的小动脉血管进行性收缩。POPH 是一种由多种原因引起的肺动脉压力异常升高的病理生理状态，在疾病终末期可导致右心衰竭，其肺动脉病理组织学改变与原发性肺动脉高压类似，表现为丛源性动脉病，动脉中层肥厚，内皮细胞和平滑肌细胞增生，内膜纤维化和小动脉纤维素样坏死。肺动脉高压的特征性改变为丛状损害，多见于肺动脉的末梢分支。内膜增厚、阻塞和丛状损害是血管的突出改变，尤以肺小动脉和细小动脉变化最为明显。在狭窄或闭塞的动脉近端可见管腔扩张和新生血管形成。

（2）发病机制：门脉高压引起肺动脉高压的机制复杂，涉及血流动力学与局部因素的相互作用，发展机制包括局部血管收缩物质的过量产生、肺血流增加导致内皮损伤和血管重构、肺血管容量过剩和原位微血栓形成。①高动力循环：高心输出量和高动力循环是肝硬化门脉高压患者典型的血流动力学特征，高心输出量可导致肺循环的血管剪切应力相应的增加。异常的肺血管扩张将导致血管阻力明显降低，相反，由于血管收缩引起的血管阻力增加，以及由于肺动脉内皮细胞和平滑肌细胞增生导致的进行性肺血管重构，则会导致肺动脉高压。当患者肺血管阻力正常或接近正常时，高心输出量可导致轻度肺动脉高压。②原位血栓形成：在大多数患者中，门脉性肺动脉高压的严重程度仍为轻至中度，血管收缩和肺动脉内侧肥厚是其主要特征。门脉性肺动脉高压的肺组织异常与原发性肺动脉高压病理特征相同，包括平滑肌增生和肥厚、同心性内膜纤维化、丛状动脉病变和坏死性血管炎。梗阻性内膜增厚和丛状病变的形成在血管中尤为明显，尤其是在小动脉和小动脉层面。③血管活性物质失衡：正常情况下，门静脉压力升高导致由肝脏代谢的血管活性物质未经肝脏处理而直接随体循环进入肺循环，造成血管活性物质的过量产生和肺血流的增加，导致内皮损伤和血管重塑、非血管容量过剩和血管活性物质失调，血管收缩因子如内皮素-1、血栓素-A2、IL-1、IL-6 等增加，而血管扩张因子如 NO 和前列环素等合成减少。

四、凝血系统

肝脏在凝血过程中发挥着关键的作用。终末期肝脏疾病大多伴随着凝血功能障碍，这主要与凝血因子合成减少（凝血因子Ⅷ和血管性血友病因子除外），抗凝物质异常减少（如抗凝血酶），激活的凝血因子清除障碍，血小板质量及数量缺陷，纤维蛋白溶解以及加速的血管内凝血密切相关。终末期肝病导致的抗凝与促凝平衡紊乱，使患者经历异常的出血或凝血风险，甚至发生弥散性血管内凝血（disseminated intravascular coagulation，DIC）。

当肝脏受到严重损伤，如急性肝坏死时，体内出现严重的凝血和纤维蛋白溶解功能紊乱，促使 DIC 发生。此时凝血因子，尤其是Ⅰ、Ⅱ、Ⅴ、Ⅶ、Ⅷ和Ⅹ因子迅速耗竭，血小板数量急剧减少，同时继发纤溶亢进使血液处于低凝状态，临床上可出现全身严重出血。

1.血小板数量减少和功能缺陷

（1）血小板数量减少：血小板数量减少是终末期肝病患者常见特征之一，大约 30%～64%的肝硬化患者出现血小板减少，但血小板计数很少低于 30000 到 40000/mm^3。可能的原因包括：①促血小板生成素（thrombopoietin，TPO）减少：TPO 是肝脏产生的一种促进血小板生成的蛋白质。终末期肝病患者 TPO 的生成常常受到不同程度的影响，从而使血小板生成障碍；②脾脏肿大以及脾功能亢进：肝硬化晚期患者，90%以上的血小板在脾脏被破坏，导致血小板清除增多；③肝病所产生的肠源性内毒素的毒性作用；④自身免疫因素：血小板抗体可能影响血小板寿命；⑤酒精及叶酸缺乏：对于酒精性肝硬化患者，酒精毒性对巨核细胞的影响以及叶酸不足等因素均可造成患者血小板生成减少。

（2）血小板功能缺陷：血小板质量下降的可能原因有：①跨膜信号转导障碍，膜上血栓素 A2 生成所需的花生四烯酸缺乏，血小板受体减少、功能缺陷；②来源于内皮的血管假性血友病因子（von Willebrand Factor，vWF）数量代偿性的增加，以及由肝脏产生并可抑制 vWF 活性的血管性血友病因子裂解酶减少，造成血小板黏附、聚集功能的轻度降低；③肝肾综合征患者尿毒症对血小板生理功能的损害；④上皮细胞来源的一氧化氮和环前列腺素产物对血小板活化的抑制作用。

2.凝血因子改变

（1）凝血因子合成减少：在目前已知的凝血因子当中，除组织因子和 vWF 外，其余均在肝脏合成。肝细胞的变性和坏死是典型终末期肝病的病理改变，由于肝细胞的广泛性和进展性坏死导致肝脏合成凝血因子功能存在不同程度的损害。同时终末期肝病患者可因胆汁分泌障碍从而影响肠道对维生素 K 的吸收，进而 Ⅱ、Ⅶ、Ⅸ、Ⅹ 这 4 个维生素 K 依赖性的凝血因子生成减少。其中Ⅶ因子减少最早和最多，Ⅱ和Ⅹ因子次之，最后是Ⅸ、Ⅴ 以及 Ⅰ 因子。和正常人相比，急性肝炎患者的Ⅶ因子活动度降低最多，具有显著性差异。因此肝脏损害时，Ⅶ因子可作为其早期诊断指标之一。Ⅴ 因子减少见于肝病晚期和重症肝炎，其活性水平和患者预后相关，可作为判断肝病预后的良好指标。纤维蛋白原的降低反映了肝细胞损伤的严重程度，也可用来预测患者病情发展及预后。

（2）凝血因子功能缺陷：凝血因子 Ⅱ、Ⅶ、Ⅸ、Ⅹ 中含有的 γ-羧基谷氨酸残基，其可促进凝血因子与带负电荷的磷脂结合。维生素 K 减少造成这些凝血因子的谷氨酸残基的 γ-羧化障碍，从而导致凝血因子功能缺陷。

（3）凝血因子消耗增多：患者的凝血因子消耗增多主要是由于各种原因导致的原发性纤溶亢进症和 DIC 所致。

（4）凝血因子清除障碍：终末期肝病时，肝细胞的变性坏死使肝细胞灭活、清除活化凝血因子的功能也有不同程度的损害。

3.抗凝系统紊乱 抗凝系统中的抗凝血酶、肝素辅因子 Ⅱ（heparin cofactor Ⅱ，HC-Ⅱ）、PC 和 PS 均由肝脏合成。在肝病患者中可以观察到其水平可下降至正常水平的 10%～65%。终末期肝病患者，以上物质合成减少将导致对凝血酶的抑制作用减弱。凝血酶抑制作用的减弱可导致血栓形成。因此终末期肝病的患者存在出血倾向的同时也具有高凝和出现血栓性并发症的风险。

（1）抗凝血酶Ⅲ：抗凝血酶Ⅲ在肝脏和内皮细胞合成，终末期肝病时肝细胞和内皮细胞均受损，故其合成量减少。

（2）蛋白 C：PC 通过灭活活化的凝血因子 Va 和活化的凝血因子Ⅷa 从而减少凝血酶的生成。PC 和 PS 均在肝脏产生，其合成依赖于维生素 K。终末期肝病患者，肝细胞损害和维生素 K 吸收障碍，可导致 PC 和 PS 合成减少。

（3）肝素辅因子Ⅱ：HC-Ⅱ是血浆中一种依赖肝素的单链糖蛋白，它能抑制凝血酶。HC-Ⅱ降低的程度可以反映肝功能衰竭的程度。

4.纤溶系统紊乱 终末期肝病患者常伴有轻度的纤维蛋白溶解亢进，表现为血浆 D-二聚体、纤维蛋白和纤维蛋白原降解产物水平升高。急性肝病患者中常表现为纤溶减退。代偿性肝硬化患者中，31%存在纤溶亢进，腹水患者中纤溶亢进的比例高达 93%，且与疾病严重程度相关。在肝硬化患者中，腹水 D-二聚体和 FDPs 水平升高，同时纤维蛋白原和纤溶酶原水平降低，提示腹水具有高纤溶活性。因此，肝硬化患者高纤溶状态可能与其高纤溶腹水的重吸收有关。

肝脏参与纤溶酶原和生理性纤溶抑制物如 α_2-抗纤溶酶（α_2-antiplasmin，α_2-AP）和 PAI 的合成。α_2-AP 在终末期肝病时生成减少，导致纤溶酶的活性增强。纤溶酶可以水解纤维蛋白及其纤维蛋白原，生成具有抗凝作用的纤维蛋白（原）降解产物，水解多种凝血因子，抑制血小板聚集反应，增加出血的发生。PAI 是机体内重要的纤溶活性调节物质，其活性改变反映了肝病患者的纤溶状态。肝病患者中 tPA 清除减少以及 PAI 合成降低共同导致纤溶亢进。血浆 PAI 活性的变化可以反映显示肝病患者的纤溶状态。

5.内毒素血症加重凝血机制紊乱   终末期肝病患者常发生不同程度的肠源性内毒素血症，会引起肝细胞、血管内皮细胞损伤，诱发血小板减少、酸中毒等病理生理改变，加重凝血功能异常。肠源性内毒素对凝血系统的影响有多种途径：①内毒素可直接损害肝细胞，肝细胞受损后释出组织凝血活酶样物质进入血流，导致外源性凝血系统的激活；②内毒素损伤血管内皮细胞，使其胶原暴露，可直接激活内源性凝血系统和纤溶系统；③内毒素诱发血小板生成减少并吸附于血小板，使血小板聚集、破坏血小板脱颗粒；④内毒素致中性粒细胞增多，增多的粒细胞释放多种促凝物质；⑤内毒素可致内毒素休克、组织缺氧、酸中毒，加重血管内皮细胞的损害；⑥内毒素致肝小叶中央静脉和肝窦淤血，纤维蛋白沉积，削弱枯否细胞吞噬功能，造成肝细胞清除功能障碍。

6.其他因素   终末期肝病患者由于肝细胞肝素酶的产生减少，可导致血浆中肝素和类肝素物质增多，促使出血症状加重。终末期肝病患者的肝细胞往往可以合成异常的凝血因子，如异常的凝血酶原、异常的纤维蛋白原，加重凝血障碍。此外，内皮细胞的破坏可导致其合成的促栓因子和抗栓因子平衡发生紊乱。

五、肝肾综合征

终末期肝病患者可继发肾功能不全，主要包括以下三种：①肝肾综合征（hepatorenal syndrome，HRS）：肝肾综合征是肝病患者发生功能性肾衰竭最常见的病因，其典型特征是尿钠小于 10mmol/L 和（或）钠清除率小于 1%。致病因素尚不完全清楚，交感神经张力增加导致肾血管收缩、肾性前列腺素分泌不足及肾素-血管紧张素系统激活和抗利尿激素增加均在发病过程中发挥重要作用；②肾前性氮质血症：与 HRS 的尿液检查结果相似，其特点也以低尿钠为主，两者可通过测定心脏充盈压和尿量对输液治疗的反应加以区分；③急性肾小管坏死：主要通过测定排钠系数证实，表现为高尿钠排泄且尿液检查可发现管型和细胞碎片。肾功能是计算终末期肝病模型评分时仅有的三个变量之一，是影响患者死亡率的重要危险因素。

（1）定义及特征：肝肾综合征是终末期肝病患者常见的严重并发症之一，发生率为 35%～40%。它是一种可逆性的肾功能衰竭，属于肝功能性肾衰竭，其定义标准以病理生理变化为基础。一般情况下，肝硬化、重症病毒性肝炎、暴发性肝衰竭、肝癌等均可导致肝肾综合征的发生。原发性胆汁性肝硬化患者少有肝肾综合征，腹水和水钠潴留也较少，这可能与胆盐的利钠、肾血管扩张作用有关。多数肝肾综合征表现为功能性肾衰竭，目前仍不清楚肝肾综合征持续存在的肾缺血是否会引起急性肾小管坏死，但肝硬化患者使用肾毒性药物（如非甾体类抗炎药、氨基糖苷类抗生素和造影剂等），或各种原因造成低血容量性休克（如上消化道出血等），引起急性肾小管坏死，产生器质性病变。

（2）分型：根据病情进展速度和预后不同可将肝肾综合征分为两型：HRS-Ⅰ形和 HRS-Ⅱ型。HRS-Ⅰ型的特征是严重的进行性肾功能衰竭，进展迅速，多与一些加速疾病进展的因素有关，如胃肠道出血、大手术、急性肝炎重叠于肝硬化等。自发性细菌性腹膜炎是肝硬化患者肾功能进一步损害的一个常见原因，有30%可进展为 I 型肝肾综合征；HRS- II 型肾功能衰竭进展慢而平稳，多发生于尚有一定肝功能储备的肝硬化患者，以出现利尿药抵抗的顽固性腹水为特征。

（3）发生机制：肝肾综合征的发病机制目前尚未完全阐明。经典的机制内脏血管扩张学说已逐步发展完善，近年来的研究趋向于心功能障碍、相对肾上腺功能不全、全身性炎症、肠道细菌易位等方面。肾血流动力学变化是肝肾综合征发病的基础，其中导致肾低灌注，肾血管收缩的原因较为复杂，主要与全身血流动力学变化、肾素-血管紧张素-醛固酮系统活性、肾交感神经张力和血管活性物质平衡紊乱等有关。经典的内脏动脉血管扩张学说认为肝肾综合征是肝硬化动脉循环灌流不足的外周表现之一，是肾脏为了代偿全身血管扩张所致动脉循环充盈不足的一种适应性反应。肝硬化时各种机械刺激促使内皮细胞产生多种局部作用的血管扩张介质（如 NO 和前列腺素），这些物质引起内脏血管的强烈扩张，有效平均动脉压随之下降，随后反馈激活神经-内分泌调节途径，代偿性引起 CO 和 HR 的增加。加压素和局部内皮素分泌增加最终可导致肾血管收缩，肾血流减少及肾小球滤过率明显下降，患者出现少尿、无尿等临床表现。肝肾综合征的标志性特征为肾血管收缩，肾血流量减少。通常肾缺血发生于肾皮质区而非髓质区，应用 ^{133}Xe 清除法所做的肾血流动力学研究显示 HRS 患者肾血流减少表现为肾皮质血液灌注量降低，髓质区血流量不减反而增加，出现了皮质和髓质间的动静脉分流现象。故肾衰的部位在肾小球而非肾小管，通常肾脏浓缩功能可维持正常，尿比重大于 1.020，尿/血渗透压大于1.5，尿钠通常低于 10mmol/L。

（4）血流动力学改变：终末期肝病患者肝功能衰竭时，常伴有全身血流动力学的变化，这与肝肾综合征的发生密切相关，表现为低排高阻型和高排低阻型两种类型。低排高阻型患者心排出量及有效血浆容量下降，末梢血管阻力增加，常由短期内大量放腹水、快速利尿、消化道出血、感染等诱发；表现为全身血容量减少，肾缺血、肾血管收缩，引发肾功能衰竭。高排低阻型患者心排出量及有效血浆容量高，末梢血管阻力降低。发生机理尚不明确，其机制可能是假神经递质与中枢神经和交感神经递质竞争受体，使中枢神经和交感神经功能紊乱，产生肝性脑病及全身末梢血管扩张。同时扩血管物质增多，进一步使血管舒缩功能失衡，形成动静脉短路，末梢血管血液淤滞，血液自内脏器官如肾脏等部位分流至皮肤、肌肉等部位，从而使有效循环血容量减少，肾灌注量减少，肾血管收缩，特别是肾皮质缺血，而发生肾功能衰竭。临床上低排高阻型少见，可经扩充血容量治疗纠正肝肾综合征，而高排低阻型多见，采用扩容治疗无明显疗效。

（5）血管活性物质相互作用：肝硬化时，循环系统和肾脏局部血管活性物质的来源与调节机制尚不清楚。这些物质增加的原因可能与其肝脏生成增加有关，灭活减少等。对于全身内脏血管来说，扩血管物质导致动脉低血压及肾脏血流减少。而肾脏局部释放的缩血管物质，其活性超过了扩血管物质活性，加重肾脏血流的减少。肝硬化的发展过程中这些血管活性物质相互共同发挥作用，最终导致血管特别是肾血管舒缩平衡功能的紊乱。

六、消化系统

肝脏是消化系统最重要脏器之一，是体内各种物质代谢的中心，具有合成、贮存、分解、排泄、解毒和分泌等多种功能。各种营养物质被肠道吸收后，由血液运送到肝脏进行代谢作用，转化为可利用物质，提供机体所需能量。终末期肝病患者普遍存在营养不良，而营养不良与感染、腹水、肝性脑病等多种并发症的发生密切相关，是影响终末期肝病患者包括肝移植术后存活率的独立危险因素。因此，营养不良应作为和腹水、肝性脑病等同样重要的并发症进行诊治。

（1）糖原合成异常：在肝脏病理情况下，常常发生碳水化合物代谢失常。肝脏出现功能障碍时发生低血糖的原因是合成肝糖原的能力降低，肝糖原贮存减少，进食后虽然可以出现一过性高血糖，但由于不能合成肝糖原，患者饥饿或进食减少时，血糖浓度下降，此时患者感到饥饿，并伴有四肢无力、心慌、多汗等症状。此外，当肝脏受到损害时，乳酸无法及时转变为肝糖原或葡萄糖而堆积在体内，严重时可出现酮症酸中毒以及代谢性酸中毒。在肝实质疾病的晚期，酮体生成减少，游离脂肪酸增加，可导致高脂血症。这些情况可导致动脉血管的粥样硬化进程增快，进而发生冠状动脉粥样硬化性心脏病、脑动脉粥样硬化及周身动脉粥样硬化等，患者可能出现急性心肌梗死、急性脑梗死等危及生命的情况。

（2）蛋白合成障碍：肝脏是合成蛋白质的唯一场所，每天能合成白蛋白 12～18g。食物中的蛋白质，在胃肠组织经各种蛋白酶的作用分解成氨基酸，大部分氨基酸从门静脉输送到肝脏，有 80%能在肝中合成蛋白质，如血浆蛋白、球蛋白、某些补体成分等，还能合成内生性肝蛋白，即肝铁蛋白。当肝功能衰竭时，氨基酸吸收受抑制，导致蛋白质合成减少。肝脏不但合成蛋白质供给生长需要，而且还有贮存蛋白质和维持血浆蛋白与组织蛋白之间的动态平衡的重要作用。肝脏疾病严重时使血清蛋白总量和白蛋白降低，患者可能发生低蛋白性浮肿、腹水等现象。由于肝脏合成蛋白质的机能发生障碍，蛋白质构成的酶如凝血酶原等减少，患者可出现出血症状。在终末性肝病晚期，肝脏对于蛋白质的合成减少，尿素合成减少，氨的产生增加，导致消耗性的恶病质，加重营养不良的进展。

肝脏不仅合成自身所需蛋白质，还合成大量的血浆蛋白质。其中，γ-球蛋白主要由淋巴组织和网状内皮组织合成，而其余的球蛋白、全部白蛋白和纤维蛋白原均在肝内合成。因此，当肝脏受损时，可能会影响血浆蛋白质的浓度，导致血浆蛋白质，特别是白蛋白含量降低，而球蛋白含量增加，出现白/球倒置的现象。

（3）微量元素代谢紊乱：肝脏与微量元素代谢的关系也极为密切。在终末期肝病时，由于与微量元素相关结合蛋白发生了合成出现紊乱，体内的血清铁、镁、钙、锌等元素的含量也出现不同程度的下降，而铜含量则可能会蓄积。微量元素异常可导致内分泌系统紊乱，进一步加重肝脏病变。此外，有些微量元素参与能量代谢途径中关键酶的构成，异常会进一步加重能量代谢异常，加重营养不良。

（贾莉莉　盛明薇　孙　英）

参考文献

［1］TREFTS E，GANNON M，WASSERMAN D H. The liver［J］.Curr Biol，2017，27（21）:R1147-R1151.

［2］PINEIRO-CARRERO V M，PINEIRO E O. Liver［J］. Pediatrics，2004，113（4 Suppl）:1097-1106.

［3］ROSE CF，AMODIO P，BAJAJ JS，et al. Hepatic encephalopathy: Novel insights into classification，pathophysiology and therapy. J Hepatol. 2020；73（6）:1526-1547. doi:10.1016/j.jhep.2020.07.013

［4］NAGAMI GT. Enhanced ammonia secretion by proximal tubules from mice receiving NH（4）Cl: role of angiotensin II. Am J Physiol Renal Physiol. 2002；282（3）:F472-F477. doi:10.1152/ajprenal.00249.2001

［5］DASARATHY S，MOOKERJEE RP，RACKAYOVA V，et al. Ammonia toxicity: from head to toe?. Metab Brain Dis. 2017；32（2）:529-538. doi:10.1007/s11011-016-9938-3

［6］ZHANG HY，HAN DW，WANG XG，et al. Experimental study on the role of endotoxin in the development of hepatopulmonary syndrome. World J Gastroente rol. 2005，11（4）:567-572. doi:10.3748/wjg.v11.i4.567

［7］LISMAN T，CALDWELL SH，BURROUGHS AK，et al. Hemostasis and thrombosis in patients with liver disease: the ups and downs. J Hepatol. 2010；53（2）:362-371.

［8］杨润，邓羽霄，皋源.成人原位肝移植围术期凝血功能异常与抗凝治疗现状［J］.肝胆外科杂志，2020，28（5）:396-400.

［9］KAZORY A，RONCO C. Hepatorenal Syndrome or Hepatocardiorenal Syndrome: Revisiting Basic Concepts in View of Emerging Data［J］. Cardiorenal Med，2019，9（1）: 1-7.

［10］YAMAGUCHI N，JESMIN S，ZAEDI S，et al. Time-dependent expression of renal vaso-regulatory molecules in LPS-induced endotoxemia in rat［J］.Peptides，2006，27（9）: 2258-2270.

第三章 肝移植麻醉术前评估及准备

第一节 术前评估

肝脏移植手术的麻醉管理对麻醉科医师来说是一项巨大的挑战。手术时间冗长、血流动力学干扰、容量的交换、凝血功能异常、复杂的代谢、电解质紊乱和多器官衰竭都需要麻醉科医师做好充分的术前评估和准备，以应对围术期复杂的变化，努力改善患者预后。

一、循环系统评估

肝硬化患者通常处于高动力循环状态，即低全身血管阻力及高心输出量。心血管异常随肝功能恶化而增加，最高达 50% 的晚期肝硬化患者有心功能不全的表现。"肝硬化性心肌病"指静息状态下心输出量和心肌收缩力正常或增强，但对药物、生理性或病理性应激的反应迟钝；应激状态下可能导致显性心力衰竭。某些终末期肝病患者合并心脏疾病的比例较高，如酒精性肝硬化患者往往合并酒精性心肌病；原发性胆汁性肝硬化病人高胆固醇血症比例较高，可能合并冠状动脉病变等。同时在整个肝移植手术过程中，患者的心脏将经受重大考验，如术中失血较多、下腔静脉阻断，引起心脏充盈不足、血压下降；新肝期重新灌注过程中血液进入移植肝，会进一步加重低血压；新肝脏内的冷灌注液、钾离子和氢离子会快速进入循环，抑制心肌功能，诱发心律失常等。研究表明在肝脏移植后 1 年内死亡的患者中，术前合并心血管疾病是主要的风险因素。患者相关风险取决于患者年龄、是否存在心血管危险因素（例如吸烟、高血压、糖尿病、血脂异常、家族史）或已确诊的心血管疾病和合并症。

对于年龄小于 50 岁且无心血管疾病史或心血管危险因素的患者通常认为具有低风险，但肝移植属于高危手术，应考虑心电图和生物标志物；没有心血管体征或症状但有遗传心肌病家族史（即扩张型、肥厚型、心律失常或限制性心肌病，或左室致密化不全）的患者，无论年龄均应进行心电图和超声心动图检查以排除疾病存在。

对于年龄大于 50 岁且合并心血管危险因素（如高血压、血脂异常或吸烟），或确诊心血管疾病的患者，术前应重视心电图、生物标记物以及心功能的检查与评估，如进行多巴酚丁胺负荷超声心动图检查或心肌显像；经胸超声心动图怀疑存在肺动脉高压的，应进行右心导管检查以评估肺动脉血管阻力和排除肺动脉高压综合征；必要时请心内科会诊，行多学科决策。

（一）风险评分

1.贝鲁特美国大学（AUB）-HAS2心血管风险指数　见表3-1。

表3-1　贝鲁特美国大学（AUB）-HAS2心血管风险指数

因素	评分
·心脏病史	1
·心脏症状	1
·疾病（心绞痛或呼吸困难）	1
·年龄大于75岁	1
·贫血（血红蛋白<12g/dL）	1
·血管外科手术	1
·急症手术	1
总计	7
术后30天死亡、心肌梗死或卒中风险指数	
0～1分　　　　　　　　　　低风险	
2～3分　　　　　　　　　　中风险	
>3分　　　　　　　　　　　高风险	

2.Goldman多因素心脏危险指数　见表3-2。

表3-1　Goldman多因素心脏危险指数

因素	评分
·年龄>70岁	10
·心肌梗死发生在6个月以内	5
·S3奔马律和颈静脉怒张	11
·主动脉重度狭窄	3
·非窦性心率或房性期前收缩	7
·室性期前收缩≥5次/min	7
·全身情况差	3
$PaO_2<60mmHg$，$PaCO_2>50mmHg$，$K^+<3mmol/L$，$HCO_3^-<29mmol/L$，$BUN>36mmol/L$，或$Cr>265\mu mol/L$，慢性肝病或ALT升高	
·腹腔、胸腔或主动脉手术	3
·急诊手术	3
总计	53

死亡率评分标准			
分级	总分	心血管并发症发生率（%）	死亡率（%）
Ⅰ级	0～5分	0.7	0.2
Ⅱ级	6～12分	5	2
Ⅲ级	13～25分	11	2
Ⅳ级	≥26分	22	56

（二）心脏功能

1.心脏功能的一般临床评估包括 体力活动试验、屏气试验、起立试验等。通过简单临床评估可以了解患者的心功能状态以及对麻醉的耐受性，详见表3-3。

表3-3 心脏功能分级及其临床意义

心脏功能	屏气试验	临床表现	临床意义	麻醉耐受
Ⅰ级	>30s	一般体力活动、快速步行、上下坡时无心慌气短	心功能正常	良好
Ⅱ级	20~30s	能胜任正常活动、但不能做较用力的工作，否则心慌气短	心功能较差	一般
Ⅲ级	10~20s	必须静坐或者卧床休息，轻度体力活动后出现心慌气短	心功能不全	较差
Ⅳ级	<10s	不能平卧，端坐呼吸，肺底啰音，轻微活动即可心慌气短	心功能衰竭	极差

2.杜克活动状态指数（DASI） 功能储备以代谢当量（METs）表示，其中一个MET定义为基础代谢率，相当于 $3.5mL/(kg \cdot min)$ 的氧气摄取量，详见表3-4。

表3-4 杜克活动状态指数（DASI）

编号		是	否
1	你能照顾自己吗？例如进食、穿衣、洗澡或上厕所	2.75	0
2	你能在家里走路吗？例如在家里走动	1.75	0
3	你能在平路走一到两个街区吗？	2.75	0
4	你能爬一层楼梯或小山坡吗？	5.50	0
5	你能短距离的跑步吗？	8.00	0
6	你能做一些轻体力的家务活吗？例如打扫灰尘、洗餐具	2.70	0
7	你能做中等体力的家务活吗？例如吸尘、扫地	3.50	0
8	你能做重体力的家务活吗？例如擦洗地面、搬动家具	8.00	0
9	你能做庭院劳动吗？例如清扫树叶、除草等	4.50	0
10	你能过性生活吗？	5.25	0
11	你能参加中等的娱乐休闲活动吗？例如高尔夫、保龄球	6.00	0
12	你能参加激烈的体育活动吗？例如游泳、足球、篮球等	7.50	0
总分=			

估算的 $VO_2peak=0.43 \times DASI+9.6=$ 估者

METS=估算的 $VO_2peak/3.5=$ 日期

MET 值<4 表示功能状态低下，与术后不良心脏事件的发生率增加有关

（三）心电图

十二导联心电图是广泛使用、简单且廉价的工具，能够半定量评估心脏风险。肝硬化性心肌病的电生理异常表现为 QT 间期延长，电机械不同步和变时性障碍等，同时注意有无心房颤动、房室传导阻滞、束支传导阻滞，有无 ST 段抬高、压低或 T 波倒置改变，有无陈旧性心肌梗死等。对于合并心律失常患者行 24 小时动态心电图检测，长时间连续记录并编集分析患者心脏在活动和安静状态下心电图变化状况，检测各类心律失常和患者在 24 小时内各状态下所出现的有或无症状性心肌缺血，对心脏病的诊断提供精确可靠的依据。

（四）心肌酶学检查

心脏并发症的围手术期风险取决于是否存在心脏病及其严重程度，广泛使用且简单的生物标志物可检测和量化心脏受累的基本预后，有助于术前评估。高敏肌钙蛋白 T/I（Hs-cTn T/I）可量化心肌损伤，BNP 和 NT-pro-BNP 可量化血流动力学心脏室壁张力。Hs-cTn T/I 和 BNP/NT-pro-BNP 可在风险预测中作为临床评估和 ECG 的补充。肝移植围术期心肌酶呈进行性增加，新肝期和术毕时达到高峰，肌钙蛋白在术后 24 小时达到高峰。可见术前评估了解患者心肌酶学检查，监测围术期心肌酶变化，是围术期不可忽视的问题。然而由于肝病患者体内存在较高儿茶酚胺水平，一些代谢物的确切界值可能不同，如 NT-pro-BNP、Hs-cTn I、肌酸激酶-MB 和血浆肾素活性。Hs-cTn T/I 在患有肝硬化的危重患者中也可以升高。一些新的生物标志物，如心脏型脂肪酸结合蛋白（h-FABP）、半乳糖凝集素-3（Galectin-3）和髓过氧化物酶仍需要更多的研究进行证实。

（五）静息经胸超声心动图

运动耐量差、心电图异常、疑似新发或过去 90 天内无随访的严重心血管疾病、无法解释的呼吸困难或并存的临床危险因素是超声心动图的合适指征。术前心脏彩超提供有关术后心脏事件的三个主要风险标志信息：左心室功能障碍、心脏瓣膜疾病和心肌病。左心室收缩功能障碍是术后心衰的重要预测因素。心室射血分数减低是术后主要心血管并发症的临界独立预测因素。

终末期肝病时左心室肥厚和高动力收缩状态可能导致左心室流出道梗阻（left ventricular outflow tract obstruction，LVOTO），引起术中低血压；术前行超声心动图检查，通过左室射血分数、缩短分数、左心室整体或局部收缩运动情况、左室舒张末大小、E 峰和 A 峰的比值等评估左心室收缩和舒张功能状态，也可用于观察是否存在心包积液和显著的 LVOTO。若怀疑心室功能不良，可运用核素扫描测定心脏的储备功能，协助诊断心肌病、冠脉疾病或肺动脉高压；疑有心肌病的患者，应做心肌内膜活检。瓣膜疾病增加麻醉风险。

（六）运动负荷实验和负荷成像检查

使用跑步机或自行车测力计进行体育锻炼，可以评估做功能力，评估血压和心率反应，并通过敏感性（61%～73%）和特意性（60%～80%）差的病理性 ST 段变化检测心肌缺血。负荷成像检查适用于临床危险因素和做功能力差患者的风险评估。负荷成像在围术期风险预测和患者管理中的作用的证据主要是基于药物负荷实验诱导的缺血。多巴酚丁胺负荷超声心动图为围手术期心血管并发症提供了相对于临床变量更高的预测价值，在行肝移植患者中，多巴酚丁胺负荷超声心动图作为临床风险逐步评估法中具有一定价值。

（七）冠脉CTA

冠状动脉CTA血管造影术是一种无创且相对易于使用的成像方式，可提供有关冠状动脉解剖结构的详细形态学信息，这使其成为接受重大非心脏手术并伴有冠心病风险的患者的一种很有前景的筛查工具；冠状动脉CTA评估可有助于避免不必要的药理学治疗和有创操作，显著提高了心脏风险指数对围术期心脏风险评估的预测价值，尤其是，冠状动脉CTA可以识别没有明显临床表现的血管狭窄患者。有研究显示约25%的终末期肝病患者一支冠状动脉有中至重度的狭窄。当临床怀疑低-中度心血管疾病，且心肌肌钙蛋白和/或心电图正常时或不确定时，推荐冠脉CTA作为有创冠状动脉造影的替代方法，用于排除非ST段抬高急性冠状动脉综合征。

（八）有创冠状动脉造影检查

不建议对计划进行非心脏手术的患者进行有创操作评估冠状动脉解剖，以进行围术期风险分层。但对于高危人群如既往存在冠心病史（甚至接受过冠脉搭桥手术），或近期出现过心绞痛症状，或合并脑梗死病史的老年男性，必要时应进行冠状动脉造影以判断冠状动脉有无狭窄、狭窄的部位、程度和范围等，并邀请心内科、介入科等相关专科医师进行会诊。

二、呼吸系统评估

肺功能障碍影响高达50%的肝病患者。主要的肺部问题是：难治性肝性胸水、肝肺综合征、门脉性肺动脉高压、出血性遗传性毛细血管扩张、间质性肺疾病和 α-1-抗胰蛋白酶缺乏相关的肺气肿等。其他因素，如活动不足、肌少症和营养不良也可能在整体肺部风险中起作用。肝病患者多机制可造成血氧饱和度降低，同时，严重肝功能不全患者往往发生肺部感染的几率增加。对于行肝移植手术的患者，术前呼吸系统充分的评估十分重要。术前呼吸功能评估可预测手术效果及术后并发症，评估方法包括患者的呼吸困难程度、气道炎症、吸烟指数、动脉血气分析、胸部X线、肺功能检查等。确定肝移植指征时应在指导下戒烟，制定呼吸锻炼计划，指导患者进行有效咳嗽、体位引流、胸背部叩击等方法，保持呼吸道通畅，及时清除气道分泌物。咳痰症状明显和COPD患者，应在术前祛痰治疗，包括全身用药和局部雾化吸人治疗。合并哮喘患者，按照临床分期制定相应治疗策略，原则上需要处于病情稳定阶段，方可行肝移植手术。

在评估患者的呼吸系统状态时，肺功能的评估是一项重要的内容。特别是患者原有呼吸系统疾病或需进行较大的手术或手术本身可以进一步损害肺功能时，评估显得更为重要。对肺功能的评估可为术前准备及术中、术后的呼吸管理提供可靠的依据。

（一）一些简易的床旁测试患者肺功能的方法

1.屏气试验（憋气试验）　先让患者作数次深呼吸，然后让患者在深吸气后屏住呼吸，记录其能屏住呼吸的时间。一般以屏气时间在 30 秒以上为正常。如屏气时间短于 20 秒可认为肺功能显著不全。心肺功能异常皆可使屏气时间缩短，宜根据临床具体情况予以判断。值得注意的是，有的患者尽管常规肺功能检查显示有某种程度的异常，但由于其受过呼吸方面的训练（如练习过潜泳），屏气时间可在正常范围内，与肺功能检查不相符。

2.吹气试验　让患者在尽量深吸气后作最大呼气，若呼气时间不超过 3 秒，表示用力肺活量基本正常。如呼气时间超过 5 秒，表示存在阻塞性通气障碍。

3.吹火柴试验　用点燃的纸型火柴置于距患者口部 15cm 处，让患者吹灭之，如不能灭，可以估计 $FEV_{1.0}/FVC\% < 60\%$，第 1 秒用力呼气量 $<1.6L$，最大通气量 $<50L$。

4.患者的呼吸困难程度　活动后呼吸困难（气短）可作为衡量肺功能不全的临床指标一般分为 5 级，详见表 3-5。

表 3-5　呼吸困难程度分级

分级	标准
0 级	无呼吸困难症状
Ⅰ级	能远距离行走，但易疲劳，不愿步行
Ⅱ级	步行距离有限，走一或两条街后需停步休息
Ⅲ级	短距离行走后即出现呼吸困难
Ⅳ级	静息时也出现呼吸困难

（二）常规肺功能测定指标

尽管现代检测肺功能的方法很多且日益先进，但在常规测定中最重要的仍是一些最基本的指标。例如肺活量低于预计值的 60%、通气储量百分比 $<70\%$、第 1 秒用力呼气量与用力肺活量的百分比（$FEV_{1.0}/FVC\%$）$<60\%$ 或 50%，术后有发生呼吸功能不全的可能。当 $FVC < 15mL/kg$ 时，术后肺部并发症的发生率明显增加。最大自主通气量（MVV）也是一项有价值的指标。一般以 MVV40L 或 MVV 占预计值的 50%～60% 作为手术安全的指标，低于 50% 为低肺功能，低于 30% 者一般列为手术禁忌证。动脉血气分析简单易行，可用以了解病人的肺通气功能和换气功能。不良肺功能预测如下。

1.术后并发肺功能不全高危评估指标　见表 3-6。

表 3-6　术后并发肺功能不全高危评估指标

肺功能	正常值	高危性值
肺活量（VC）	2.44～3.47L	$<1.0L$
第一秒时间肺活量（FEV_1）	2.83L	$<0.5L$
最大呼气流率（MEFR）	336～288L/min	$<100L/min$
最大通气量（MVV）	82.5～104L/min	$<50L/min$
动脉血氧分压（PaO_2）	70～90mmHg	$<55mmHg$
动脉血二氧化碳分压（$PaCO_2$）	35～45mmHg	$>45mmHg$

2.高危患者肺功能状态 见表 3-7。

表 3-7 高危患者肺功能状态

功能	项目	高危水平
通气	呼吸频率	>25 次/min
	第一秒时间肺活量 FEV1	<2.0L
	最大通气量 MVV	<55% .
	死腔量 VP/潮气量 VT	0.4~0.6
气体交换	动脉血 O_2 分压 PaO_2	<60mmHg
	动脉血 CO_2 分压 $PaCO_2$	>45mmHg
	肺泡动脉氧分压（A-a）IDO_2	>200mmHg
	分流	>10%
循环	ECG	心肌缺血
	Hb	>170g/L
心肺储备	楼梯试验	<3 层
	负荷后血气	CO_2 潴留或 PO_2 下降

（三）严重肝功能不全患者呼吸功能特殊改变

1.肝肺综合征（hepatopulmonary syndrome，HPS） 不同文献对肝肺综合征（定义及病理生理见第二章）患病率的报告结果并不一致。多种肝脏疾病均会引起肝肺综合征的发生，其中各种原因所导致的肝硬化是 HPS 最常见的病因。HPS 临床表现包括慢性肝病和呼吸系统改变。呼吸系统的临床表现中，最常见及特征性表现为直立位呼吸困难和低氧血症，由肺基底部血管扩张使肺部分流异常所致。起病缓慢，早期多无明显肺部症状，随病情发展出现胸闷、气促、发绀、呼吸困难及低氧血症，活动后加重，缺氧严重者可引起脑水肿及晕厥，并加重肝脏损害，使肝病进一步发展恶化。晚期患者静息状态即可出现呼吸困难。25%的 HPS 患者出现直立性呼吸困难，改为平卧位后呼吸困难减轻、PaO_2 上升，为本病特征之一。然而，患者的缺氧程度与肝功能的关系不成正比。

肝移植术前肺功能评估一般检查包括动脉血气分析、胸部 X 线以及超声心动图等，存在进行性呼吸困难的患者、有呼吸道症状的吸烟者以及 α_1－抗胰蛋白酶缺乏者术前应进行肺功能检测（肺容积、呼出道气流和弥散容积）。术前当慢性肝病患者出现呼吸困难、紫绀、蜘蛛痣及杵状指时，应考虑 HPS，并进行脉搏血氧饱和度及动脉血气分析。其中动脉血氧分压（PaO_2）<70mmHg 是确诊 HPS 的主要依据之一。对于 PaO_2<70mmHg 的肝硬化患者，SpO_2<96%作为阈值筛查 HPS 具有较高的敏感度（100%）和特异度（88%）及成本效益。HPS 严重程度对评估患者预后，确定治疗方案、肝移植时间及手术风险具有重要意义。HPS 的严重程度分级由低氧血症程度决定，欧洲呼吸学会提出 $PaO_2 \geqslant 80mmHg$ 为轻度，$60mmHg \leqslant PaO_2 < 80mmHg$ 为中度，$50mmHg \leqslant PaO_2 < 60mmHg$ 为重度，$PaO_2 < 50mmHg$ 为极重度。HPS 显著降低了患者的预后和生存质量，在肝硬化

程度相似的患者中，HPS 患者死亡率是非 HPS 患者的两倍。PaO_2 ＜50mmHg 的 HPS 患者预后最差。与轻、中、重度 HPS 患者相比极重度 HPS 患者肝移植后机械通气时间、住院时间和呼吸机脱机时间明显更长。对于重度低氧血症的患者，体外膜肺氧合（ECMO）可作为改善氧合的重要手段之一，同时建议肝移植术后的 HPS 患者定期监测血氧饱和度以评估氧合功能。

随着对 HPS 的深入研究，肝移植手术及围手术期器官保护技术的不断提高，HPS 患者进行肝移植后疗效确切，逐渐成为治疗 HPS 的唯一有效手段，但术后短期病死率较高，因此围术期应高度重视。对于 PaO_2 ＜60mmHg 且无其他肝移植禁忌证的患者可接受肝移植治疗，在 MELD-Na 评分相同的情况下 HPS 患者优先接受肝移植治疗。同时，也有研究认为 PaO_2 ＞44mmHg 的患者应尽早进行肝移植，但 PaO_2 ≤44mmHg 的患者则不建议行肝移植。

2.门脉性肺动脉高压（portopulmonary hypertension，POPH）　门脉性肺动脉高压（定义及病理生理见第二章）围手术期并发症发生率及病死率较高。POPH 早期症状比较隐匿，往往仅表现为活动后胸闷，大约 60%的患者在诊断时无明显临床症状。随着病程进展，劳力性呼吸困难多与右心衰竭共同出现。在常规检查中 POPH 表现无特异性，在胸片上可显示心影增大伴肺动脉主干增宽。心电图显示心电图电轴右偏、右束支传导阻滞及 V1-V4 导联的 T 波倒置。动脉血气可显示轻度至中度低氧血症及低碳酸血症，这与肺泡-动脉氧梯度升高有关。门脉高压患者动脉血二氧化碳分压＜30mmHg 提示存在肺动脉高压。右心导管检查是 POPH 诊断的金标准，但由于操作的有创性，常常影响着该检查在肝脏疾病人群中的普及，而超声心动图是推荐的对肝移植候选人进行筛查 POPH 的工具。但超声心动图检查仅能提示肺动脉高压，难以区分具体肺动脉高压类型。对于临床怀疑 POPH 患者，需要右心导管检查来明确诊断。

存在门脉高压患者基于右心导管检查：平均肺动脉压（mPAP）＞25mmHg，肺血管阻力（PVR）＞240dyn·s/cm^5（=3Wood Units）以及肺动脉楔压（DAWP）＜15mmHg 可初步诊断 POPH。此外，肺动脉高压可能由多因素影响所致，需除外其他引起肺动脉高压原因，如容量负荷过重、舒张期功能障碍、阻塞性/限制性肺病和睡眠呼吸障碍等情况。肺动脉高压按平均肺动脉压程度分为轻度（25～35mmHg）、中度（35～45mmHg）、重度（＞45mmHg），中、重度的肺动脉高压可影响右心功能，严重者可导致右心衰竭，甚至受者死亡。适当的右心室功能对肝移植期间的存活至关重要。即使是轻微的右心室功能障碍也可能导致新的移植物充血而衰竭。因此，右心功能所能够耐受的肺动脉高压程度，是评估肝移植术能否进行的一个关键因素。

轻度 POPH 对肝移植的围术期风险是正常的。中度 POPH 与围术期死亡率增加相关。轻中度肺动脉高压虽不是肝移植的禁忌证，但术中管理不当可出现急性肺动脉高压，可造成急性右心功能衰竭和肺部并发症。重度肺动脉高压是由于肺血管内膜增生，血管管径机械性狭窄多数不可逆。严重 POPH 在大多数中心仍然是肝移植的禁忌证。有研究证实，mPAP＞50mmHg 的 POPH 患者的肝移植病死率为 100%，而 MPAP 为 35～50mmHg

的 POPH 患者的病死率约为 50%。若 mPAP<35mmHg 且心功能良好，可行肝移植术；若 35mmHg<mPAP<45mmHg，如果对症治疗有效，mPAP 降低到 35mmHg 以下，可行肝移植术，如果肺动脉压不能降低，但右心功能良好，亦可进行手术；若 mPAP>45mmHg，应与外科医师共同评估，或推迟手术，只有通过药物治疗降低肺动脉压，且右心室功能足够时，严重 POPH 患者才能接受肝移植。术前可通过超声心动图（UCG）、经食管超声心动图（TEE）、漂浮导管（Swan-Ganz 导管）等方式监测肺动脉压。$PaCO_2$>55mmHg 是肝移植术后可能发生肺功能不全的预测指标。对于门脉性肺动脉高压患者，术前应评估右心功能及肺动脉高压程度，靶向控制肺动脉压力，改善心功能。严重者可在 ECMO 支持下进行手术。

三、中枢神经系统评估

肝脏疾病并发中枢神经系统病变，易引起脑和脊髓病变，表现为：①肝豆状核变性，具有家族遗传性；②慢性肝脑或脊髓变性为后天获得性损害；③肝性脑病（hepatic encephalopathy，HE），为肝功能衰竭所致的肝性昏迷。肝性脑病患者通常以肝性脑病为最具特征性病变，症状以轻度运动失调和行为改变为主。而在急性肝衰竭中，肝性脑病常伴有脑水肿，研究发现在急性肝功能衰竭引起的严重肝性脑病患者中，超过 65% 的患者会出现脑水肿和不同程度的颅内高压，而这在慢性肝衰竭的患者中很少见。

引起肝性脑病的原发病有重症病毒性肝炎、重症中毒性肝炎、药物性肝病、妊娠期急性脂肪肝、各型肝硬化、门-体静脉分流术后、原发性肝癌以及其他弥漫性肝病的终末期，而以肝硬化患者发生肝性脑病最为多见，约占 70%。诱发肝性脑病的因素很多，如上消化道出血、高蛋白饮食、大量排钾利尿、放腹水，使用安眠、镇静、麻醉药，便秘、尿毒症、感染或手术创伤等。这些因素大都通过以下机制诱发肝性脑病产生神经系统病变：①使神经毒质产生增多或提高神经毒质的毒性效应。②提高脑组织对各种毒性物质的敏感性。③增加血-脑脊液屏障的通透性而诱发脑病。

（一）肝性脑病的分级见表 3-8。

表 3-8　HE 的分级及症状、体征

修订的 HE 分级标准	神经精神学症状（即认知功能表现）	神经系统体征
无 HE	正常	神经系统体征正常，神经心理测试正常
MHE	潜在 HE，没有能觉察的人格或行为变化	神经系统体征正常，但神经心理测试异常
HE1 级	存在琐碎轻微临床征象，如轻微认知障碍，注意力减弱，睡眠障碍（失眠、睡眠倒错），欣快或抑郁	神经系统体征正常，但神经心理测试异常

修订的 HE 分级标准	神经精神学症状（即认知功能表现）	神经系统体征
HE2 级	明显的行为和性格变化；嗜睡或冷漠，轻微的定向力异常（时间、定向），计算能力下降，运动障碍，言语不清	扑翼样震颤易引出，不需要做神经心理测试
HE3 级	明显的行为和性格变化；嗜睡或冷漠，轻微的定向力异常（时间、定向），计算能力下降，运动障碍，言语不清	扑翼样震颤通常无法引出，踝阵挛、肌张力增高、腱反射亢进，不需要做神经心理测试。
HE4 级	昏迷（对言语和外界刺激无反应）	肌张力增高或中枢神经系统阳性体征，不需要做神经心理测试

注：轻微肝性脑病（minimal hepatic encephalopathy，MHE）

（二）肝性脑病可通过一些检验和检查来协助诊断

1.血氨　慢性肝性脑病患者多伴有血氨升高，但急性肝性脑病患者血氨可以正常。

2.脑电图　大脑细胞活动时所发出的电活动，正常人的脑电图呈 α 波，每秒 8～13 次。肝性脑病患者的脑电图表现为节律变慢。Ⅱ-Ⅲ期患者表现为 δ 波或三相波，每秒 4～7 次；昏迷时表现为高波幅的 δ 波，每秒少于 4 次。脑电图的改变特异性不强，尿毒症、呼吸衰竭、低血糖等亦可有类似改变。此外，脑电图对亚临床肝性脑病和Ⅰ期肝性脑病的诊断价值较小，因此，不能单靠脑电图诊断肝性脑病。脑电图波形特点见表 3-9。

表 3-9　脑电图波形、特点与解释

节律	频率（Hz）	意识状态
Delta	0～4	昏迷，低氧/缺血，深麻醉
Theta	4～8	入睡，手术麻醉深度
Alpha	8～13	松弛，鼻咽，浅麻醉
Beta	13～30	清醒，警觉，小剂量巴比妥镇静

3.诱发电位　是大脑皮质或皮质下层接受到由各种感觉器官受刺激的信息后所产生的电位，其有别于脑电图所记录的大脑自发性电活动。根据受刺激感觉的不同部位可将诱发电位分为视觉诱发电位（VEP）、脑干听觉诱发电位（BAEP）和躯体感觉诱发电位（SEP），诱发电位检查多用于轻微肝性脑病的诊断和研究。尚有一种 p300 事件相关电位，其与传统的诱发电位相比，具有不受刺激部位生理特性影响的特点。轻微肝性脑病患者的 p300 潜伏期延长。

4.心理智能测验　适合于肝性脑病的诊断和轻微肝性脑病的筛选。其缺点是受年龄、教育程度的影响。老年人和教育层次比较低者在进行测试时较为迟钝，影响结果。其他可用于检测轻微肝性脑病的方法尚有划线及系列打点试验。

5.影像学检查　急性肝性脑病患者进行头部 CT 或 MRI 检查时可发现脑水肿。慢性肝性脑病患者则可发现有不同程度的脑萎缩。此外，MRI 检查可发现基底神经节有 T1

加权信号增强，与锰在该处沉积有关。开展的磁共振波谱分析（MRS）是一种在高磁场强（1.5t 以上）磁共振扫描机上测定活体某些部位代谢物含量的方法。用质子（h1）检测慢性肝病患者大脑枕部灰质和顶部皮质可发现某些有机渗透物质如胆碱、谷氨酰胺、肌酸等的含量发生变化。肝性脑病、轻微肝性脑病甚至一般的肝硬化患者均有某种程度的改变。

6.临界视觉闪烁频率检测 轻度星形细胞肿胀是早期的病理改变，而星形细胞肿胀（alztrimerⅡ型）会改变胶质-神经元的信号传导，视网膜胶质细胞在形态学变化与（aiztrimierⅡ型）星形细胞相似，故视网膜胶质细胞病变可作为大脑胶质星形细胞病变的标致，通过测定临界视觉闪烁频率可定量诊断，此方法被认为是敏感，简单而可靠的方法，可用于发现及检测轻微肝性脑病。

对于肝性脑病早期临床表现不典型者，除需认真检查、密切观察病情外，尚需行下述几种方法进行检查，有助于早期诊断。

（1）数字连接试验：随意地把 25 位阿拉伯数字印在纸上，嘱患者用笔按自然大小用线连结起来，记录连接的时间，检查连接错误的频率。方法简便，能发现早期患者，其异常甚至可能早于脑电图改变，并可作为疗效判断的指标。

（2）签名试验：可让患者每天签写自己名字，如笔迹不整，可发现早期脑病。

（3）搭积木试验：如用火柴搭五角星，或画简图，或做简单的加法或减法。

四、肝功能评估

准确评估患者术前肝功能不仅有利于判断肝移植术的紧迫性，也有助于确定肝脏功能不全可能带来的麻醉与围术期风险以及制定合理有效的术前调整策略。肝脏疾病的严重程度可通过实验室肝合成功能检查来综合评估，临床常规肝功能检查包括肝功能生化指标和临床评分系统。

（一）Child-Pugh 评分

Child-Pugh 评分及分级标准是一种临床上常用的用以对肝硬化患者的肝脏储备功能进行量化评估的分级标准。该标准最早由 Child 于 1964 年提出，将患者的 5 个指标（包括一般状况、腹水、血清胆红素、血清白蛋白浓度及凝血酶原时间）的不同状态分为三个等级，分别记以 1 分，2 分和 3 分，并将 5 个指标计分进行相加，总和最低分为 5 分，最高分为 15 分，从而根据该总和的多少将肝脏储备功能分为 A、B、C 三级，预示着三种不同严重程度的肝脏损害（分数越高，肝脏储备功能越差）。但由于患者的一般状况项常常不易计分，随后 Pugh 提出用肝性脑病的有无及其程度代替一般状况，即如今临床常用的 Child-Pugh 改良分级法。该方法是现在临床上最常用的术前肝功能评估标准。A 级：5～6 分手术危险度小，预后最好；B 级：7～9 分手术危险度中等；C 级：≥10 分手术危险度较大，预后最差。其具体分级标准见表 3-10。

表 3-10 Child-Pugh 评分

分值	1分	2分	3分
白蛋白（g/L）	>35	28～35	<28
总胆红素（umol/L）	<34	34～51	>51
INR	<1.7	1.7～2.3	>2.3
凝血酶原时间延长（秒）	<4	4～6	>6
腹水	无	轻度	中、重度
肝性脑病（期）	无	1～2级	3～4级

绝大多数的麻醉药物需经肝代谢，对肝功能有影响，麻醉手术创伤等应激反应可引起肝功能损害；重度肝功能不全的患者，麻醉危险性极高，原则上应禁忌施行手术。但是，肝移植是从根本上解决肝功能的问题，终末期肝病恰恰是肝移植的指征。2017 年我国国家卫生和计划生育委员会发布的原发性肝癌诊疗规范则推荐 Child-Pugh A、B 级并符合 UCSF 标准的肝癌患者行肝移植治疗，而 Child-Pugh C 级肝癌患者划分为终末期肝病，无肝移植治疗推荐。现在认为 Child-Pugh C 级并不是肝移植的禁忌证，但是 Child C 级肝病患者肝移植手术的风险是极高的。

（二）终末期肝病评估系统（MELD/PELD）

由于 Child 评分不能全面评价终末期肝病的程度。因此，国际肝病会议提出：终末期肝病评估（model for end-stage liver disease，MELD）和儿童终末期肝病评估程式（pediatric end-stage liver disease，PELD）分别用于成人和 12 岁以下终末期肝病患者的病情评估和预后预测。

MELD 是 Kamath 等采用了血清肌酐、总胆红素、INR 及肝病原发病因作为参数，通过数学公式计算得分。该评分系统简便可行、重复性好，较客观地反映了终末期肝病患者病情严重程度。MELD 分值评分越高表示疾病越严重。

MELD 是 30d 内同一患者的 MELD 评分差值，MELD≤0 表明该患者肝脏病变好转或相对稳定，MELD>0，表明患者的肝脏病变加重，应尽快进行肝脏移植。MELD 评分以实验室客观指标为评价标准，计算公式为 MELD=3.8×Loge［胆红素（mg/dL）］+9.6×Loge［血清肌酐（mg/dL）］+11.2×Loge［凝血酶原时间国际标准化比值（INR）］+6.4（病因：胆汁性或酒精性肝硬化为 0；其他为 1）。MELD 评分是基于检验指标计算的客观数字标准，可以稳定地反映患者的状态，预测患者短期内的死亡风险，以最危急患者最优先移植为核心原则，改良 Child-Pugh 评分以患者疾病状态为主进行器官分配的做法，改为以连续量化的评分评判移植等待名单患者的先后顺序，基于这一评分系统的分配模式对推动器官的合理利用发挥着重要作用。既往认为术前 MELD 评分的受者（>20 分；部分学者定义为 30 分）不适合进行肝移植，术后死亡风险高，预后差。目前虽无术前 MELD 评分与术后病死率显著相关的研究结论，但大多数认为，对高 MELD 评分的患者实行肝移植，尤其是活体肝移植要慎重考虑。研究认为 MELD 评分>30 分是肝移植术后死亡的独立预测风险指标，而血清肌酐是 MELD 评分中唯一与移植术后死亡发生显著相关的指标。Sotiropoulos GC 等研究认为，对于 MELD 评分 40 分的患者，术前肾功能不全需要透析且同时存在门静脉血栓（portal vein thrombosis，PTV）是肝移植的禁忌证，多变量分析提示术前透析与 PTV 是术后患者与移植物存活的独立预测因素。此外，Rostved AA 等进一步证实作为肝移植后早期移植物功能障碍的指标，术后早期 MELD 评分测定是移植术后病死率及二次移植的主要独立预测指标，且不受供肝质量和受者术前风险因素的影响。总体来说，MELD 评分作为评价术前患者存活时间和确定移植优先顺序的评价体系明显优化器官的分配和利用，但 MELD 评分对术后 3 个月或 1 年内病死率和存活时间的预测价值很小，并非合适且理想的预后预测指标。

MELD 评分适用于年龄≥12 岁的患儿，而＜12 岁的患儿可采用儿童终末期肝病评估程式（pediatric end-stage liver disease model，PELD），PELD 与 MELD 相似，并把患儿的年龄和生长障碍也整合入公式内。小儿终末期肝病模型（pediatric end-stage liver disease，PELD）评分被用于评价肝移植患儿术前肝病的严重程度与供肝分配的优性。此评分系统适用于年龄小于 12 岁的患儿，PELD 评分越高，提示预后越差。其公式为：PELD＝[0.480×LN（胆红素）＋1.857×LN（INR）-0.687×LN（白蛋白）＋0.436×年龄得分＋0.667×生长停滞]×10，注：①若血清白蛋白（g/dL）、总胆红素（mg/dL）或 INR 的数值小于 1，则直接将其设为 1 后进行计算；②若患儿在登记肝移植时未满 1 周岁，则其在 2 周岁以前的 PELD 评分均需加 4.36；③生长发育不良是指身高低于相同年龄、性别的儿童身高中位数的 2 倍标准差以下；④计算所得的 PELD 评分需以整数表示。

（三）肝移植手术患者病情的严重程度评分

肝移植手术患者病情的严重程度评分分为四级：Ⅰ级，患者能够在家保养；Ⅱ级，患者需住院治疗，但病情稳定；Ⅲ级，患者不仅需住院治疗，而且病情不稳定，并伴有不同程度的昏迷或肾功能不全；Ⅳ级，患者需住 ICU，并需机械通气。Ⅰ级和Ⅱ级患者只要手术熟练，围术期血流动力学易于维护。Ⅲ级患者易出现脏器功能损害加重，围术期血流动力学可能会出现较大波动，死亡率增加。Ⅳ级患者围术期管理困难，死亡率更高，术后脓毒血症发生率高，近期死亡率高。

五、肾功能评估

肾功能不全常加重肝病患者不良预后。全面而正确地评估不同病因、不同程度肝病时的肾损伤和肾功能不全及其形成机制，关系到对这类患者肾损伤和肾功能不全的正确判断及处置。肾脏原发病导致肾功能不全者应进行相应的治疗，存在肝肾综合征者应注意肾功能保护和缩短肾缺血时间，是临床上应当加以关注的一个重要问题。

（一）肝病时肾功能不全的主要评估指标

检测肾功能的方法很多，目前临床上判断肝病时肾功能状态相对敏感和准确的生化指标包括估算的肾小球滤过率、单位时间内血清肌酐的升幅、血清胱抑素 C 水平等。尿微量白蛋白水平等对早期发现肾病也有重要价值。此外，血尿素氮也是常检测的项目，尿浓缩和尿稀释试验（最简单的是用测比重的方法）也有助于对肾功能的了解。值得注意的是，传统的肾功能检测，如尿素氮和肌酐水平，高估了肝功能衰竭患者的肾功能，因为营养不良和肌肉损耗导致肌酐水平低，而肝功能障碍损害尿素合成。

1.血肌酐（SCr）水平测定　SCr 是人体肌肉代谢的产物，是目前临床上最常用的评估肾功能的方法，也是定义 AKI 等的基础。血肌酐能较准确的反应肾实质受损的情况，但 SCr 受年龄、性别、BMI、饮食和运动习惯等多种因素的影响，并非敏感指标。通常情况下血浆肌酐浓度在 132.6μmol/L 以下，肾小球清除率大都正常，血浆肌酐浓度上升 1 倍，则肾小球滤过率约降低一半。在肝硬化等严重肝病时，肝脏合成蛋白质和生成肌酸减少，患者常存在蛋白质摄入不足，以及肌肉萎缩等。此外，在采用 Jaffe 法测定 SCr 时，高胆红素血症可导致 SCr 测定值人为偏低，而应用头孢菌素又可导致 SCr 测定值偏高，从而干扰对肾功能的准确判断和终末期肝病模型评分。这些因素使得采用 SCr 评估严重肝病患者的肾功能时往往很不准确，常导致对肾功能的高估。既往将肝硬化背景下的肾功能减退阈值规定为 SCr>1.5mg/dL，显然是不合适的，应参照表 3-13 的标准进行判断。术前血清肌酐高是术后发生 AKI 的影响因素，因此对于术前可能已经存在的肾功能损伤的治疗尤为重要。

2.肾小球滤过率（GFR）测定　GFR 是指单位时间（每分钟）两肾生成的超滤液量，是反映肾小球滤过功能的客观指标，在临床上常用于评价肾功能的损害程度，被普遍认为是评估肾功能的金标准。临床上常设内生肌酐清除率（creatinine clearance rate，Ccr）取代菊粉血浆清除率。正常人内生肌酐清除率可达 175mL/min。由于肉类食物中含有肌酐，剧烈运动也可产生额外肌酐。因此，在测定 Ccr 时应禁食肉类食物和避免剧烈运动。当内生肌酐清除率降低时表示肾小球滤过功能减退。受肾外清除率的影响，可使得 GFR 被高估。基于 SCr 或 SCr 和白蛋白测定值而估算的 eGFR 前临床应用普遍。但由于病理生理特点和治疗等因素的影响，严重肝病患者测定的 SCr 和白蛋白水平往往不能反映真实水平，因此单纯依据 eGFR 公式所估算出的结果常常存在偏差。

3.血尿素氮（BUN）测定　尿素氮是人体蛋白质代谢的主要终末产物。在肾功能不全失代偿时，BUN 将升高。所以临床以将其作为判断肾小球滤过功能的指标。在肾功能损害早期，血尿素氮可在正常范围。当肾小球滤过率下降到正常的 50% 以下时，血尿素氮的浓度才迅速升高。因此，其敏感性较差。消耗性疾病、消化道出血、脱水等肾外因素和高蛋白饮食也可使 BUN 升高，而低蛋白饮食，肝疾病常使比值降低，故它不是评估GFR 的良好指标。血尿素氮/血肌酐比值可区别肾前性和肾性氮质血症，血尿素氮升高而比值增高提示肾前性氮质血症；而比值降低时提示肾实质损害。

4.血清胱抑素 C　即胱氨酸蛋白抑制素 C，近年认为血清胱抑素 C 是反映肾损伤的敏感而特异的指标，甚至有学者认为其可作为目前诊断肾功能不全的一项金标准，有助于准确地诊断肾脏疾病和评估肾功能改变的程度，优于传统的 SCr 等指标。但也有研究显示，血清胱抑素 C 同样受年龄、性别、肌肉质量及肝病状态等的影响，并可导致对严重肝病时肾功能状态的高估。因此，其对肾功能状态的判断价值尚需更深入的研究。

5.β₂微球蛋白（β₂-MG） β₂微球蛋白是早期肾小球损伤的标志物，提示肾小球滤过膜屏障受损。当肾小球滤过功能减退时，尿 β₂微球蛋白明显增加。可发现尿常规未能显示的轻微肾损伤，特异性和灵敏性较高，但需注意尿 β₂微球蛋白水平的影响因素较多。

（二）肾功能分级

依据 24 小时内生肌酐清除率及血尿素氮可将肾功能损害分为轻、中、重三级，详见表 3-11。

表 3-11　肾功能损害程度分级

	正常值	轻度损害	中度损害	重度损害
24 小时内生肌酐清除率（mL/min）	80～100	51～80	21～50	＜20
血尿素氮（mmol/L）	1.8～7.1	7.5～14	15～25	25～35

肝病背景下的肾损伤和肾功能不全总体上可分为急性肾损伤（acute kidney injury，AKI）、慢性肾病和慢加急性肾病，见表 3-12。

表 3-12　肝硬化时不同类型肾损伤和肾功能不全的生化诊断标准

肾损伤类型	诊断要素
AKI	48h 内 SCr 自基线升幅≥0.3mg/dL（26.4μmol/L），或自基线升幅≥50%；Ⅰ型 HRS 是一种特殊的 AKI，其 SCr＞2.5mg/dL（226μmol/L）
慢性肾病	GFR＜60mL/dL，＞3 个月（根据 MDRD-6 方程式计算*）
慢加急性肾病	GFR＜60mL/dL 持续＞3 个月的基础上，48h 内出现 SCr 自基线升幅≥0.3mg/dL 或自基线升幅≥50%

注：*MDRD-6 方程式：GFR=170×SCr（mg/dL）-0.999×年龄-0.176×1.180（黑人）×0.762（女性）×血清尿素氮-0.170×白蛋白 0.138

肝硬化住院患者中 20%将会发生 AKI。肝硬化 AKI 分为结构性 AKI 和功能性 AKI。功能性 AKI 占 68%，常继发于各种原因引起的急性肾脏低灌注，或慢性肾脏低灌注急性加剧引发的肾前性 AKI，严重时可发生Ⅰ型肝肾综合征；结构性 AKI 占 32%，主要是多种原因所致的急性肾小管坏死。肝硬化患者诱发 AKI 的因素包括肝功能恶化、腹水、感染/脓毒血症和急性静脉曲张出血。AKI 能增加肝硬化患者的病死率。急性肾损伤的诊断近年一般采用"改良 RIFLE 标准"，分为 1 期（风险期）、2 期（损伤期）和 3 期（衰竭期），见表 3-13。

表 3-13　AKI 的改良 RIFLE 定义和分期标准

AKI 分期	SCr	尿量
1 期（风险期，R）	48h 内自基线升幅≥0.3mg/dL（26.4μmol/L）；或自基线升高达 150%～200%（即 1.5～2 倍基线值）	＜0.5mL /（kg·h）持续 6h 以上

AKI 分期	SCr	尿量
2 期（损伤期，I）	自基线升高达 200%～299%（即 2～3 倍基线值）	<0.5mL /（kg·h）持续 12h 以上
3 期（衰竭期，F）	自基线升高达 ≥300%（即 ≥3 倍基线值）；或 SCr≥4.0mg/dL，伴急性升幅≥0.5mg/dL；或需要肾替代治疗	<0.3mL /（kg·h）持续 24h；或无尿持续 12h

肝硬化时可能伴有的慢性肾病包括低灌注引起的Ⅱ型肝肾综合征、HCV/HBV 相关性肾小球肾炎、糖尿病肾病、免疫球蛋白 A 肾病及其他免疫性肾病等。慢加急性肾病是指在原有慢性肾病的基础上叠加 AKI。有慢性肾病基础的患者，相对更易于发生 AKI。

（三）肝肾综合征（hepatorenal syndrome，HRS）

肝肾综合征（定义及病理生理见第二章）是发生在重症肝病如肝硬化合并腹水、急性肝衰竭和酒精性肝炎患者中以肾功能损伤为主要表现的一种严重并发症，是无肾脏原发病变的重症肝病患者发生的一种进行性、功能性肾损伤。一旦并发 HRS，则病情发展迅速，生存率极低，是导致重症肝病患者死亡的最常见的原因之一。HRS 发病率尚未明确，35%～40%终末期肝病合并腹水的患者最终可能发生 HRS。HRS 的危险因素包括静脉曲张出血、门脉高压症和自发性腹膜炎导致的脓毒症，同时存在心功能不全的患者是发生 HRS 的高危人群。

肝肾综合征传统上分为Ⅰ和Ⅱ型，Ⅰ型是快速进展性的肾脏功能衰竭，特点是两周内肌酐水平成倍升高，达到 2.5mg/d 以上或肌酐清除率下降一半至 20mL/min 以下。此型病情凶险，常伴有肝功能和循环功能同时恶化，病死率很高，平均生存期为 2 周，8 周生存率仅 50%，故早诊早治对改善患者生存率尤为重要，肝移植是唯一有效的治疗方法。2015 年 ICA-AKI 指南推荐一旦明确并发 1 期 ICA-AKI，应尽早采用停用肾脏毒性药物、慎重扩张血容量以及早期抗感染治疗等措施进行管理。Ⅱ型 HRS 则表现为稳定、缓慢进展的中度肾衰竭，特点是肌酐大于 1.5mg/dL，以顽固性腹水为其突出表现，平均生存期为 4～6 月，病死率较Ⅰ型 HRS 低，而透析疗法可显著延长生存时间。近年提出还存在伴有肾器质性损伤的Ⅲ型。总之，临床上需对 HRS 的早期表现提高警惕，肝衰竭等重症肝病患者突然出现尿量显著减少并伴血清肌酐水平升高，预示 HRS 早期征象的发生，临床医师须做出及时诊断并进行相应的处理。

目前认为早期 HRS 为一种肾功能可完全逆转的功能性病变。肝移植是提高肝衰竭患者生存率和改善长期预后的最有效手段。但围术期可加重肾功能的损害，甚至增加死亡率。目前特异的治疗是血管加压素（如特利加压素）和经颈静脉肝门体静脉分流术（TIPS），可以改善肾功能。有报道，术前使用特利加压素术改善肾功能后，肝移植的预后与没有肝肾综合征的患者类似，说明术前改善肾功能的重要性。但也有研究指出，在治疗方面，血管收缩剂联合白蛋白、TIPS、连续性肾脏替代治疗（CRRT）等虽可暂时改善肾功能，但临床收效甚微，如不能及时接受肝移植，患者病死率达 80%～100%。总之，肝衰竭伴 HRS 患者未能及时行肝移植术，则病程短，病死率极高，预后极差。对于轻症的肝一肾综合征，如能顺利进行肝移植，肾功能是可逆的。因此，所有 HRS 患者一经确诊，应立即评估肝移植的可能性。在肝移植前改善患者肾功能有助于提高其在移植术后的预后。肝衰竭合并 HRS 患者是否需要进行肝肾联合移植尚无定论。

六、凝血功能评估

肝脏移植的患者主要包括急性肝功能衰竭、慢性肝功能衰竭和肝癌患者，不同患者术前凝血功能存在巨大差异，从凝血功能正常（肝细胞癌）到严重异常（暴发性肝衰竭、慢性肝衰竭）都可能发生。肝移植术前采用常规凝血指标进行凝血功能评估，如常规检查血红蛋白（HGB）、血小板计数（PLT）、凝血酶原时间（PT）、活化部分凝血活酶时间（APTT）、国际标准化比值（INR）、纤维蛋白原（FIB）、凝血的时间（TT）、D-Dimer；必要时使用 Sonoclot（凝血及血小板分析仪测定）、ACT、CR、PF 等参数（具体监测方法可参见第五章）。

（1）急性肝功能衰竭以肝脏病变为主，涉及多器官功能衰竭的临床综合征。急性肝功能衰竭患者后期常出现全身出血（出血或出血倾向），常常伴发内毒素血症。凝血障碍特点表现为：①凝血因子合成减少。②急性肝功能衰竭，容易并发 DIC，导致凝血因子消耗过多。③循环中的抗凝物质产生过多，如类肝素和 FDP 等产生增多。④抗纤溶酶产生减少。肝功能衰竭时不能有效清除纤溶酶原激活物，且纤维蛋白原溶解过多。⑤血小板和功能异常。近一半急性肝衰竭患者血小板数量和功能异常。

纠正凝血功能障碍是急性肝功能衰竭患者肝移植围术期的重点。急性肝功能衰竭患者凝血功能极度紊乱，需要使用大量的凝血物质和外源性凝血药物，并根据凝血监测结果确定使用量。

（2）慢性肝功能衰竭是由于长期肝脏损害所致的肝功能衰竭，是一种慢性缓进性的病理生理过程。绝大多数慢性肝功能衰竭患者后期伴有凝血功能障碍。其凝血障碍特点与急性肝功能衰竭相似。纠正凝血功能障碍需要使用大量的凝血物质和外源性凝血药物，并根据凝血监测结果来确定使用量。

（3）肝癌肝移植患者，肝功能无明显异常时，患者凝血功能一般较好，不会出现凝血功能异常。肝癌肝移植术中大量渗血、出血的情况少见，大量输注库血的机会不多。超过 30%的肝癌患者肝移植围术期无需输注红细胞。

急性或慢性肝功能不全患者术前有不同程度的凝血功能异常，PT、INR 以及 APTT 均可延长。此外，由于脾脏肿大导致血小板减少，或血小板数量正常甚至增加但功能下降，也是导致凝血功能障碍的重要原因。在严重的肝脏功能衰竭的患者中，其促凝血因子和抗凝血因子均降低，凝血功能会出现一种脆弱的"再平衡"的现象。这种现象意味着凝血功能处于一种狭窄的平衡状态，凝血系统极不稳健，因此患者可能同时出现异常出血或血栓形成。肝移植是耗血大户，出入量大。熟练的手术和良好围术期凝血功能的调控是减少失血的主要手段。大量出血造成血流动力学的波动，对心脏、肺脏、肾脏、脑功能等可造成不同程度的损害。如出现休克难以纠正，则内环境紊乱，甚至影响新肝功能，使围术期和近期死亡率增加。因此，术前应备好血液制品，同时准备抗凝及促凝药物等。

七、终末期肝病的营养代谢特点

1.机体测定 包括体重、身高、上臂围、肱三头肌皮皱厚度（皮下脂肪），上臂肌围（肌肉储存）及由此测得的体重指数（body mass index，BMI），方法简单、经济，主要用于测定瘦组织群及脂肪储存情况，现广泛应用于机体营养状况评价，可以作为评价机体营养不良的指标。

2.人体组成分析 定量分析人体组成有两种方法：两分法和四分法，均能够敏感的反映终末期肝病患者的营养状况。两分法把人体组成分为脂肪含量和非脂肪含量；四分法则将人体分为脂肪含量、体内水分、蛋白含量和骨骼重量等四部分。体内脂肪含量及骨骼重量可用双重 X 线吸收法测量，通过测定患者的人体组成可客观评价终末期肝病患者的营养状况。

3.生化指标测定 血清白蛋白为肝功能储备功能 Child-Pugh 评分指标之一。前白蛋白反应肝功能较白蛋白更敏感，往往在白蛋白降低之前就已有明显变化。转铁蛋白能够更好地反映肝脏蛋白质代谢水平。通过检测上述三项指标，再结合肝功能的结果，就可以了解患者是否具有蛋白质营养不良。此外血液和尿液肌酐含量能够反映机体的氮平衡状况，现已成为终末期肝病模型评分的参数之一。

4.主观综合性营养评估 主观综合性营养评估是临床常用的一种营养评价方法，其评估指标包括：患者体重丢失、疾病状态、代谢应激变化、脂肪肌肉及水分变化等情况来综合判断病人的营养状态。该方法具有简单性、易重复性、有效性及前瞻性等特点。对中度以上蛋白质营养不良检出率较高，已广泛应用于外科病人、移植病人和肾功能不全患者的营养评估，目前也是终末期肝病营养评估的一项重要内容。

（朱　敏　孟令超　蔡允楠）

第二节　术前准备

一、仪器设备准备

肝移植麻醉前准备好所有可能用到的仪器设备等，并对用到的设备进行严格检查，防止术中出现漏气漏液等问题。具体仪器设备见表3-14。

表 3-14　仪器设备准备

仪器准备	器械准备
麻醉机	Swan-gans 漂浮导管
多功能生理监护仪	鞘管（用于置入漂浮导管）
血气生化分析仪	换能器（连接动脉、中心静脉及漂浮导管）
麻醉气体监测仪	动脉穿刺针
血糖监测仪	大口径静脉穿刺针
加温装置（加温毯）	快速输液装置（高流速、加压袋）
微量输注泵	液体加温设备（加温管道或加温袋）
除颤仪	
血液回收机	
离心泵（ECMO）	
心肺功能监测设备（如唯截流、EV1000）	
凝血监测设备（TEG、Sonoclot）	
食道超声	

二、药品准备

包括麻醉药、血管活性药、电解质类药物、抗心律失常药、利尿剂、改善凝血功能药、抗排异药等，所有药物用注射器抽出并标明药物标签及剂量，方便紧急用时能及时给予药物治疗（具体药品准备见表 3-15）。

表 3-15　药品准备

药品种类	药品名称
麻醉前用药	抗胆碱药：阿托品/格隆溴铵　镇静药：咪达唑仑/安定
麻醉用药	
静脉麻醉药	丙泊酚/依托咪酯
吸入麻醉药	七氟烷/地氟烷
镇痛药	舒芬太尼/芬太尼/瑞芬太尼
肌肉松弛药	罗库溴铵/顺阿曲库铵
血管活性药	
肾上腺素类	肾上腺素/去甲肾上腺素/多巴胺/多巴酚丁胺/麻黄素/间羟胺/异丙肾上腺素和去氧肾上腺素等
非肾上腺素类	洋地黄类（西地兰地高辛）/磷酸二酯酶抑制剂（米力农）/血管加压素/钙盐制剂和钙增敏剂（左西孟丹）
β肾上腺素能受体阻滞药	美托洛尔/艾司洛尔等
血管扩张药	硝酸甘油/硝普钠/乌拉地尔等

药品种类	药品名称
抑酸药	质子泵抑制剂（奥美拉唑等）及 H_2 受体拮抗剂（雷尼替丁等）
抗过敏药	糖皮质激素（地塞米松/氢化可的松/甲强龙等）及抗组胺药物（苯海拉明）
抗炎抗氧化药物	乌司他丁/依达拉奉/还原型谷胱甘肽
水电解质酸碱平衡调节药	氯化钾/氯化钙/硫酸镁/门冬氨酸钾镁/5%碳酸氢钠等；
其他用药	托拉塞米/胰岛素/磷酸肌酸钠/1，6-二磷酸果糖等

三、血制品准备

在围术期备血时，应根据患者病情和输血目的，选择合适的血液成分制品及输注量。肝移植患者术前以输注血浆为主，用以纠正止、凝血功能。术中以输注红细胞为主，补充出血引起的红细胞丢失。术后以输注血浆、冷沉淀及血小板为主，纠正患者凝血功能，防止术后大出血、弥散性血管内凝血等并发症。具体血制品准备见表 3-16。

表 3-16　血制品准备

血制品制备	相关指征	准备剂量	推荐使用剂量
悬浮红细胞	血红蛋白<70g/L 时，建议输注红细胞；血红蛋白在 70～100g/L 时，应根据受者心肺代偿功能、有无活动性出血及代谢率增高等因素决定是否输注红细胞	10～20u	患者无活动性出血时，输注 1U 红细胞可使体重 60kg 的成年人 Hb 水平提高约 5g/L（或使 Hct 提高约 0.015）；患者处于活动性出血时，红细胞输注量取决于失血量、失血速度及组织缺氧情况
新鲜冰冻血浆	PT 和/或 APTT>正常值 1.5 倍或 INR>1.7，创面弥漫性渗血；急性大出血输入大量库存全血或浓缩红细胞（出血量或输血量相当于其自身血容量）	2000～4000mL	首次推荐使用 10～20mL/kg，可以使血浆凝血因子水平恢复超过 40%
血小板	血小板计数<50×10⁹/L 时，可考虑输注血小板，PLT<10×10⁹/L 的患者需预防性输注血小板。已产生同种免疫抗体的患者，要求输注 ABO 同型、HLA 相合血小板。	1～3 个治疗量	血小板应一次足量输注，通常输注一个治疗剂量血小板，成人（70kg）可升高（4～8）×10⁹/L 血小板。目标是 50×10⁹/L

续表

血制品制备	相关指征	准备剂量	推荐使用剂量
纤维蛋白原	纤维蛋白原浓度＜1.5～2g/L 可增加出血风险,此时若 TEG 或 ROTEM 提示纤维蛋白原功能低下可考虑使用浓缩纤维蛋白原。	5～10g	70mg/kg,维持纤维蛋白原≥1.5g/L
冷沉淀	纤维蛋白原浓度＜1.5g/L	20～40u	对于纤维蛋白原缺乏者成人一般用 16U/次,可以使血中的纤维蛋白原保持在1.0g/L 以上;对于凝血因子Ⅷ缺乏者且有出血倾向时,以 2U/10kg 输注
重组活化凝血因子Ⅶa(rFⅦa)	当严重渗血而常规治疗手段失败时,可考虑 rFⅦa	治疗量为40～80μg/kg	
自体血回收	非肿瘤患者或有感染患者,预估出血量较多者可使用		

（于洪丽　孙　英　乔南南）

参考文献

[1]黑子清.肝脏移植麻醉学[M].中山大学出版社,2006:131-132.

[2]SENDRA C, CARBALLO-RUBIO V, SOUSA J M.Hepatopulmonary Syndrome and Portopulmonary Hypertension: Management in Liver Transplantation in the Horizon 2020-ScienceDirect [J].Transplantation Proceedings,2020,52(5):1503-1506.

[3]徐小元,丁惠国,李文刚,等.肝硬化肝性脑病诊疗指南.临床肝胆病杂志[J],2018.5(3):97-113.

[4]杨璐,姚永兴,黄文起,等.成人肝脏移植围术期麻醉管理专家共识.临床麻醉学杂志[J].2020,36(5):499-506.

[5]林国桢,代天星,刘荣强,等.不同肝功能 Child-Pugh 分级对肝癌肝移植受者预后的影响[J]器官移植杂志,2019,3(10):308-312.

[6]周林,潘立超,史宪杰,等. MELD 评价体系对肝移植受者选择的多中心临床研究进展[J]器官移植杂志,2017,2(8):174-178.

[7]HAO KY, YU YC. Several issues regarding evaluation of renal injury and renal

insufficiency in patients with liver disease［J］. J Clin Hepatol，2016，32（8）：1483-1487.

［8］JUANOLA A，SOLE C，TOAPANTA D et al. Monitoring Renal Function and Therapy of Hepatorenal Syndrome Patients with Cirrhosis［J］.Clinics in liver disease，2021，25（2）：441-460.

［9］杜洪印，喻文立，王永旺.肝移植与输血管理.实用器官移植电子杂志［J］，2015，3（6）：333-336.

［10］DONOHUE CI，MALLETT SV. Reducing transfusion requirements in liver transplantation. World J Transplant. 2015，5（4）：165-182.

［11］ROSTVED AA，LUNDGRED JD，HILLINGS J，et al. MELD score measured day to after orthotopic liver transplan tation predicts death and re-transplantation within the first year. Scand J Gastroenterol. 2016，51（11）：1360-1366.

［12］SOTIROPOULOS GC，VERNADAKIS S，Paul A，et al. Single-center experience on liver transplantation for model for end-stage liver disease score 40 patients［J］. Dig Dis Sci，2016，61（11）：3346-3353.

第四章　肝移植麻醉监测

第一节　血流动力学监测

一、动脉压监测

动脉压监测，即血压监测，是围术期最基本的心血管监测项目，反映后负荷、心肌氧耗及组织灌注的指标之一。血压的监测方法可分为两类：无创性测量法和有创性测量法。

1.无创动脉压监测　围术期常用的无创性测量法为自动测压法，又称自动化无创测压法。因其无创伤性、重复性好、操作简单、易于掌握的优点，使其成为临床麻醉中应用最广的血压监测方法，肝移植麻醉中常在循环稳定的患者诱导期使用。

2.有创动脉压监测

1）临床应用价值：有创直接动脉测压法在肝移植围术期常规使用。肝移植术中需反复采取动脉血样进行血气分析，动脉内插管可减少频繁动脉穿刺引起的血管损伤，且肝移植术中血流动力学波动大，患者常需使用血管收缩药或扩张药治疗，连续监测动脉压，不但可保证测压的准确性，也可及早发现使用上述药物引起的血压变化，以便及时调整使用剂量。

2）穿刺置管部位选择：选择穿刺部位时应考虑穿刺的难易程度（如血管直径，是否易于暴露、固定或穿刺等）及可能导致周围组织损伤的危险程度；评估穿刺部位侧支循环情况，避免穿刺远端发生缺血并发症。

（1）桡动脉：位于手腕部，位置表浅，易于触及，穿刺成功率高。桡动脉周围无重要伴行血管及神经，不易发生血管神经损伤、不易误穿静脉血。桡动脉下方有韧带固定，容易压迫止血，局部血肿发生率较低。需要注意：大部分正常人手部有来自尺动脉的侧支循环，但部分患者可能缺乏侧支循环，需做 Allen 试验进行判定。肝移植术中常规使用桡动脉测压。

（2）肱动脉：位于肘窝处，直径较桡动脉粗，周围无伴行静脉，不易误穿静脉血。但肱动脉位于肌肉和结缔组织深部，搏动不明显，易与各肌腱、静脉混淆。肱动脉缺乏硬筋膜及骨骼支撑，穿刺时易滑动，不易固定，压迫止血比较困难。肱动脉周围有正中神经伴行，穿刺时可能导致神经损伤。肱动脉缺乏侧支循环，若穿刺导致动脉栓塞，可造成前臂血运障碍。因此，不推荐将肱动脉作为首选部位。由于肱动脉缺乏侧支循环且不易触及动脉搏动，不推荐儿童，尤其是婴幼儿进行肱动脉穿刺。

（3）足背动脉：位置表浅，易于触及，但由于足背动脉较细且神经末梢丰富，一般只作为以上两种动脉不能使用或穿刺失败时的选择。

（4）股动脉：股动脉管径粗大、搏动感强、易于穿刺。但股动脉缺乏腿部侧支循环，股动脉损伤可累及患者下肢远端的血供。股动脉压力较大，难以按压止血，易发生假性动脉瘤，造成出血、血栓风险。股动脉周围有股静脉和股神经，穿刺时可能会导致股神经损伤或误穿静脉血。长期反复穿刺股动脉，可导致血管内壁瘢痕组织增生，影响下肢血液循环。因此，股动脉部位通常是动脉穿刺最后选择的部位。与成人相比，新生儿股动脉位置与髋关节、股静脉和股神经更为接近，穿刺易导致这些部位的损伤，属于禁忌证。在较大年龄的婴幼儿中，股动脉穿刺相对容易和安全，但仍作为最后选择的位置。

3）动脉波形解读：正常动脉压波形可分为收缩相和舒张相。峰值为收缩压，最低点为舒张压。动脉压波形中降支上的重搏波，其产生来自于心室舒张期早期的时候，主动脉瓣关闭，动脉中的血液欲回返进左心室，受到主动脉瓣的阻挡冲击而产生。另外，重搏波和动脉压降支之间的切迹称为重搏切迹，是主动脉瓣关闭的标志（图 4-1）。动脉波形的改变也能间接反映患者病情，如波形高尖多见于高血压、动脉硬化及应用血管收缩药物的患者，波形低钝多见于低心排综合征的患者，主动脉关闭不全的患者无重搏切迹，合并心律失常的患者也能发现动脉波形的改变。

重搏切迹

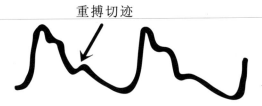

图 4-1　重搏切迹

4）并发症：动脉插管的主要并发症是由于血栓形成或栓塞引起血管阻塞。至于阻塞的远端是否出现缺血或坏死，则取决于侧支循环和阻塞后的再通率。因此，穿刺桡动脉前需进行 Allen 试验，以确定桡动脉阻断后尺动脉的供血情况。其他并发症包括血管痉挛、穿刺部位出血、感染、形成动脉瘤和动静脉瘘等。行肝移植术的患者多合并肝功能衰竭，导致凝血功能障碍与紊乱，血小板数量减少、促凝与抗凝因子合成减少。动脉穿刺部位出血并发症的发生风险与危重程度较普通患者高。

二、中心静脉压监测

中心静脉压（central venous pressure，CVP）是肝移植患者术中必备监测之一，指上下腔静脉与右房交界处的压力，是反映右心充盈压力、静脉回心血量、血容量、心脏功能的指标。由于肝移植术中患者需接受大量、快速的输血和补液，中心静脉导管置入不仅可以监测中心静脉压，也可根据中心静脉压变化随时调整液体输入量和速率。

临床多采用右侧颈内静脉置管监测 CVP。传统颈内静脉穿刺多采用盲穿法，穿刺主要依靠可见或可触及的解剖标志。肝移植患者术前多存在凝血功能障碍、贫血、下腔静脉受压迫等合并症，盲穿穿刺成功率较低，并发症（表 4-1）发生率远高于普通患者。近年随着超声可视化技术不断推广，经超声引导下颈内静脉穿刺术定位准确，成功率高，并发症发生率低，在肝移植患者颈内静脉穿刺置管术中具有明显的优势。

表 4-1　中心静脉穿刺并发症

穿刺并发症	处理及预防措施
心包填塞	处理：①立即中断静脉输注；②降低输液容器的高度；③心包穿刺减压；④防止心包积血再现 预防：①选用适当硬度尖端柔软的导管；②导管插入不要过深；③固定好导管位置；④经常观察回血情况
气胸	穿刺后除严密观察，必要时作胸部摄片
血胸、水胸	处理：胸片有助于诊断，一旦出现肺受压症状，应立即拔退导管并作胸腔穿刺引流 预防：插管后应常规测试管端是否位于血管腔内
空气栓塞	患者取头低位穿刺，多可避免此种意外
血肿	处理：血肿部位压迫止血。预防：超声引导穿刺中心静脉
感染	处理：临床上出现不能解释的寒战、发热、白细胞数升高、局部压痛和炎症等，应考虑拔除导管并作细菌培养 预防：导管留置期间无菌护理可达到预防感染的目的

正常中心静脉压波有 a、c、v 三个正波和 x、y 二个负波。波形与心脏活动和心电图之间有恒定的关系。房颤患者 a 波消失；三尖瓣狭窄、右心室肥厚和肺高压时可出现较大的 a 波；在房室交界处性心律时可出现高大的 a 波；在三尖瓣返流患者 x 波下行支消失，出现大的 v 波（图 4-2）。

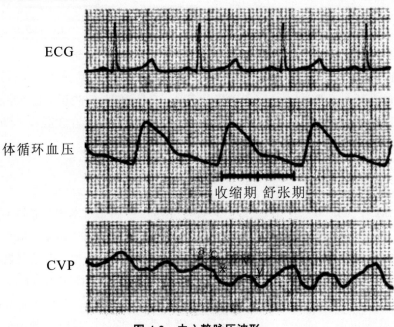

图 4-2　中心静脉压波形

中心静脉压的正常值为 $4 \sim 12 cmH_2O$。临床上常依据中心静脉压的变化来估计患者的血流动力学状况。中心静脉压的高低取决于心功能、血容量、静脉血管张力、胸内压、静脉血回流量和肺循环阻力等因素，其中尤以静脉回流与右心室排血量之间的平衡关系最为重要。作为反映心功能的指标连续测定观察其动态变化，比单次的绝对值更有指导意义。中心静脉压仅反映右心室的功能情况，当左心室由于疾病、缺氧和毒素等影响而功能不全时，患者出现肺水肿而中心静脉压可仍正常甚至偏低，但此时肺毛细血管楔压已有相应的升高，因此用中心静脉压判断、预防肺水肿颇受限制。肝移植术中，术者的操作往往也会影响 CVP 准确性，比如切除病肝过程中，术者搬动肝脏会导致 CVP 出现较大波动，因此要求麻醉医生结合其他监测综合判断患者容量情况，见表 4-2。

表 4-2　引起中心静脉压变化的原因及处理

中心静脉压	动脉压	原因	处理
低	低	血容量不足	补充血容量
低	正常	心功能良好，血容量轻度不足	适当补充血容量
高	低	心功能差，心排血量减少	强心、供氧、利尿、纠正酸中毒，适当控制补液谨慎选用血管扩张药
高	正常	容量血管过度收缩，肺循环阻力增高	控制补液，用血管扩张药扩张容量血管及肺血管
正常	低	心脏排血功能减低，容量血管过度收缩，血容量不足或已足	强心，补液试验，血容量不足时适当补液

三.肺动脉压监测

肺动脉压（pulmonary artery pressure，PAP）是指血流流经肺循环对肺动脉血管产生的侧压力，借助 Swan-Ganz 气囊漂浮导管经外周或中心静脉插入心脏右心系统和肺动脉，可迅速、方便地在床旁进行心脏及肺血管压力的心排量等参数和各种血流动力学监测。当导管漂浮到达肺血管床的前向血流，其远端测得的压力即为肺动脉楔压（pulmonary artery wedge pressure，PAWP），又称肺毛细血管楔压（pulmonary capillary wedge pressure，PCWP）。肝移植患者常规监测 PAWP，对于合并肺动脉高压的肝移植患者而言，更体现此监测的价值。PAP 和 PAWP 主要反映右心室功能、肺血管阻力和左房充盈压。

（一）测量参数

1.肺动脉压力　反映右心室功能、肺血管阻力和左心房充盈压。

2.肺毛细血管楔压　能更直观评价左心房充盈压的指标。气囊充气并嵌入到远端肺动脉分支，肺动脉导管远端孔和舒张末期左心房间形成一个无瓣膜的静水柱。

3.中心静脉压　肺动脉导管的一个开口位于右心房可测量 CVP。

4.心排出量　肺动脉导管尖端有一个热敏电阻，可以通过热稀释法测量右心室心排量，在不存在心内分流的情况下，该值等于左心室心排量。

5.血温　热敏电阻可提供恒定的血温值，精确反映核心温度。

6.混合静脉血氧饱和度　带氧饱和度电极的肺动脉导管可以实时测定肺动脉内的静脉血氧饱和度，提供终末器官氧利用信息。

7.右心室功能　新的肺动脉导管技术可以用于区别左心功能不全的改良右心室功能评估。

8.衍生参数　心室功能和心血管状态的多个指标可以通过肺动脉导管测量的参数推算，公式、生理意义和正常值见表4-3。

表 4-3　衍生血流动力学指标

参数	正常值	公式	生理意义
外周血管阻力（systemic vascular resistance，SVR）	$700\sim1600$dyne•s/cm^5	80（MAP-CVP）/CO	外周血管床阻抗，假定血液为均质性液体
肺循环阻力（pulmonary vascular resistance，PVR）	$20\sim130$ dyne•s/cm^5	80（PAM-PCWP）/CO	肺循环阻抗
心指数（cardiac index，CI）	$2.5\sim4.2$L/（min·m^2）	CO/BSA	单位体表面积 CO 指数，患者间比较
每搏指数（stroke volume index，SVI）	$40\sim60$mL/（beat·m^2）	CI/HR·1000	容量状体和心室功能
左心每博功指数（left ventricular stroke work index，LVSWI）	$45\sim60$g·m/m^2	（MAP-PCWP）·SVI·0.0136	左心室功能和收缩状态
右心每博功指数（right ventricular stroke work index，RVSWI）	$5\sim10$g·m/m^2	（PAM-CVP）·SVI·0.0136	右心室做功和心室功能

注：平均动脉压（mean arterial pressure，MAP）；肺动脉平均压（mean pulmonary artery pressure，PAM）；体表面积（body surface area，BSA）；心率（heart rate，HR）

（二）肺动脉压监测意义

（1）评估患者自身肺功能和肝肺综合征状态，判断是否伴有肺动脉高压以及肺动脉高压的程度。静态下如果平均肺动脉压（mean pulmonary arterial pressure，MPAP）超过 25mmHg、动态下 MPAP 超过 30mmHg，即可诊断肺动脉高压。PAP 受胸腔内压力的影响，测得压力时应在呼吸相开始时测量。PAP 降低常见于低血容量；PAP 升高多见于慢性阻塞性肺疾病（chronic obstructivepulmonary disease，COPD）、原发性肺动脉高压、心肺复苏后、心内分流等。缺氧、高碳酸血症、急性呼吸窘迫综合征（acute respiratory distress syndrome，ARDS）、肺栓塞等可引起肺血管阻力增加，从而导致 PAP 升高。左心功能衰竭、输液超负荷可引起 PAP 升高，但肺血管阻力并不一定升高。肺动脉舒张压比 PAWP 仅高 1~3mmHg，可作为 PAWP 参考值。当肺部疾病引起肺血管阻力增加时，PAP 可升高而 PAWP 可正常或降低。左心功能衰竭时，PAP 升高，PAWP 也升高。依此鉴别肺动脉高压是心源性还是肺源性。

（2）指导降低肺动脉压力药物的使用，如硝酸甘油、前列腺素 E 和钙通道阻滞剂等。

（3）判断对肺动脉压力影响最低的机械通气指标，过度机械通气可增加胸腔内压力，肺泡膨胀后可以增加肺血管阻力，导致肺动脉压力增高。

（4）再灌注综合征的判断，判断再灌注综合征引起的肺动脉压力升高和右心功能下降程度，并判断临床处理正确与否。

（5）指导围手术期容量治疗。PAWP 可以评估肺循环状态和左心室功能，鉴别心源性或肺源性水肿，判定血管活性药物的治疗效果，诊断低血容量以及判定输血、输液效果等。如果每搏指数（stroke volume index，SVI）降低，PAWP 小于 6mmHg 提示可能存在低血容量；如果 SVI 低，PAWP 大于 12mmHg 则通常反映左心功能衰竭，当大于 25mmHg 可能存在肺水肿。同样，PAWP 在反映左室舒张末期压力（left ventricular end-diastolic pressure，LVEDP）时，如存在主动脉瓣反流、肺切除或肺栓塞时血管支流明显减少、左室顺应性降低时，PAWP 低于 LVEDP；相反如存在气道压增加、肺静脉异常、心动过速、二尖瓣狭窄等病变时，PAWP 高于 LVEDP。

（三）肺动脉导管置管方法

右侧颈内静脉是最常用的穿刺路径，穿刺方法与监测 CVP 的穿刺方法基本一致，将漂浮导管置入导管鞘约 25cm 左右，向球囊内注入 1~1.5mL 空气，然后在压力监护下继续缓慢插入导管，由于气囊的漂浮作用，使导管顺血流方向向前推进，依照压力检测可依次出现右心房压、右心室压、肺动脉压、肺小动脉楔压。需要注意的是，Swan-Ganz 漂浮导管置入时的波形图变化，以便确定导管位置。

（1）右心房压，临床意义等同于中心静脉压，有三个正向波：a 波为心房收缩波，c 波为三尖瓣关闭反射波，v 波为心房充盈波，正常值 1~6mmHg。

（2）右心室压，导管推进的一个重要定位标志。当导管通过三尖瓣进入右心室时，压力突然升高，出现明显高大的右心室图形，但舒张压低。正常值：收缩压 18-30mmHg，舒张压 0~6mmHg

（3）肺动脉压，包括收缩相、重搏切迹和舒张相，收缩压 18~30mmHg，舒张压 6~12mmHg，平均压为 10~18mmHg。在左心衰竭、二尖瓣狭窄或关闭不全、肺心病、肺栓塞、左向右分流的先天性心脏病和原发性肺动脉高压症时，肺动脉压增高；在血流量不足和肺动脉口狭窄时，肺动脉压下降。

（4）肺小动脉楔压，气囊充气阻塞导管所在肺动脉分支后测得的左心房逆向压力，反映左心前负荷，正常值 5~16mmHg。较好反映左心房平均压及左心室舒张末压。在心室舒张末期二尖瓣开放，肺静脉、左心房和左心室之间呈一共同腔室，肺小动脉楔压与左室舒张末压近似，是了解左心室功能的确切参数。肺小动脉楔压升高见于左心衰竭、心源性休克、二尖瓣狭窄、二尖瓣关闭不全、左心室顺应性下降和血容量增多；血容量不足时，肺小动脉楔压降低。

（四）肺动脉导管监测注意事项

（1）漂浮导管最佳嵌入部位应为肺动脉较大分支，充气时进入到嵌入位置，放气后又退回远处。若位于较小的动脉内及血管分叉处，球囊可发生偏心充气或部分充气后导管顶端提前固定。当导管顶端碰到肺动脉壁时，肺动脉压波形成平线或呈较肺动脉压高而逐渐上升的压力波形，此为假楔嵌压。加压和偏心充气易造成处于收缩的肺血管破裂，此时应在球囊放气后，将导管退出 1~2cm。

（2）PAWP 测量时，球囊充气时间应不宜超过 2~3 分钟，最长不应超过 5 分钟。

（3）自主呼吸和机械通气的患者，均应在呼气终末测量 PAWP，以消除吸气期胸内负压的影响。采用呼气末正压的患者，胸内压升高，呼气末正压（positive end-expiratory pressure，PEEP）每增加 5cmH$_2$O，PAWP 升高 1mmHg。

（4）如测不到 PAWP，可能导管没有到达合适的嵌入部位，充气不足或球囊破裂，必要时采用 X 线或者超声定位。

（5）测压错误常见于以下几个情况：导管和换能器位置或压力定标不准确；导管漏水和管内有空气或凝血块，使压力偏低；导管碰到肺动脉壁，位于肺小动脉分支内和充气过多，使压力偏高。

（6）漂浮导管留置时间不超过 7 天。

（7）防止导管阻塞和栓塞。

（8）每 4 小时测定肺动脉压和肺小动脉楔压并记录。

（五）并发症

插入中心静脉导管所引起的并发症，均可在插入肺动脉导管操作时发生。此外，常见的并发症如下：

1.气囊破裂 多见于肺动脉高压患者或导管重复多次使用及球囊过度扩张的情况。应术前详细检查导管完整性，注意充气适度，速度不易过快。证实气囊破裂，不应再向气囊注气，避免气栓，重新更换导管。

2.心律失常 当导管插入右心室后出现持续的心律失常，可将导管退回至右心房，心律失常多可立即消失，然后把气囊足量充气后再行插管。频发室性早搏持久存在时，可经导管或静注利多卡因 40~50mg。严重的心律失常有室性心动过速、房颤和室颤等，一旦发生应紧急处理。

3.肺梗死 每次气囊充气的时间要尽量缩短，球囊充气的持续时间一般不应超过 2~3 分钟，完成测量后即放松气囊，排尽囊内气体，同时使用肝素 10U/mL 间断冲洗或持续微量泵肝素化注射，否则由于气体残留囊内，容易由血流推动向前而阻塞肺血管。

4.肺动脉破裂或肺出血 肺高压患者的肺动脉壁脆而薄，注意导管插入的深度，不快速、高压地向气囊内注气，此种并发症就可避免。

5.气胸　多因锁骨下静脉穿刺时误伤胸膜所致，应注意进针部位、方向和深度。

6.导管扭曲、打结　导管质软或操作过猛，插入过长、过快引起。一旦发生导管打结，而又无法松开时，可把导管从静脉内慢慢拉出直至插管处，必要时作一小切口取出打结导管或若导管打结不紧时可采用介入方法解开。拔出漂浮导管时，应当放松气囊，以免损伤肺动脉瓣或三尖瓣。

四、心排量、每搏量及每搏量变异率等监测

（一）心排血量

心排血量（cardiac output，CO）是心脏泵出的全部血流量，反映心泵功能的重要指标，正常成人静息时的范围为 4.0～6.5L/min，受心率、心肌收缩性、前负荷和后负荷等因素影响。

CO 监测不仅可反映整个循环系统的状况，而且结合其他血流动力学指标（心率、平均动脉压、中心静脉压、肺动脉楔压）可计算出其他重要循环参数，如：全身血管阻力、肺血管阻力和心室每搏功等，并通过绘制心功能曲线指导对心血管系统的治疗。危重患者中低心排血量导致发病率和死亡率显著增加，另外 CO 的临床评估常常不准确，例如心排血量降低的危重患者可能体循环动脉压正常。新的 CO 测定技术越来越微创，因此可能对许多患者有益并且无有创监测所伴随的风险。CO 的监测方法可分为无创和有创两大类。

1.创伤性心排血量测定

1）温度稀释法

（1）通过 Swan-Ganz 导管是临床上传统的温度稀释法（thermodilution method）CO 测量方法。通过借助 Swan-Ganz 导管能方便、迅速地得到 CO 的数值。指示剂可采用室温（15～25℃）或冷（0～5℃）的生理盐水及 5%葡萄糖液，以生理盐水应用为多，常用量为成人 10mL，小儿 5mL。将溶液从肺动脉漂浮导管距头端 30cm 开口于右心房的管腔内快速注入，溶液随之被血液稀释，同时液体的温度随即由低而升高，经离导管顶端 4cm 处的热敏电阻连续监测，记录温度-时间曲线，同时在仪器中输入常数，以及 CVP、PAP、MAP、身高和体重（计算体表面积，BAS），仪器很快显示出 CO 及其他血流动力学指标，常规连续做 3 次，取其平均值。计算的公式如下：

$$CO = \frac{V \cdot (Tb - T_1) \cdot D_1 \cdot S_1}{A \cdot Db \cdot Sb} \cdot \frac{60}{1000}(L/min)$$

V=注入生理盐水量（mL），T1=注入生理盐水温度，Sb、S1=血和生理盐水的比热，Tb=肺动脉血温度，Db、D1=血和生理盐水的密度，A=稀释曲线所包含的面积

与电磁血流量计得到的主动脉血流量比可有±3%的误差。热指示剂的剂量和温度也会影响测量值的准确性，当注射液剂量太多，温度太低可使测得的 CO 偏低，静脉输液过速可使CO 变异达 80%。

（2）通过周围动脉（股动脉）临床上应用的脉搏指示连续心排量监测（pulse indicator

continous cadiac output，PiCCO）仪器，通过整合计算脉搏波曲线下面积的积分值而获得每搏量（stroke volume，SV），这个面积与左心室每搏量在比例上相近似，CO 就是由 SV 与心率计算而得。计算的过程需要一个标准值（calibration factor）通过以下公式：

$$CO = A \cdot HR \cdot cal$$

A：脉搏曲线下面积，HR：心率，cal：标准值

要获得最初的标准值，PiCCO 使用动脉热稀释法以方便此测量，不需置入肺动脉导管，只要由中心静脉导管快速注入一定量的冰生理盐水或葡萄糖水（水温 0～5℃，10mL），再由另一条动脉热稀释导管（置于股动脉）可得热稀释的波形，此步骤重复三次，PiCCO 监测仪将自行记录这几次的结果并计算出一个标准值。PiCCO 以此标准值，再根据患者的脉搏、心率通过上述公式而持续算出 CO。

用 PiCCO 监测仪除可监测 CO 外，还可测定每搏量变异指数（SVV）、胸内血容量、心脏前负荷和肺血管外肺水，用以指导液体治疗。

2）染料稀释法（dye dilution method）：是温度稀释法问世前常用的心排血量测定方法。指示剂采用吲哚氰蓝绿（indocyanine green），无毒，可被肝细胞迅速自循环中排除至胆汁，对心血管系统无副作用。注入后可与血浆蛋白结合，通过肺循环时仍能保留在循环内，染料以单次方衰减，每分钟消失 26%，注射后 20min 仅留有 35%于循环内，不使皮肤和黏膜染色，在一定时间间歇后可以反复使用。注射药量一般为 lmL（5mg/mL），注射部位与样本抽取部位原则上越近越好，理想的注射部位是右心房，样本抽取部位在肱动脉或腋动脉。临床上常采用肘静脉和桡动脉或足背动脉。注射速度宜快，使染料在单位时间比较恒定，获得的曲线比较好，以减少误差。

染料稀释法的曲线还可用于诊断心内分流，左向右分流时可产生染料浓度峰值下降，消失时间延迟，同时无再循环峰值；右向左分流时可使曲线提早出现。在严重瓣膜反流或低心排患者，首次循环时曲线可延缓至很长时间，甚至再循环峰出现在前一曲线开始下降前，影响到心排血量的测定。在操作、计算等因素影响下，一般误差可达 10%-15%。

3）锂稀释法：是以指示剂稀释法为基础的另一种心排血量监测方法。在静脉内注射小剂量的氯化锂后，将离子选择电极安装于外周动脉导管以测量锂稀释曲线，从而推算出心排血量。早期该技术要求由中心静脉导管注入氯化锂，但新的研究指出由外周静脉注射也可获得相近的精度。

4）连续心排血量测定（continous cardiac output，CCO）：采用与 Swan-Ganz 相似的导管置于肺动脉内，在心房及心室这一段（10cm）有一加温系统，可使周围血温度升高，然后由热敏电阻测定血液温度变化，加热是间断进行的，每 30 秒一次，故可获得温度-时间曲线来测定 CO。开机后 3～5 分钟即可报出 CO，以后每 30 秒报出以前所采集的 3～6 分钟的平均数据，成为连续监测。

5）动脉压力波形分析法心排血量监测：近年来，基于动脉压力波形分析（arterial pressure-based cardiac output，APCO）的 FloTrac/Vigileo 监测系统成为连续监测心排血量的又一技术选择。该系统通过对外周任意动脉获得压力波形信号，根据动脉压力波形特

征的计算并结合患者的人口统计学资料来监测 CO。除 CO 外，还可通过监测呼吸对动脉压的影响，计算出每搏量变异率（stroke volume variability，SVV），用于评估患者血容量并指导液体治疗。

2.无创伤性心排量测定法

（1）心阻抗血流图（impedance cardiogram，ICG）：心阻抗血流图是利用心动周期于胸部电阻抗的变化来测定左心室收缩时间（systolic time interval，ST）和计算出每搏量，然后再演算出一系列心功能参数。ICG 是一项无创伤性的方法，操作简单、安全。可动态连续监测 CO 及与其有关的血流动力学参数，最新研制的阻抗血流图仪能显示和打印 16 个测定和计算参数及心功能诊断和治疗图。

（2）超声心动图：超声心动图（ultrasonic cardiogram，UCG）是指利用超声波回声反射的形式记录心脏信息的检查方法，通过观察心脏和大血管的结构和动态，了解心房、心室收缩及舒张情况与瓣膜关闭、开放的规律，为临床诊断提供信息和有关资料。该方法对某些心脏疾病诊断的准确性较高，还能测量主动脉及各瓣膜口的直径，而且对患者无创伤，因此是当前心血管疾病重要的诊断方法之一。临床上有 M 型超声心动图、二维超声心动图及多普勒超声心动图及经食管超声心动图，近年来又研制出三维超声心动图，使监测和诊断的指标及准确性得到了进一步提高。通过经食管超声心动图（transesophageal echocardiography，TEE）可监测每搏量，左室射血分数（left ventricular ejection fraction，EF）、左室周径向心缩短速率、舒张末期面积（end-diastolic area，EDA）、心室壁运动异常（regional wall motion abnormalities，RWMA）、室壁瘤以及评定外科手术修复的效果。此外，近年研究表明 TEE 监测术中心肌缺血不仅比心电图更为敏感和准确，而且早期发现变化。

（3）超声多普勒心排血量监测：多普勒原理是指光源与接收器之间的相对运动而引起接收频率与发射频率之间的差别。多普勒原理心排血量监测正是利用这一原理，通过测定主动脉血流而测定 CO。根据测定血流部位不同，目前临床应用的有经肺动脉导管、胸骨上、经食管及气道多普勒监测，除肺动脉导管多普勒测 CO 技术属有创技术外，其他均为无创伤性监测技术。

（4）二氧化碳无创心排血量测定：利用二氧化碳弥散能力强的特点作为指示剂，根据 Fick 原理来测定心排血量，其测定方法很多，常用的方法有平衡法、指数法、单次或多次法、三次呼吸法及不测定静脉血二氧化碳分压（venous partial pressure of carbon dioxide，$PvCO_2$）的测定方法。不管采用何种方法，患者必须完全性控制性机械通气，其计算心排血量的基本公式：$CO=VCO_2/(CvCO_2-CaCO_2)$。

二氧化碳排出量（carbon-dioxide expiration，VCO_2）；混合静脉二氧化碳含量（mixed venous carbon dioxide content，$CvCO_2$）；动脉血二氧化碳含量（arterial carbon dioxide content）。由于低分钟通气量、高分流比率和高 CO 导致不准确性，此技术的临床用有限。

3.心排量监测在肝移植中应用　肝脏移植手术已经成为治疗终末期肝病的主要手段，经典原位全肝肝移植是手术室普外科领域规模最大、技术难度最高的手术之一。近年来随着手术技巧及麻醉经验的进一步丰富和提高，肝移植受体的近期和远期生存率都有了明显提高。但原位肝移植手术的终末期肝病患者，由于自身病理生理改变以及术中外科操作需要完全阻断下腔静脉及门静脉以及新肝期开放下腔及门静脉，往往造成术中血流动力学剧烈波动，其中无肝期完全阻断下腔静脉及门静脉，回心血量可骤减 50%；且门静脉开放后有再灌注综合征的发生率高达 30%，甚至有时发生心脏骤停。通过监测心排量，可以动态、准确地评估患者整个循环系统及容量状况，指导血管活性药使用、输血补液等，避免单纯大量补液造成心功能衰竭和肺水肿，对于维持循环稳定、保护心肺功能和肝移植手术的成功与否和术后预后具有重要意义。

（二）每搏量

每搏量是一侧心室在一次心搏中射出的血液量，即左（右）心室舒张末期容积与左（右）心室收缩末期容积的差值。正常情况下，左、右心室的每搏量并非绝对相同，但经过调整，两心室的搏出量可很快取得平衡。静息状态下，正常成年人的每搏量参考范围为 60～100mL/beat。以单位体表面积（m^2）计算每搏量，称为每搏指数（stroke volume index，SVI），约为 33～47mL/（beat·m^2）。SV 是评价心脏"泵功能"的重要指标，受前负荷（preload）、后负荷（afterload）、心肌收缩力（contractility）的影响。"Frank-Starling 曲线"准确地阐述了前负荷与每搏量之间的关系，而根据"心室功能曲线"的描绘，后负荷与每搏量呈反比关系。

在肝移植手术中，每搏量降低很可能引发组织器官灌注不足，进而引发组织器官缺血、受损。而过度的容量负荷（增加前负荷）不仅无法获得每搏量增加的收益，反而容易升高术后水肿及呼吸功能不全的概率。

常用的每搏量、每搏指数监测技术有：①FloTrac 连续心排量及压力监测系统（连续动脉压力波形分析法），该技术建立在主动脉脉压与每搏量成正比且与主动脉顺应性呈负相关的原理之上。通过连接患者的外周动脉（如桡动脉），系统以 100Hz 的频率采样，连续分析 20 秒的动脉波形计算得出每搏量，并以 20 秒钟为周期进行自动更新，无需人工校准。②ClearSight 无创心排量及压力监测系统。

（三）每搏量变异率

1.定义 每搏量变异率在机械通气时的一个呼吸周期内，最大 SV 与最小 SV 差与每搏量平均值的比值，即通过（SVmax-SVmin/SVmean）计算得到。

2.原理 以心肺交互作用为基本原理，自主呼吸产生的负压导致胸腔内压力发生变化，引起吸气时动脉压下降，呼气时上升。但是机械通气时则相反，即正压通气时，吸气时胸膜腔内压增高，肺静脉毛细血管内大量血液被挤压入左心室，左心室血量增多，导致 SV 立刻上升，动脉压升高，呼气时相反，SV 下降，动脉压下降。

在机械通气情况下，由于呼吸机的作用引起肺血管内血容量发生规律性的波动，导致左心室 SV 发生相应的波动。SV 随呼吸波动的差值百分比越大（SVV 大），说明血容量不足，通过补液能够明显提高 CO，SV 波动的差值百分比越小（SVV 小），说明血容量充足，通过补液不能明显提高 CO。

3.意义　SVV 是评估前负荷的敏感指标，动态反应患者的血容量状态。可以用于指导肝移植手术围术期的容量管理。SVV 大于 13% 认为具有容量反应性。但 SVV 测定需要一定的条件，需要机械通气模式并且潮气量 ≥8mL/kg 且 ≤12mL/kg，并且心律规整，若伴随有心房颤动、室上性心动过速、频发室性期前收缩等心律失常情况时不宜采用 SVV 监测。当潮气量 ≤5mL/kg 或者 ≥15mL/kg 时，无法准确反映前负荷的变化情况，面罩吸氧患者对液体治疗的反应性方面稍显不足。PEEP 在 10cmH$_2$O 时，SVV 与 PEEP 呈正相关，当超出此范围后，SVV 变得异常敏感，影响其对液体复苏疗效评估的准确度。

4.注意事项　SVV 并不能代表真实的前负荷，而是前负荷的反应性指标，不是在某一时间点得到的静态参数，而是某一时间段内容量、压力等静态参数的变化率，具有动态性，体现了患者即刻的容量状态，直接反映循环前负荷，并且在反映患者前负荷状态的同时，还可通过及时、准确地反映心脏对液体治疗的敏感性，可预测液体治疗的效果。在临床工作中因结合麻醉诱导后 SVV 的基础值，并依据当时患者的自身情况、手术情况及各项血流动力学参数综合考量后加以应用。

5.常用监测技术　FloTrac 连续心排量及压力监测系统，见下文。

（四）其他血流动力学指标

体循环血管阻力（systemic vascular resistance，SVR）：是监测、评价左心室后负荷的重要指标。SVR=（MAP-RAP）×80/CO，正常值 800～1200dynes·s/cm^5。

肺循环阻力（pulmonary vascular resistance，PVR）：是监测、评价右心后负荷的重要指标。PVR=（MAPA-PAWP）×80/CO，正常值 <250Dynes·sec/cm^5。

常用监测技术：FloTrac 连续心排量及压力监测系统，Swan-Ganz 漂浮导管。

五、常用血流动力学监测技术

（一）Flotrac/Vigileo 系统

Flotrac/Vigileo 系统是 2005 年诞生的血流动力学监测方法，是基于 APCO 的一种微创方法，由 Flotrac 传感器和 Vigileo 监测仪两部分组成。该监测方法通过 Flotrac 传感器采集患者外周动脉压力波形，结合患者年龄、性别、身高、体重、体表面积所得到的每搏量（SV）进行运算分析，从而得到心输出量/心排指数（CO/CI）、每搏量/每搏指数（SV/SVI）、外周血管阻力/外周血管阻力指数（SVR/SVRI）、每搏量变异度（SVV）等血流动力学指标。

1.Flotrac/Vigileo 监测原理　APCO 监测原理依然是以 CO＝脉率×SV 公式为基础。其中，脉率（pulse rate，PR）为 Flotrac 传感器经患者外周动脉采集的脉率。在运算中，SV 是 σAP 与 x 的乘积，其中，σAP 代表动脉压力在 20 秒区间的标准差，是评估脉搏压的指标。x 是通过对动脉波形分析得出的函数，是动脉顺应性和血管阻力的定量因子，与患者的年龄、性别、体表面积及血管顺应性等相关，是评估患者个体不同情况下血管张力的指标。σAP 与每搏输出量成正比，与主动脉顺应性成反比。因此，APCO 监测技术是通过血流动力学模型，将血流与动脉压力联系起来。基于以上理论，通过 Flotrac 公式，即 APCO=PRx（σAPxx）计算瞬时的 CO。监测过程中，SV 值每 20 秒自动更新一次，因此 Flotrac 监测所得的数值具有动态和及时的特点。

2.Flotrac/Vigileo 监测的微创性和准确性　Flotrac/Vigileo 最大的优点是微创性，直接通过一个动脉导管便可得到患者的血流动力学参数，并可计算代谢参数，而且系统无需人工校准，操作方法简单，得到参数方式便捷。由于多数危重患者手术需要建立动脉通路，所以只需将 Flotrac 传感器连接到已有的动脉通路上就可以自动计算，得到血流动力学数据。

传统容量的监测参数多为静态参数，如 MAP、CVP 和 PAWP 等，只反应压力指标。而压力参数受容量、心室顺应性以及胸腔压力等影响大，不能很好地反应容量状态。Flotrac/Vigileo 系统提供的动态参数如 SVV 和动脉脉搏压力变异度（pulse pressure variation，PPV）等，可以很好地反应血流动力学和容量状态。尽管肺动脉导管一直被认为是测量心输出量的金标准，但由于 Flotrac/Vigileo 的微创及实时性，临床医师容易掌握，应用更为普遍。多项研究表明，由 Flotrac/Vigileo 监测的血流动力学参数与传统肺动脉漂浮导管（PAC）方法相比，监测结果体现出很好的相关性。Flotrac/Vigileo 系统以 CO＝PRxSV 公式为基础，可以提供多个血流动力学参数。通过放置特殊设计的 Precep 导管可以连续监测中心静脉氧饱和度（central venous oxygen saturation，ScvO₂））和外周血管阻力（systemic vascular resistance，SVR），而且在获得血红蛋白数值的基础上可计算氧供。

3.Flotrac/Vigileo 监测的局限性　与传统血流动力学监测手段相比，Flotrac/Vigileo 监测存在一定局限性。

（1）评价患者右心功能有限制。

（2）体重在 18kg 以下的患者缺乏文献报道。

（3）只适用于控制性机械通气的患者。

（4）不适用于严重的心律失常。

（5）不适用于主动脉内球囊反搏（intra-aortic balloon counterpulsation，IABP）的患者。

（6）不适用于使用左心辅助装置或人工心脏患者。

（7）某些因素导致外周动脉持续收缩或痉挛，推荐大动脉采集波形数据。

（8）高度依赖于胸膜腔内压周期性变化的规律，并且要能够引起 CVP 的改变，受潮气量影响较大。

总之，Flotrac 是一种新型的血流动力学监测方法，它以其自身的创伤小、操作简单、数据准确等优势已逐渐被临床医师和患者接受。尽管临床实践中还有其自身的局限性，但是由于这种监测方法与传统 PAC 监测方法相比较，微创是其明显优势，因而 Flotrac 监测可以成为临床工作中常用的血流动力学监测方法。

（二）血流导向气囊导管技术

血流导向气囊导管技术一直被认为是血流动力学监测的金标准，其准确性尤其是对肺动脉压力的直接测定，至今无可取代。血流导向气囊导管监测可迅速在床旁进行多个血流动力学参数的监测，了解左右心室功能，鉴别休克的病因，并评估疾病的进程及治疗效果，是临床医师治疗危重症患者的重要依据手段。但该技术需要正确解读参数，并且对放置血流导向气囊导管有一定的技术要求。

1.血流导向气囊导管参数测定原理　将尖端带有气囊的多腔导管（即六腔漂浮导管）经中心静脉插入，利用气囊的漂浮导向，便导管随血流漂至右心房、右心室、肺动脉，达肺动脉主干远端，从而可直接监测 CVP、右心房压（right atrial pressure，RAP）、右心室压（right ventricular pressure，RVP）、PAP，将气囊充气，嵌顿肺小动脉时可监测 PAWP。利用热稀释原理可测定心输出量，还可间接监测外周血管阻力、肺血管阻力、每搏功等指标。之后又将分光光度反射技术应用于该检测技术中，即利用一定波长的光线通过导管内的一根光导纤维传到导管末端，反射光经由另一根纤维返回到光电探测仪，由于血红蛋白和氧合血红蛋白吸收不同波长的光线，通过反射光即可计算出混合静脉血氧饱和度（oxygen saturation of mixed venose blood，SvO_2）。老型号六腔漂浮导管的热敏频响为300ms，能支持监测连续心输出量（continuous cardiac output，CCO）/SvO_2 等指标，新型六腔漂浮导管前部设有若干心内电极，热敏频响为 50ms，能在原来基础上增加右心室射血分数（right ventricular ejection fraction，RVEF）、右心室舒张末容积（end-diastolic volume，EDV）、右心室收缩末容积（end-systolic volume，ESV）等新的指标监测。

2.血流导向气囊导管测定参数及临床应用　Swan-Ganz 导管基础热稀释法至今仍然是 CO 监测的金标准，也是测量 PAP 的金标准。在测量 CO/PAP 等血流动力学参数同时能够获得氧供需平衡指标，如 SvO_2，并且随着新型导管及监护设备的更新，能够连续测量右心功能参数，对右心衰竭的患者进行精准治疗。

3.血流导向气囊导管应用的局限性　肺动脉导管虽然已广泛应用，但仍未能提供有力的证据证实 Swan-Ganz 导管可改善患者的预后，欧洲心脏病学会及美国心脏病学会均在急、慢性心力衰竭的诊断和治疗指南中降低了漂浮导管在血流动力学不稳定且对传统治疗没有反应患者中的推荐度。漂浮导管属于有创监测，需要使用者能够熟料操作及具备解读血流动力学参数的能力，并能结合临床状况灵活应用。但对于重症患者，尤其接受心血管手术、肝移植、肺移植等，漂浮导管的使用对临床有很好的指导作用，尤其对于合并肺动脉高压的患者，始终是测定肺动脉压力的金标准。目前认为，漂浮导管监测存在以下不足。

（1）采用压力指标指导容量治疗具有一定的局限性。目前食管超声直视下监测容量以及采用动态监测容量反应性如 SVV 等，可能对容量的评估较漂浮导管测得的数据更具优势。并且漂浮导管尖端位置不一定完全精准，会使 PCWP 的测定值与肺静脉压及左心房压产生误差，从而影响容量判断。

（2）有心内分流及瓣膜反流的患者，漂浮导管数据会出现变异，其临床意义需要结合具体病例进行分析。

（3）放置漂浮导管及留置期间，均可能出现并发症，并且部分并发症较为严重，也是限制漂浮导管使用的一个因素。同时对操作者要求高，也使该技术不容易普及。

尽管漂浮导管的应用存在一定的局限性，但仍为临床血流动力学监测的经典方法，并且随着监测手段的改进，增加了对氧动力学的实时监测，实现了在细胞代谢水平的监测，能早期发现病情恶化，从而早期诊断，早期干预，这些都是超声等可视化技术无法实现的。

（三）脉搏指示连续心排量监测

PiCCO 联合运用了经肺温度稀释心输出量与脉搏轮廓连续心输出量技术，是一种微创、相对简便精确及床边化的血流动力学监测手段，尤其适合于危重症患者。通过建立中心静脉和动脉通路，提供多种有临床意义的特定数据。

1.脉搏指示连续心排量监测的基本原理　临床上使用的 PiCCO 监测仪是从股动脉置入动脉导管及从颈内或锁骨下静脉置入中心静脉导管，采用热稀释方法测量单次的心输出量定标。方法为从中心静脉导管（一般为锁骨下静脉或颈内静脉）注入一定量的冷生理盐水，经上腔静脉-右心房-右心室-肺动脉-肺毛细血管-肺静脉-左心房-左心室-升主动脉-腹主动脉-股动脉。股动脉内预先置入带温度感知器的特制 PiCCO 动脉导管，动脉导管尖端的热敏电阻测量温度下降的变化曲线，即热稀释曲线，使 Stewart-Hamilton 公式计算得出 CO，结合 PiCCO 动脉端导管压力传感器测得的脉搏压力波形，计算出连续心输出量和一系列血流动力学指标

PiCCO 结合了经肺温度稀释技术和动脉脉搏波形曲线下面积分析技术，采用热稀释方法测量单次的 CO，并通过分析动脉压力波型曲线下面积来获得 CCO，同时可计算胸腔内血容积（intrathoracic blood volume，ITBV）、血管外肺水（extravascular lungwater，EVLW）、肺血管通透性指数（pulmonary vascular permeability index，PVPI）、全心舒张末容积（globalenddiastolicvolume，GEDV）、SVV、全心射血分数（globalejectionfraction，GEF）、心功能指数（cardiac function index，CFI）、SVR 等，为临床治疗提供一系列有意义的血流动力学参数。

2.脉搏指示连续心排量监测在肝移植中的应用　肝移植手术复杂、历时长、失血多、液体管理困难，而接受肝移植患者本身的众多病理生理变化，导致肝移植患者的麻醉管理复杂，因此麻醉过程中全面的循环动力学监测显得尤其重要，PiCCO 是一项全新的脉搏指示连续心排血量与经肺温度稀释心排量联合应用的技术，既可进行心输出量、胸腔内血量、血管外肺水等指标的测定，并能进行连续心输出量及心脏指数、每搏量等的连续测定，引入 ITBV 和 ELWI 这几个指标，能够更准确、及时的反映体内液体的变化。ITBV实时反映循环血容量的有效参数，由左、右心室舒张末期容量和肺血容量组成，与心腔充盈程度密切相关，可作为前负荷的灵敏指标，较肺毛细血管楔压和中心静脉压更好的心脏前负荷指标。ELWI 与液体容量相关，可有效预测肺水肿的发生。PiCCO 应用于肝移植患者麻醉过程的监测可及时、准确地反映循环动力学和肺水含量，为肝移植麻醉期液体的管理、血管活性药物的使用等提供可靠的依据，既可维持有效循环血容量，使患者的循环于最佳状态，保证器官组织的灌注，又可避免肺水肿等不良事件的发生，为肝移植麻醉和手术的成功施行提供了有力保障。

3.脉搏指示连续心排量监测的优势及不足

1）优势：PiCCO 技术历经 10 余年发展与修正，1996 年以来才逐渐被临床工作者认同。该项技术可见的优势如下：

（1）PiCCO 是一种微创伤、低危险、简便、精确、连续、床边化、只用一根中心静脉和动脉通道就能提供多种特定数据的监测手段，并能提供更具有临床特色的血流动力学参数，如 ITBV，EVLW，CFI 等。ITBV 比 PAWP、右心室舒张末期容积（right ventricular end-diastolic volume，RVEDP）、CVP 更接近心脏前负荷，并具有更好的准确性 EVLW 比 PAWP 在监测肺水肿的发生与程度方面也更为准确与合理。

（2）PiCCO 将单次心输出量测定发展为以脉波的每搏心输出量为基准的连续心输出，时间快速而直观，为临床能及时地将多种血流动力学数据进行相关比较和综合判断，提供了很大方便。

（3）PiCCO 成人及小儿均可采用，使用方便、持续时间较长。

2）局限性：PiCCO 监测有其局限性，往往使测量出现偏差。

（1）动脉压力监测管路中有气泡，使曲线出现阻尼，影响脉波轮廓心输出量。

（2）指示剂注入量不当（量小或温度太高）影响温度稀释和容量计算（仪器会给予报警）。

（3）心律紊乱可使脉波轮廓心输出量不准。

（4）体温变化快（过高热或复温）影响血温基线。

（5）动脉温度感知器同血管壁接触可产生温度伪差，动脉有狭窄伪差更明显。

（6）心内分流及动脉导管未闭患者可出现指示剂过早再循环。

（7）血流动力学显著不稳定，动脉波形探测上有误，易造成波形分析错误。

（8）虽然该技术属于微创，但仍存在风险，包括动脉栓塞导致的肢体缺血（股动脉），穿刺过程中损伤动脉，留置时间长导致的感染等。

（四）经食管超声心动图

经食管超声心动图（transesophageal echocardiography，TEE）技术是目前唯一能在术中对患者循环系统进行动态监测的影像学诊断技术。可依据食管探头放置食管的深度及胃的不同位置，人为划分为五个部分：食管上段、中段、下段和胃及胃深部。通过 0～180 度，长短轴，不同切面观察心脏和血管的动态结构与功能；利用测量功能和轨迹球可计算心脏各个腔室、瓣环和主动脉、肺动脉的面积、体积、直径，长度，可及时动态准确的评估患者心脏及大血管的功能以及容量状态。通过监测可以获得多种心血管系统及血流动力学参数信息，如血流频谱、血流速度、心房心室充盈程度、搏出距离、等容收缩时间、等容舒张时间等指标，并能够反映循环系统的 5 要素：收缩力、前负荷、后负荷、心率和心律等。围术期应用可实时监测患者心脏功能，通过二尖瓣、三尖瓣瓣环位移变化及阶段性室壁运动异常现象，能够较心电图和心肌酶学检查更早发现心肌缺血及缩功能改变，其提前时间往往超过心动图 10～15 分钟。

经食管超声心动图应用范围已经从心脏外科的术中监测扩展到非心脏外科术中指导

血管活性药物的应用及容量治疗、重症监护等领域。在国外肝脏移植中心也已经广泛应用于肝脏移植的围术期。经食管超声心动图应用于肝脏移植围术期，可以发现气栓和血栓、指导循环功能的调控、评估心脏功能状态、指导用药和评估用药的效果；除此之外，还能提供血流频谱、瓣膜活动等压力监测血流动力学不能提供的参数。并且较心电图和肺动脉漂浮导管能更早发现心肌缺血和心脏收缩功能改变。面对肝移植患者血流动力学的剧烈波动，利用 TEE，能够做出快捷的评估和诊断，从动态的角度了解患者心脏功能和液体容量状态，并精准指导麻醉医师用药、掌控液体治疗的程度与时机，且不受外科操作的影响。需要注意的是，食管肿瘤、穿孔、食管憩室、上消化道出血等是 TEE 的绝对禁忌证，食管静脉曲张、凝血障碍及颈椎病变为相对禁忌证，需要全面评估患者病情。

（五）低血压预测指数

低血压预测指数（hypotension prediction index，HPI）是一种通过实时收集、计算、分析动脉波形特征，预测未来一段时间低血压发生可能性的人工智能技术。

在该项技术中，将 MAP<65mmHg，持续时间≥1min，定义为"低血压事件"，HPI通过 1～100 的区间数值来反映未来 5-15min，受监测个体发生低血压事件的可能性。与此同时，该系统还提供：CO、SV、SVV、SVR、左室上升最大速率（dp/dt_{max}）、动态动脉弹性（dynamic arterial elasticity，Ea_{dyn}）等诸多血流动力学信息，以便临床分析低血压事件分发生原因并及时加以纠正。以下介绍两项新参数：

（1）dp/dt_{max} 是左室压力最大上升速率，是依据收缩期有创动脉压力波形产生的变量，反映左室内压随事件的最大变化和左心室的正性肌力状态。当 dp/dt_{max}<400mmHg/s时，提示需要使用正性肌力药。当≥400mmHg/s 是时提示心肌收缩力正常，考虑其他导致低血压的因素。

（2）Ea_{dyn} 是动态动脉弹性，为 PPV 和 SVV 的比值，可用于评估后负荷。其中，PPV是基于压力的变量，源于脉压的变化，反映收缩压和舒张压差值的改变。SVV 主要是基于流量的变量，源于每搏输出量的变化。主动脉弹性的变化导致 PPV 和 SVV 发生不对等变化，引发 Ea_{dyn} 的改变。运用 Ea_{dyn} 可以区分是继发于其他原因的低血压（Ea_{dyn}≥0.9），还是继发于血管麻痹的需要提高血管阻力的低血压（Ea_{dyn}<0.9）。

目前，术中低血压（Intraoperative hypotension，IOH）的发生与管理仍是血流动力学管理的难题，现代麻醉主要依靠相关性地血流动力学参数和临床经验进行预判，很多时候仍不免首先被动监测到 IOH 的发生，才进行临床干预调整。HPI 低血压预测技术提前5～15min 预警 IOH 事件地发生，将协助临床有更加主动、从容地调整纠正低血压地出现与发生。

（六）无创血流动力学监测技术

目前无创血流动力学的监测参数主要包括：动脉压、心排量、每搏量、体循环血管阻力、每搏变异率等。按无创监测的原理分类，主要包括：①经胸连续多普勒技术；②生物电阻抗法；③二氧化碳重吸法；④经食管超声心动图；⑤非侵入性脉搏波形分析法除经食管超声心动图外，我中心在肝移植术中也常使用 ClearSight。ClearSight 无创血流动力学监测系统由：EV1000A 患者监护仪和 ClearSight 指套式血压传感器组成。EV100A 患者监护仪组件包括：显示屏、数据盒、压力泵、压力控制组件、心参考传感器及相关连接线缆。ClearSight 指套式血压传感器工作原理包括容量夹方法和生理学方式。根据测得的手指血压脉动来重建肱动脉血压波形，以监测收缩压（systolic blood pressure，SBP）、舒张压（diastolic blood pressure，DBP）和 MAP，同时根据改良脉搏轮廓分析法测定每搏量和心排量等高级血流动力学参数。

监测技术原理：患者血压和关键血流动力学参数的准确测量基于以下四种方法的联合使用：①容量夹法（volume clamp method）；②Physiocal™ 方法（the physiological calibration method）；③肱动脉血压重建法（brachial reconstruction）；④脉搏轮廓分析法（pulse contour analysis，PCA）

ClearSight 无创血流动力学监测技术可连续监测：收缩压、舒张压、平均动脉压、心输出量、每搏量、每搏变异率、体循环血管阻力。由于容量夹法会对手指施加持续的压力，虽然不会让动脉完全闭塞，但会抑制静脉回流并导致远端指尖的某些静脉充血。因此，患者的指尖可能通常会在开始监测数分钟后变色（蓝色或红色）。在接受较长时间的监测后（30～120min），部分患者的指尖可能会出现某些触觉不适。在取下指套后可能出现某些反应性充血或肿胀。所有这些现象通常都会在解除指套压力后数分钟内得到缓解。在测量过程中需要注意手指和手部保暖，这有助于指尖血运，从而改善指尖颜色并降低触觉麻木的发生率。目前 ClearSight 无创监测技术不适用于某些小臂和手部动脉或小动脉出现平滑肌严重收缩的患者，例如雷诺式病患者。

（王　琦　朱　敏　董艾莉）

第二节　凝血功能监测

肝移植围术期常常合并凝血功能障碍与紊乱，促凝、抗凝及纤溶等病理生理机制共同参与围术期各时段。术前，肝移植受者多合并肝功能衰竭，凝血功能常处于脆弱的动态平衡中，血小板数量减少、促凝与抗凝因子合成减少。而门脉高压症、既往接受上腹部手术及长期服用皮质类固醇等叠加原因，又可增加出血并发症的发生风险与危重程度。术中，全身麻醉引发循环分布异常，不适当液体复苏可导致稀释性凝血障碍；门脉高压症引发的内脏血管扩张与高动力循环状态，增加了手术操作者控制出血的难度；手术创伤、无肝期肝脏功能完全丧失及移植肝再灌注后凝血因子截留，可导致严重的消耗性凝血功能障碍；体温保护欠佳、高乳酸血症和低钙血症也会加重凝血功能障碍。因此，即使术中输注富含凝血因子的血液制品，也可能发生严重的凝血功能障碍。施行床旁凝血功能检测有助于及时判别与纠正凝血功能异常。移植肝血流重建后，肝脏功能逐步恢复，凝血功能将随之改善。当早期移植肝初始功能不良时，严重凝血功能障碍可能持续存在。术后，供肝质量、缺血/再灌注损伤程度、移植肝血流灌注状态、药物、排斥反应及感染等因素均可影响移植肝功能状态，促凝、抗凝及纤溶机制的恢复次序与进程不尽协同，术后早期凝血功能紊乱将增加重建血管血栓形成的风险。总之，肝移植围术期凝血功能异常具有复杂、易变、模糊等特点，需要密切监测与有效干预。

一、凝血功能的监测

1.传统的凝血检测方法

（1）血管壁和血管内皮细胞检测，如：出血时间（bleeding time，BT）、血浆内皮素-1（endothelin，ET-1）。

（2）血小板的检测，如血小板计数、血小板黏附试验（platelet adhesion test，PadT）、血小板聚集试验（platelet aggregation test，PagT）。

（3）凝血系统检测，如血浆凝血酶原时间（prothrombin time，PT）、活化部分凝血酶原时间（activated partial thromboplastin time，APTT）及纠正试验、国际标准比值（international normalized ratio，INR）、纤维蛋白原（fibrinogen，Fib）等（表4-4）。

（4）纤溶系统的检测：纤维蛋白降解产物（fibrin degradation product，FDP）、D-二聚体。FDP 可以反映纤溶系统的功能状态。D-二聚体提示血栓形成风险，临床上通常以血浆 D-二聚体水平＜500ng/mL 作为排除血栓的界值。

表 4-4　传统凝血功能常用参数

常用参数	参考值	参数意义	临床意义
活化的部分凝血活酶时间（activated partial thromboplastin time，APTT）	25～45s	内源凝血系统较为灵敏和最为常用的筛选试验。APTT 是监测普通肝素应用和诊断狼疮抗凝物质的常用指标	延长见于内源性途径的凝血因子缺陷及抗凝物质增多或凝血酶原、纤维蛋白原缺乏；缩短见于血栓性疾病和血栓前状态
血浆凝血酶原时间（prothrombin time，PT）	8～14s	外源性凝血系统较为灵敏和最为常用的筛选试验，INR 是监测口服抗凝剂的首选指标。	PT 延长（＞参考值 3 秒）见于凝血因子缺乏等；缩短见于血液高凝状态如 DIC 早期、脑血栓形成、深静脉血栓等
凝血酶时间（thrombin time，TT）	16～18s	反映纤维蛋白原转为纤维蛋白的时间	延长（＞参考值 3 秒）见于低（无）纤维蛋白原血症，血中纤维蛋白（原）降解产物增高，血中有肝素或类肝素物质存在等；缩短无临床意义

续表

常用参数	参考值	参数意义	临床意义
血浆纤维蛋白原 （fibrinogen，Fg）	2～4g/L	血浆纤维蛋白原含量	增高见于糖尿病、急性心肌梗死、风湿病、休克、大手术后、急性感染、恶性肿瘤等以及血栓前状态等。减低见于 DIC 消耗性低凝溶解期、原发性纤溶症、重症肝炎、肝硬化和低纤维蛋白原血症。
血浆 D-二聚体 （D-Dimer，DD）	ELISA法： 0～0.256 mg/L	D-Dimer 是交联纤维蛋白降解特征性产物，是继发性纤溶的标志	增高是诊断 DIC 和观察溶血栓治疗的有用试验，测定值正常是排除深静脉血栓和肺栓塞的重要试验

2.快速凝血检测方法　传统内外源性凝血功能实验如 PT/APTT 基于离心血浆进行，不能体现血小板及纤维蛋白功能，只能反映凝血过程中某一阶段或某种凝血产物，不能阐明凝血全过程，不提供血凝块形成动态或强度的信息，获得检测结果需要时间较长，因而不能准确判定出血或血栓形成的风险，往往高估患者出血风险。因此，传统的凝血检测在凝血功能障碍诊断方面存在一定的局限性，不能完全满足肝移植围术期病情急剧变化的需求。临床上需要快速、及时、准确的出凝血功能检测指导肝移植术中输血治疗及凝血状态调整。

黏弹性测试：黏弹性测试已成为传统凝血功能检测的辅助手段。

常用的黏弹性测试包括血栓弹力图（thrombelastogram，TEG）和旋转血栓弹性描记法（rotational thromboelastometry，ROTEM）。与传统的凝血检测相比，TEG 和 ROTEM 的优势在于提供关于血栓形成及其强度的动态信息，并提供凝血系统和纤溶系统的重要信息，弥补了传统检测方法的不足，能够更真实地反映体内凝血再平衡状态，评估出血风险更为敏感。研究表明，术中根据 TEG 和 ROTEM 的监测结果合理输注血制品及凝血物质，可以明显减少术中出血量，减少红细胞、血浆等血液制品的输入量。

（1）TEG 可整体评价凝血和纤溶的全过程。用少量全血即可能够动态、完整、准确地反映凝血因子、纤维蛋白、血小板功能及纤溶情况。TEG 于 1948 年由德国人 Hartert 发明，现已成为临床上监测凝血功能的重要检查方法。

检测原理：TEG 是血栓弹力仪描绘出的特殊图形。承载血标本的测试杯以 4°45' 的角度和每 10 秒一周的速度均速转动，置于血液中的金属探针连接扭力传感器，血液呈液体状态时检测杯的转动不影响探针，随着血凝块形成，探针受到标本形成的切应力作用，随之出现左右旋动；血凝块回缩或溶解时，其与探针的联结解除，杯的转动不再传递给探针，金属针在旋动过程中由于切割磁力线而产生电流，经电脑软件处理后，形成 TEG 图形。

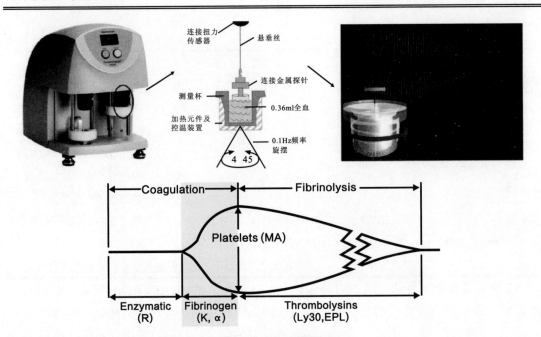

连接扭力传感器
悬垂丝
连接金属探针
测量杯
0.36ml全血
加热元件及控温装置
0.1Hz频率旋摆

图 4-3　TEG 图形

表 4-5　TEG 常用参数及意义

常用参数及参考值	定义	参数意义	临床意义
R 时间 （5～10min）	血样置入 TEG 仪开始至描记图幅度达 2mm 所需时间	凝血启动反应时间	延长提示凝血因子功能不足或受抗凝药物影响，血液低凝（反之）
K 时间 （1～3min）	从 R 时间终点至幅度达 20mm 所需时间		延长提示纤维蛋白原功能减低
A 角 （53～72°）	从血凝块形成点至描记图最大曲线弧度做切线与水平线的夹角	血细胞凝集块形成速率	增大提示纤维蛋白原功能亢进
MA （50～70mm）	描记图的最大振幅，即最大切应力系数	最大振幅，最大纤维蛋白凝块强度，主要代表血小板功能（80%）	增大提示血小板功能亢进
A60 （MA-5mm）	MA 后 60min 的振幅	测量血凝块的溶解	

续表

常用参数及参考值	定义	参数意义	临床意义
LY30 0~7.5%	MA 后 30min 血凝块消融或减少的速率	MA 后 30min 振幅减小百分率	代表纤溶系统功能，增大提示纤溶亢进
EPL 0~15	预测在 MA 值确定后 30min 内血凝块将要溶解的百分比	100%×（MA-A30)/MA	
CL30 >85%	计算 MA 后 30min 血凝块溶解剩余百分比	100%×（A30/MA）	<85%提示纤溶亢进，应使用抗纤溶药物纠正
CI -3~+3	描记患者的总体凝血状况	凝血综合指数	<-3 提示低凝状态，>+3 高凝状态

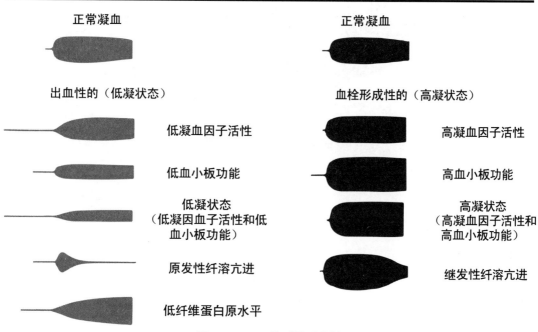

图 4-4　TEG 常见图形分析

（2）血栓弹性描记法（thromboelastometry，TEM®）是使用激活旋转 ROTEM 检测全血凝血全貌的另一种黏弹性描记方法。其在血液凝固和纤溶阶段持续检测凝血因子、抗凝物质和细胞组分间的相互作用。ROTEM 是在 TEG 的基础上进一步改进而成。

检测原理：全血标本放入检测杯中，浸入圆柱形探针，其与杯间隔 1mm，通过弹簧以 4.75°幅度左右旋摆。血液未凝固时，摆动不受限制；当血凝块开始形成，随着稳固性逐渐增加，探针受到的阻力也逐渐增大。这个机械过程经计算机光学探测系统记录转化为血栓弹性描记图。常用参数及意义见表 4-6。

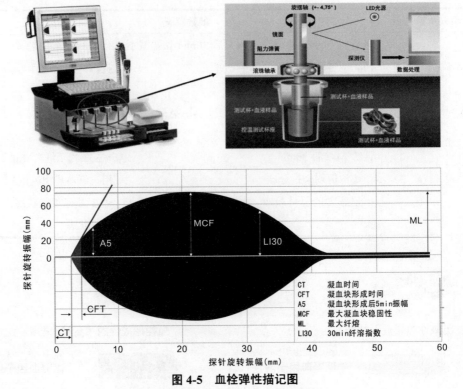

图 4-5　血栓弹性描记图

表 4-6　TEM 常用参数及意义

常用参数	参考值 EXTEM	定义	临床意义
CT 凝血时间	38～79s	血样置入 TEG 仪开始至凝血启动时间	延长提示血液低凝
CFT 凝血块形成时间	34～159s	凝血块形成至幅度达 20mm 所需时间	延长提示高出血风险
MCF 最大凝血块稳固性	50～72 mm	凝血块稳固度	降低提示高出血风险
LI60（%）60min 纤溶指数	=85%	MCF 后 60min 后凝血块稳固度的降低比例	代表纤溶系统功能

　　（3）Sonoclot 凝血及血小板功能分析仪（sonoclot coagulation & platelet function analyzer，SCA）由 Von Kaulla 等人于 1975 年发明，主要用于对凝血和血小板功能进行体外检测。Sonoclot 分析作为一种准确、即时凝血功能监测手段，也属于黏弹性测试的一种。这种分析能够提供凝血进程的主要信息：从纤维蛋白形成，纤维蛋白单体聚合，血小板的相互作用，最终到血凝块的回缩和溶解，并能够评估血小板功能和纤溶系统的变化。

　　检测原理：与超声传感器相连的一次性塑料探针在新鲜未抗凝的血液标本（0.36mL）中以 200Hz 的频率上下震动，所遇到的阻力被记录下来，转化为模拟电信号，以凝血信号（clot signal）的方式由电脑或打印机显示出来（图 4-8）。

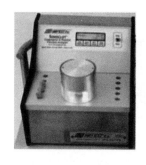
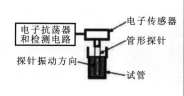
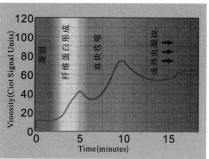

图 4-6　凝血及血小板功能分析仪原理及应用

其检测参数包括：

激活凝血时间（activated coagulation time，ACT）标本被混合后为该时间开始，标本呈现液态的时间即为 ACT 时间，正常值为 85～145s，主要反映内源性凝血系统的状况。ACT 值反映的是凝血瀑布激活过程直到纤维蛋白开始形成而导致其黏弹性开始增加的液相阶段，此参数对确定抗凝治疗中药效剂量，反映及评价凝血瀑布反应极为重要。以硅藻土作为激活剂，ACT 正常值 85～145s。如延长可用鱼精蛋白中和肝素或输注 FFP。

凝血速率（clot rate，CR），曲线上升的第一个斜率，反映纤维蛋白形成的速率，间接反映纤维蛋白原的水平，正常值为 15～45clot signal/min。凝血块形成后，在血小板及纤维蛋白的共同作用下发生收缩，随着血凝块强度变大，Sonoclot 标记曲线上升，并逐渐达到顶峰，随着凝血收缩的进行，血凝块会从探针的表面拉开，使 Sonoclot 标记曲线下降。

达到高峰时间（time to peak，TP），凝血信号曲线达到高峰的时间，该高峰由纤维蛋白与血小板相互作用而成，可反映纤维蛋白原水平及血小板的量及功能，正常值<30min；

最大凝血标记值（maximal clot signal，MCS）代表探针遇到的最大阻力值，其高度反映凝血收缩的强度，正常值 70～90clot signal。

血小板功能（platelet function，PF），反映血小板功能，由与分析仪相连的 Signature viewer 电脑软件依据血液标本结束液态阶段（纤维蛋白多聚体形成）后凝血收缩的强度及速度（凝血收缩过程中 sonoclot 曲线各点的微积分值）计算出的相对值。

正常 Sonoclot 曲线通常可见两个明显的高峰，第一个高峰反映了纤维蛋白原转变成纤维蛋白，其上升支越陡（CR 值大），说明纤维蛋白原的浓度越高，其转变成纤维蛋白的速度越快；第一个高峰之后的曲线下降至第二个高峰形成及其后的下降支是纤维蛋白与血小板产生相互作用，血凝块发生收缩的结果；第二个高峰越高、越陡，说明凝血收缩越强烈，纤维蛋白原的浓度越大，血小板参与凝血的综合体现（反映血小板的量、功能及其与纤维蛋白相互作用的情况）越好。

肝移植手术的出血程度直接影响受者的预后，甚至威胁受者的生命安全，密切、动态监测凝血功能并根据监测结果合理输血是肝移植围术期的重要环节。推荐常规采用凝血指标进行凝血功能的筛查与评估，如血常规、凝血因子消耗的相关指标（PT、APTT、纤维蛋白原浓度等）、纤溶系统活化的相关指标（FDP、D-二聚体）等。对于存在明显凝血功能障碍的肝移植受者，推荐采用血栓弹力图等检测技术进一步评价和分析凝血功能，该技术更适用于移植术中凝血功能的监测和管理。

（石屹崴　徐如彬　王朵朵）

第三节　神经功能监测

肝移植术患者术前神经系统结构和功能上的改变，以及围术期复杂的病理生理变化，使得其更加脆弱。因此术中采取必要的神经监测手段，及时发现神经系统功能改变并给予及时处理，对降低术后相关并发症至关重要。目前常用于肝移植术中的神经监测主要包括：神经电生理监测技术、脑灌注压及脑血流监测技术以及脑代谢监测-脑氧监测技术。

一、神经电生理监测

神经电生理监测用于评估中枢神经系统功能的完整性，监测脑功能状态。目前常用于肝移植术中的脑电监测手段包括：诱发电位、脑电双频谱分析、脑电熵等监测方法，得益于计算机技术、信号处理等技术的快速发展。

1.诱发电位　诱发电位是中枢神经系统在感受过程中产生的生物电活动，特征包括与刺激存在明显的锁时关系，重复刺激波形波幅相同。围术期监测包括体感诱发电位（somatosensory evoked potential，SEP）、听觉诱发电位（auditory evoked potentials，AEP）、视觉诱发电位（visual evoked potential，VEP），多数诱发电位（evoked potential，EP）的发生源相对明确，如脊髓监测、脑干监测、皮层监测等。诱发电位包括短潜伏期、中潜伏期、长潜伏期。短潜伏期EP可发生于受到刺激的神经或脑干，受麻醉影响较小，潜伏期和波形比中长潜伏期稳定，临床常用；中潜伏期EP源于大脑皮质特异性感觉区，当该区域损伤风险时具有意义，麻醉药和过度通气等因素可改变；长潜伏期EP与疼痛、情绪状态相关，可被全麻药物削弱。诱发电位在肝移植术中应用优点包括：性能相对稳定可靠、检测方便、无创伤性、重复性好，可应用不能配合的婴幼儿肝移植患者、肝昏迷患者。缺点是不能进行定性诊断。认知性诱发电位可与神经心理测试及脑电图合用监测肝移植患者的大脑功能状态。

2.脑电双频谱分析　双频谱分析是在功率谱分析基础上加上脑电相干函数谱分析，包含了频率、振幅、位相、谐波脑电图（electroencephalogram，EEG）等全部信息，双谱的综合特性指标发现更多脑电细微变化。根据双谱变量计算产生的双频谱指数（bispectral index，BIS），源自对大样本接受不同麻醉药物受试者双额脑电图记录组成的数据库，并结合相关临床资料分析。BIS主要反映意识成分，及清醒程度和认知功能，对伤害性刺激的体动反应主要源自脊髓反射，因此与自主反应相关性差。对脑缺血敏感，可发现体外循环中低氧所致的脑功能抑制。作为一种无创、简单的方法，BIS可用于急性、慢性肝衰竭的肝移植接受者和肝功能严重受损的患者。其临床应用中的优点包括可提供简便、无创、持续的意识水平监测，缺点包括：肝移植术中低血容量状态、低体温及低血糖状态可能会影响其数值准确性，氯胺酮、氟烷等麻醉药物也会影响其麻醉深度判定。另外对于年龄小于 1 岁的婴幼儿肝移植患者，BIS 应用经验不足，可能影响数值解读准确性。

3.脑电非线性动力学分析—熵　对于不确定性问题所包含的不确定程度用数学方法进行定量分析描述就产生熵（entropy），它是一个描述系统随机性和可预测性的数学度量，越大说明系统较大的随机性个较小的规律性。熵在脑电应用是通过对基于脑电时域和频域的分析，目前临床应用的 M-Entropy 包含了状态熵（state entropy, SE）和反应熵（reaction entropy, RE），值变化范围 0～100。状态熵主要脑电部分频率计算而来，反映皮层功能；反应熵包含脑电和面部肌电两部分，当肌电图为 0 时，二者相等。由于面部肌电图活动总是在脑电活动变化之前增加，因此反应熵变化早于状态熵。与 BIS 区别在于提供了 SE、RE 两个指标，通过二者变化关系可得出更多评估信息。

二、脑灌注压及脑血流监测

脑灌注及脑血流情况直接关系到脑缺血缺氧及患者预后，术中严密监测具有重要意义。对脑血流的反映一部分可以通过 EEG、局部脑氧饱和度、颈静脉球血氧饱和度等间接非定量指标反映，另外就是直接测量脑血流量（cerebral blood flow，CBF）和局部脑血流量（regional cerebral blood flow，rCBF）技术。急性肝功能衰竭患者脑血流自身调节能力丧失殆尽，终末期肝硬化患者，其脑血流自身调节虽仍能保持，但自身调节严重受损。因此，在肝移植术中随着血流动力学变化，及麻醉药物、辅助药物影响，脑血流灌注、氧合波动，中枢神经系统易于受损。肝移植术中影响脑血流灌注的因素包括无肝期门静脉阻断后回心血量剧烈减少，同时合并的低蛋白血症、侧支循环、出血等也是重要影响因素；新肝期影响因素包括：高动脉二氧化碳分压（arterial carbon dioxide partial pressure，$PaCO_2$）扩张脑血管和开放后瘀滞的循环血液重新进入循环，导致舒血管因子作用共同引起脑血流过度灌注。

1.近红外光光谱法　近红外光光谱法是将红外光示踪剂经中心静脉导管注入右心房，通过其在脑循环中的光信号变化曲线，计算脑通过时间，间接反映脑血流量。平均脑通过时间=脑血容量（cerebral blood volume，CBV）/CBF。作为一种非创伤性脑监测技术，用于术中床旁连续监测脑氧合代谢和血流动力学变化，有助于及时、早期判定脑缺氧以防止脑损伤的发生发展，缺点为由于测定的是倍频及合频吸收，灵敏度差。

2.激光多普勒法　采用氦氖激光照射局部大脑皮质，通过计算机分析反射光的多普勒效应可以得到局部脑血流的灌流量和变化趋势。该技术可持续无创监测脑部微循环血流量，用以观测脑血管自动调节功能和脑血管对 CO_2 反应性。优点是无创检测组织微循环和肝移植不同时期血液灌注的快速变化。缺点包括：血液灌注信号受到组织光学特性的影响，存在运动伪影，影响监测结果。

三、脑代谢监测-脑氧监测

1.颈内静脉氧饱和度监测（jugular venous oxygen saturation，$SjvO_2$） 监测原理是根据血红蛋白（hemoglobin，Hb）携氧比例以及全脑氧供、氧耗间动态变化，间接评估脑组织氧耗情况。该技术手段是通过颈内静脉逆行插管，测量颈静脉球部以上血红蛋白的氧饱和度，正常值范围 55%～71%，低于 50%时提示脑缺血缺氧，高于 75%提示脑血流相对过多，超过代谢需要。一般肝功能损害越重，脑氧代谢失衡情况越严重，国内学者研究认为，Child-Pugh 分级 B 级、C 级患者 $SjvO_2$ 值较 A 级在无肝前期明显降低。术中新肝期因身体低位聚集和移植肝释放的扩血管物质，使得脑血流上升。部分患者术前肝功能不全在无肝期及新肝早期由于移植肝的功能尚未充分发挥作用，导致脑氧代谢失衡。该监测优势在于实时、早期发现脑组织缺血缺氧，不足在于介入性操作可能带来的血肿、静脉血栓等风险，且因其基于全脑血流加权测量，可能会遗漏大脑局部关键区域缺血，且不能连续测量。

监测部位：颈静脉球部血液来自双侧大脑半球（同侧 70%，对侧 30%），但大多数病人血液回流有优势半球现象，通常在右侧颈内静脉置管。肝移植患者经常还需置入漂浮导管等，术中也可根据实际情况进行部位选择。穿刺置管方法：与中心静脉置管的方法相似，取头低仰卧位（头低 10%，肩部稍垫高），穿刺点选择右侧胸锁乳突肌锁骨头与胸骨头夹角顶点稍下方，亦或者在超声引导下寻找合适穿刺点进行穿刺。穿刺时头略偏向对侧，局部浸润麻醉后，针尖指向乳突后外侧，于胸锁乳突肌深面外侧缘由外向内寻找颈内静脉，穿刺方向不能向内超过矢状面，置入 J 形钢丝，且钢丝只超出穿刺针进入静脉 2～3cm，然后放置导管直至颈静脉球部遇到阻力，深度通常是 15cm，然后将导管退出 0.5～1cm 后固定即可。行血气分析，若其 $SjvO_2$ 在 55%～75%范围之内，则可确定导管尖端已达颈静脉球部。颈静脉球与乳突位于同一水平，准确测量穿刺点至乳突的距离，以确保导管尖端达颈静脉球部。在 X 光下导管末端位于第一、二颈椎椎体（C1/C2）水平。如果放置位置不准确，则可造成判断失误。

2.近红外光谱仪（near infrared reflectance spectroscopy，NIRS） NIRS 是一种连续监测大脑氧合状态的方法。应用基于朗伯比尔定律，650～1100nm 近红外光具有良好的人体组织穿透性，穿透过程中被氧合血红蛋白、还原血红蛋白、细胞色素等吸收。通过测定并计算入射光、反射光强度衰减，可估算数值，正常值范围 64%±3.4%，小于 55%提示异常。反映实时脑组织氧合状态，间接反映脑血流情况及脑组织摄取氧的能力，及氧供、氧耗平衡关系。其预测比 EEG 早（113±59）s。该技术优点具有连续定量、无创、便携、实时测定 CBF 和脑血容量，反映脑氧输送代谢，缺点是无法区别颅内外血流。

3.脑氧饱和度监测（cerebral oxygen saturation，ScO_2） ScO_2 监测基于 NIRS，使用光源和探测器来感应脑组织中的血流动力学变化，直接测量含氧血红蛋白（oxyhemoglobin，O_2Hb）和脱氧血红蛋白（deoxyhemoglobin，HHb）的浓度，计算局部脑氧饱和度（regional cerebral oxygen saturation，$rScO_2$），其正常值一般为 60%～80%，

其值降低常常提示区域脑组织氧供减少或氧耗增加，局部脑组织缺氧，脑灌注不足。影响 ScO_2 数值临床判定的因素：传感器的电极位置、术中出现低血压所使用的血管收缩药、体位、皮肤的不完整及患者术前的状态。

4.脑组织氧分压（brain tissue oxygen partial pressure，PtiO₂） $PtiO_2$ 是通过在脑局部放置探头直接测量得出的脑组织氧分压，指导实施个体化脑灌注压（cerebral perfusion pressure，CPP）、$PaCO_2$、动脉氧分压（arterial oxygen partial pressure，PaO_2）、Hb 浓度目标。监测原理基于病灶测量的技术，该指标直接反应脑组织氧合状态，它是一个复杂的动态变量，表示脑氧供与氧耗及组织氧扩散梯度间的相互作用。正常数值范围为 16～40mmHg，10～15mmHg 即轻度缺氧，小于 10mmHg 提示重度缺氧。

（石屹崴　张桂诚）

第四节　体温监测

一、围术期体温监测意义

全身麻醉可抑制体温调节中枢，使下丘脑体温调节中枢的调节阈值增宽，易受外界因素影响。全麻状态下，低温调节阈值下调约 2.5℃，高温调节阈值升高约 1℃，且整体调节能力降低。如果室温在 21℃ 以下，全麻后 1 小时内中心体温将迅速下降，2～3 小时体温缓慢降低，最后维持稳定。

人体中心体温正常值为 36～37.5℃，低于 36℃ 可称为低体温。在低温状态下，心、脑等多个器官的氧耗降低，从而使细胞的高能物质得以储存，适当降低体温可降低术后颅内压升高的发生率，但严重低体温会产生严重并发症。维持术中正常体温十分重要，由于肝移植术切口大，脏器暴露时间长，液体交换多，以及再灌注冷保存液进入体循环等，使术中病人极易出现低体温。研究表明，手术患者体温过低，心脏不良事件增加近 5 倍，术后心肌缺血发生率增加 3 倍，严重者甚至造成肝移植术中心跳骤停。因此，了解肝移植患者术后体温的变化规律，采取有效体温监护，特别是儿童，对减少肝移植患者术后并发症的发生、促进患者康复有重要意义。

围术期低体温的不良作用包括：明显影响血小板功能和延长凝血酶原激活时间、加重代谢紊乱、心律失常、血流动力学紊乱及术后感染增加等。当机体体温<35℃时，活化部分凝血酶原时间、凝血酶原时间、凝血酶时间都随温度降低而明显延长，使得纤维蛋白原作用减弱导致凝血障碍，血小板变形能力减弱，导致循环血中血小板含量下降，聚集和释放功能降低，加剧肝病晚期凝血障碍，围术期出血量及输血量增加，甚至增加肺水肿发生的可能。低体温—酸中毒—凝血功能障碍会相互促进，增加患者死亡率。低体温还会降低药物代谢，增加机体对药物敏感性，使患者麻醉苏醒期及术后拔管时间延长，增加麻醉后拔管时间及 ICU 停留时间，甚至增加患者苏醒期谵妄及寒战发生。且低

体温状态时间越长，越不利于患者预后。因此，肝移植术中体温监测和保温措施显得尤为重要。保温措施包括加热垫、热风毯、输血输液加温仪、辐射式加温仪等，使术中体温维持在36℃以上，不低于35℃。

二、肝移植围术期体温监测方法

体温调节中枢通过接受腹腔脏器、胸内组织、骨髓、脑及表皮等部位的输入信号来调节体温，因此，不能以一个部位的温度作为体温测量的金标准。中心体温测量一般选择鼓膜、鼻咽、肺动脉及食管等部位。体温可用水银温度计、红外线体温计和热敏电阻温度计测定。

1.水银温度计 水银温度计价格便宜，使用时不需特殊仪器，但存在测量时间长及容易发生交叉感染，易碎不易管理，有破碎引起汞中毒的风险，因此不适用于麻醉管理中。

2.红外线温度计 红外线温度计包括红外线耳温计及红外线额温计，具有操作简单方便、自动化程度高、反应灵敏等优点，能够在数秒内测出人的体表温度。但额温计测量体温时，容易受环境温度的影响，因此测量时额温计探头与额头的距离应严格按照说明书执行，以减小测量误差。耳温计测量鼓膜温度，与中心体温有较好的相关性，但在使用过程中应注意到影响红外线快速耳温计测量准确性的因素，如外耳道不洁或耳垢太多、操作不当、探头位置不正确等，以保证测量结果的正确性。且红外线温度计只能间断测定，不能连续观察。

3.热敏电阻法 热敏电阻测量法可以连续测量，测温探头可以置于鼻咽、食管、腋窝、鼓膜、直肠、体表及脏器表面等部位，准确度较高。但各部位测量温度值存在差异。肺动脉内血液的温度可以反映核心体温，并以此作为金标准。但肺动脉导管价格较昂贵，具有一定的侵袭性，临床实践中不可能常规开展肺动脉导管检测，所以将食管内下 1/3 处的温度视作核心体温。鼻咽部紧邻颈内动脉，鼻咽温可准确反映脑部温度。鼻咽温测量可引起鼻黏膜损伤、鼻出血等，脑脊液鼻漏病人为相对禁忌。鼻咽温探头置入深度通常为外耳道到鼻孔距离。食道温度探头通常置于食管中下段三分之一处，食管温度近似于中心温度，可迅速反映心脏、大血管的温度变化。带测温探头的导尿管可直接测量膀胱温度，膀胱温度通常比食管温度高0.7℃。

（刘云霞　吴玉立）

第五节　呼吸功能监测

呼吸功能是人体生命功能之一，呼吸功能监测的目的就是评价肺部氧气和二氧化碳的交换功能及观察呼吸机制与通气储备是否充分有效。接受原位肝脏移植手术的患者大多数为终末期肝病患者，常伴有严重系统病理生理改变，如肝肺综合征等，加上肝脏移植手术本身的复杂性，尤其是经典非转流式的开展，对麻醉医师进行围术期呼吸功能监测提出更高要求。

一、动脉血气分析

呼吸系统的基本功能就是为人体提供正常而稳定的气体分压和酸碱度，包括 O_2、CO_2 和 pH，以维持正常的代谢和生理功能。围手术期各种因素均会影响患者内环境，而动脉血气分析就是一种目前最常用、最可靠、用于评估呼吸功能障碍和酸碱失衡的严重程度的检查手段。

（一）动脉血氧分压

通过动脉采血测定，用以评价肺泡的通气功能。动脉血氧分压（partial arterial oxygen pressure，PaO_2）是指在血液中呈物理状态下溶解的氧分压所产生的压力；正常氧分压在吸入氧浓度（fraction of inspiration oxygen，FiO_2）=0.21 时为：80～110mmHg。需要提及的是正常值随年龄而改变，一般每增加 10 岁，其平均值下降约 4mmHg（表4-7）。

肝移植手术时间长，为防止发生氧中毒，需要吸入混合氧，一般氧浓度在 50%～60%。但在无肝期、肺交换功能差、失血、氧供减少等情况下可以适当提高氧浓度，必要时可间断吸入纯氧。

表 4-7　正常人在标准大气压下呼吸空气时血气值

	年龄（岁）	动脉血	混合静脉血
pH		7.40	7.36
$PaCO_2$（mmHg）		40.0	46.0
PaO_2（mmHg）	20～29	84～104	
	30～39	81～101	
	40～49	78～98	
	50～59	74～94	
	60～69	71～79	

注：动脉血二氧化碳分压（arterial carbon dioxide partial pressure，$PaCO_2$）；动脉氧分压（arterial oxygen partial pressure，PaO_2）。

（二）动脉血二氧化碳分压

成人机体二氧化碳储量约为 100L，血液中只占 2%～3%，成人正常体温静息状态下的平均代谢生成 CO_2 速率为 200mL/min。动脉血二氧化碳分压正常值一般为 35～45mmHg。机体内碳酸氢根的分布改变和因此而引起的 PH 的改变均慢一步。动脉血气分析可反应机体 CO_2 产生-排出平衡及酸碱平衡的其他一些方面，应当在分钟通气量改变至少 20 分钟后（或更长的一段时间）抽血。动脉血和混合静脉血 $PaCO_2$ 差值正常约为 6mmHg；如果是在一条没有止血带的肢体上，这个差值可能降低，尤其是在使血液"动脉化"的麻醉状态下。肝移植术中，动脉血和混合静脉血 $PaCO_2$ 差值＞6mmHg，多提示心输出量不足，且可作为评估心输出量是否以清除机体 CO_2 的指标。

（三）肺泡气动脉血氧分压差

肺泡气动脉血氧分压差（alveolar arterial oxygen partial pressure difference，$AaDO_2$）是指肺泡气氧分压（alveolar oxygen partial pressure，P_AO_2）与 PaO_2 之差值。

正常值和临床意义：正常值吸空气时平均约为 1.3～2.0kPa（10～15mmHg），吸纯氧时约为 3.3～10.0kPa（25～75mmHg），但可受年龄因素的影响。$AaDO_2$ 是判断摄氧的标志，有助于了解低氧血症的病理生理改变，如有弥散障碍、通气与血流灌注比例失调时，除 P_AO_2 下降外，$AaDO_2$ 可增高，而通气不足的患者虽 PaO_2 下降，但 $AaDO_2$ 正常（表 4-8）。$AaDO_2$ 随年龄而增大，是灌注的通气和无通气的肺泡内氧合的综合效果。在机械通气时，评估低氧血症严重程度时，不能单独依据 PaO_2 绝对值进行判断，推荐使用 PaO_2/FiO_2 的比值。虽然也受 FiO_2 改变的影响，但较 $AaDO_2$ 轻。PaO_2/FiO_2 降低提示存在气体交换异常。正常情况下，PaO_2/FiO_2 大于 400mmHg。当气体交换能力下降时，PaO_2/FiO_2 下降。

表 4-8　$AaDO_2$ 与动脉低氧血症的原因

原因	PaO_2	（$AaDO_2$）空气	$AaDO_2$（$FiO_2>0.6$）
低通气	↓	-	-
V/Q 不匹配	↓		-
弥散功能障碍	↓		-
分流	↓		

二、脉搏血氧饱和度的监测

成人脉搏血氧饱和度（pulse oxygen saturation，SpO_2）监测是一种连续、无创监测脉搏波和动脉血氧饱和度的方法，测定血液在一定氧分压下，氧合血红蛋白（oxyhemoglobin，HbO_2）占功能性血红蛋白的百分比，即 $HbO_2/(Hb+HbO_2)\times100\%$。正常值为=95％。成人 SpO_2 90％～94％为氧失饱和状态（desaturation）；<90％为低氧血症（$FiO_2=0.21$）。SpO_2 和 PaO_2 的相关性表格见表 4-9。

及时有效地评价血氧饱和或失饱和状态，了解机体的氧合功能，以评价麻醉期间的氧合程度，为早期发现低氧血症提供了有价值的信息，可提高麻醉和呼吸治疗的安全性。当气管导管不慎滑出、呼吸梗阻、呼吸管理不当造成通气不足或吸入 N_2O 浓度过高致使 SpO_2 降低至预定标准下限麻醉者及时查找原因尽快处理。

表 4-9　SpO_2 和 PaO_2 的相关性

SpO_2（%）	99	98	97	96	95	94	90	80	70	60	50
PaO_2（mmHg）	159	110	92	81	74	69	57	44	37	31	27

三、呼吸末二氧化碳监测

指呼气终末期呼出的混合肺泡气含有的二氧化碳分压（end-tidal carbon dioxide partial pressure，$P_{ET}CO_2$）或二氧化碳浓度（end expiratory carbon dioxide concentration，$C_{ET}CO_2$）

值。$P_{ET}CO_2$ 为 35～45mmHg（4.67～6.0kPa）。$P_{ET}CO_2$ 监测可用来评价肺泡通气、整个气道及呼吸回路的通畅情况通气功能、循环功能、肺血流及细微的二氧化碳（carbon dioxide，CO_2）重复吸入情况。

（一）正常的呼气末 CO_2 波形

分四段：A～B 段，吸气基线，应处于零位，是呼气的开始部分；B～C 段，呼吸上升支，较陡直，为肺泡和无效腔的混合器；C～D 段，呼气平台，呈水平形，是混合肺泡气；D～E 段，呼气下降支，迅速而陡直下降至基线，新鲜气体进入气道（图 4-8）。

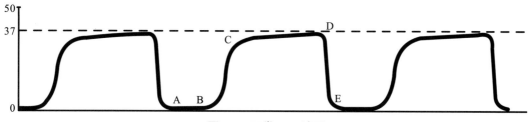

图 4-8 正常 CO_2 波形

（二）异常的呼气末 CO_2 波形

1.$P_{ET}CO_2$ 降低 主要是肺泡过度通气或输入肺泡的 CO_2 减少。主要有三种情形：①突然降到零附近：常常预示情况危急，如气管导管误入食道、导管连接脱落、完全的通气障碍或导管阻塞等。②呈指数降低：$P_{ET}CO_2$ 呈指数降低在短时间内发生，预示心搏骤停，其原因可能是生理性死腔通气增加或从组织中扩散到肺内的 CO_2 减少，致病因素包括失血、静脉塌陷性低血压、肺栓塞。③持续低 $P_{ET}CO_2$，没有正常的平台：一些特别的呼吸音（如喘鸣音、啰音）可说明肺排气不彻底，支气管痉挛或分泌物增多造成小气道阻塞；气道吸引纠正阻塞，有利于恢复完全的通气及正常的 CO_2 波形。④持续平台偏低：机械通气时，多提示过度通气，或者其他原因如生理性死腔引起 $AaDO_2$ 的增加。

2.$P_{ET}CO_2$ 升高 其主要生理意义是肺泡通气不足或输入肺泡的 CO_2 增多。①$P_{ET}CO_2$ 逐渐增加：机械通气时，$P_{ET}CO_2$ 的升高可能是与潮气量（Tidal volume，V_E）降低有关。V_E 降低可能的原因有：气道阻塞、呼吸机小量漏气、通气设置改变。在通气量稳定而 $P_{ET}CO_2$ 迅速升高时，应立即考虑恶性高热。②$P_{ET}CO_2$ 突然升高：任何能使肺循环的 CO_2 总量急剧升高的原因均可使 $P_{ET}CO_2$ 突然短暂升高，其原因包括静脉注射碳酸氢钠，主动脉钳夹后的释放。肝移植新肝期开始阶段 $P_{ET}CO_2$ 急剧上升主要是和纠正酸中毒应用碳酸氢钠和再灌注血流重建有关。

在肝移植时，若波形没有正常波形的四个部分，则意味着患者心肺系统、通气系统或供气系统有问题。由于对许多问题可做出预报，故判断不准确可能引起误诊或事故。影响 $P_{ET}CO_2$ 的因素包括 CO_2 量、肺换气、肺血流灌注及机械故障（表 4-10）。

表 4-10　影响呼末二氧化碳因素

	CO₂量	肺换气量	肺血流灌注	机械故障
$P_{ET}CO_2$ 升高	高代谢危象	换气不足	心排量增加	钠石灰变性
	恶性高热	支气管插管	血压急剧升高	气源故障
	甲亢危象	气道阻塞	通气管路故障	
	败血症	重复吸入	活瓣失灵	
	静注碳酸氢钠			
	松止血带			
	静脉栓塞			
$P_{ET}CO_2$ 降低	低温	过度换气	心排量减少	通气管路脱落
	呼吸停止	低血压	采样管漏气	
	气道阻塞	循环血量减少	通气回路失灵	
	导管误入食管	肺动脉栓塞		
		心搏骤停		

五、气道力学连续气道监测

连续气道监测（continuous airway monitoring，CAM）是近年来人们提出的新概念。采用旁气流（side stream spirmeter，SSS）技术，用 CAM 对患者通气压力、容量、流率、阻力和胸肺顺应性等指标进行动态观察，以顺应性环（pressure-volume，PV 环）和/或阻力环（flow-volume，FV 环）变化为主综合分析，对了解肺和气道力学的状态有着重要的临床价值（图 4-9）。

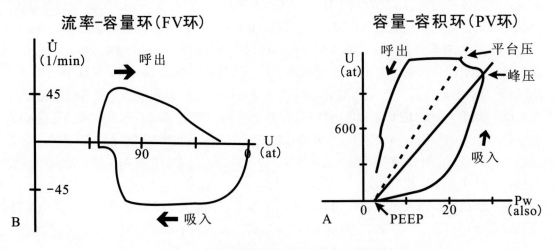

图 4-9　旁气流法术中 PV 环、FV 环测定

两图为同一呼吸的环形图。图中显示吸气峰压和平台压，实斜线和虚斜线分别代表动态顺应性和静态顺应性。

CAM 除了与其他同类监测仪提供相同的指标外，其突出特点是 PV 环和 FV 环的动态显示。通过连续监测可发现临床各种异常通气状况，如气管插管机械通气期间导管突然扭曲（PV 环增宽，FV 环缩小），导管阻塞或气管口径缩小（引起气道压增加，PV 环增宽；通气量减少，FV 环缩小），导管误入食道导管（PV 环宽大畸形，FV 环不规则的吸入和呼出部分，无气体交换），腹部牵拉过甚引起一侧肺压缩（PV 环宽大畸形，FV 环缩小，吸气受阻和呼气曲线延长）等。处理措施总原则为分析查找原因及时处理，如 PV 环斜率向右下倾斜，说明气道阻力增加肺顺应性下降；同一呼吸中的 FV 环缩小提示通气量减少，此时必须清理气道，纠正错误，针对性药物治疗。

六、血管外肺水的监测

血管外肺水是指肺内除血管内以外的其他所有液体，包括细胞内液、肺间质内液及肺泡内液。能直观反映肺水肿的存在及严重程度，为及时、准确地发现肺水肿提供依据。一般情况下细胞内液比较固定，肺间质内液及肺泡内液则容易变化，可反映肺水肿的严重程度，临床常用血管外肺水指数（extravascular lung water index，ELVI）表示，ELVI=EVLW（mL）/体重（kg），多数人的正常值在 3.0～7.0mL/kg，一般认为＞7.0mL/kg 提示存在肺水肿。目前测定 EVLW 的方法有、肺部超声法、双指示剂热稀释法、单指示剂热稀释法、双阻抗法以及比重法等。肺部超声 B 线的量化是评估患者血管外肺水的一种有效手段，且操作简单。比重法应用于动物实验，临床无法适用；双指示剂和双阻抗法准确性欠佳，且费用昂贵，临床上很少使用。近年来这些方法已被更先进单指示剂热稀释法替代。单指示剂热稀释法最常应用的是 PiCCO。PiCCO 是一种微创、连续、准确的血流动力学监测法，具有以下几个特点：第一，PiCCO 只需要中心静脉插管和外周动脉插管，这两条通路是危重患者经常使用的，比传统肺热稀释法的创伤性更低；第二，PiCCO 引入了 EVLW 指标的测定，能及时反映体液变化；第三，比传统肺热稀释法的使用成本低。

随着各种呼吸监测仪器的改进，监测的内容不断增多，方法日臻完善，精确性不断提高。肝移植围术期除了呼吸频率、呼吸幅度、潮气量等基本监测项目外，主要是动态监测患者的动脉血气分析、血氧饱和度、呼吸末二氧化碳和呼吸动力学，及时发现缺氧、二氧化碳蓄积问题，做出正确判断，适时地采取有效措施，以便进行良好的呼吸管理，从而保证肝脏移植手术的成功。

（刘云霞 孟令超）

第六节　肝移植麻醉肾功能检测

终末期肝病的患者常常合并肾功能异常，围术期容量剧烈变化、电解质及酸碱平衡紊乱同样会造成急性肾损伤的发生。术后早期急性肾功能衰竭是肝移植术后常见且严重的并发症，发生率 48%～94%，与肝移植术后死亡率密切相关。因此，术中肾功能监测和肾保护策略的制定尤为重要。

一、尿量及尿成分检查

1.尿量　肝移植术中，尿量检测是肾功能监测的最基本方式。如果术前肾功能无异常，持续尿量检测可反映血容量、心输出量和组织血流灌注的综合情况。术中采用精密尿袋测量每小时尿量，并按无肝前期、无肝期、新肝期分段计量，无肝期由于下腔静脉的阻断，肾静脉流出道受阻，绝大多数患者均出现少尿或无尿，一般于新肝期 30～60min 后尿量才逐渐恢复。术中的目标尿量为 1mL /（kg·h），当尿量<0.5mL /（kg·h）时，应采取积极措施来维持肾脏的有效灌注压。

2.尿成分检查

（1）尿色：深黄色尿多为尿液浓缩所致；血尿提示可能并发肾结核、尿路结核、急性肾炎、尿路损伤或出血性疾病；脓尿或菌脲多提示出现泌尿系感染如肾盂肾炎、膀胱炎等；胆红素尿多见于阻塞性黄疸或肝细胞性黄疸。

（2）尿比重：正常值为 1.015～1.025 之间。高比重尿多见于心力衰竭、发热等引起的肾前性少尿，或者并存糖尿病、急性肾小球肾炎、肾病综合征等疾病。低比重尿多见于急性肾小管坏死、急慢性肾衰竭、尿崩症等疾病，造成肾实质破坏，形成比重低而固定的等渗尿。

（3）尿的渗透压：正常参考值为 600～1000mOsm /（kg·H_2O），最大范围 40～1400mOsm /（kg·H_2O）。尿渗量在 300mOsm /（kg·H_2O）时称为等渗尿；高于血浆渗量表示尿液已经被浓缩，此时可称为高渗尿；低于血浆渗量表示尿液已被稀释，此时可称为低渗尿。慢性肾盂肾炎、多囊肾等肾间质性病变、急性肾小管坏死、慢性肾炎合并肾小管病变时尿渗量可以降低。

（4）尿蛋白：正常人尿蛋白定性试验为阴性，定量试验尿 30～130mg/24h。尿蛋白定性试验为阳性者，称为蛋白尿。尿蛋白定量为（+）的患者，可为发热、受寒、体位变动或精神紧张等生理性因素引起，尿蛋白定量为（++）以上的患者，通常表示肾小球发生了器质性病变。若尿白蛋白正常或轻度异常，表现为尿 β_2-微球蛋白（β_2-microglobulin，β_2-MG）升高，则反映肾小管重吸收和分解代谢功能障碍。β_2-MG 比 BUN 及 Cr 更早、更灵敏地反映了肾功能损害。

二、肾小球滤过功能

1.血尿素氮（blood urea nitrogen，BUN） BUN 主要是经肾小球滤过而随尿排出，当肾实质受损时，肾小球滤过率降低，致使血中浓度增加，因此临床中常用血清尿素氮来评价肾小球的滤过功能。BUN 的正常值为 1.79～7.14mmol/L，轻度异常为 7.5～14.26mmol/L，中度异常为 14.64～25mmol/L，重度异常为 25.35～35.7mmol/L。肾功能轻度受损时，BUN 可无变化，只有当有效肾单位的 60%～70% 已受到损害时，才表现为 BUN 的升高。因此血尿素氮测定不能作为肾脏疾病的早期功能测定的指标，但对肾功能衰竭，特别是尿毒症的诊断有特殊价值。其增高的程度与病情的严重程度成正比，故对病情判断和预后的评估有重要意义。

通常情况下，肾脏疾病、肾前或肾后因素引起尿量显著减少或无尿、体内蛋白质分解过多等原因都会引起 BUN 的升高。肝移植患者术前合并慢性肾炎、肝肾综合征等疾病也可表现为 BUN 升高，但 BUN 还受机体蛋白摄入量、分解水平、肾血流等因素影响，某些药物也会影响其测定，氨基水杨酸、四环素、磺胺等使之升高，维生素 C（vitamin C，VitC）、左旋多巴、链霉素等使之降低。因此，单纯 BUN 升高不能断定肾脏已受到严重的损伤，需要结合血肌酐（creatinine，Cr）、尿量、尿常规等其他重要指标联合诊断。

2.血肌酐 Cr 由外源性和内源性两类组成。每天 Cr 的生成量是相对恒定的。血中 Cr 主要由肾小球滤过排出体外，而肾小管基本上不重吸收且排泄量较少，在外源性 Cr 摄入量稳定的情况下，其血中的浓度取决于肾小球滤过能力，当肾实质受损时，肾小球滤过率降低到临界点，肌酐清除率降低，血中 Cr 浓度就会急剧上升，故测定血中 Cr 浓度或 24h 内生肌酐清除率可作为评价肾小球滤过功能的指标之一。Cr 的正常值通常为：成人男性 53～106umol/L；成人女性 44～97μmol/L。24h 内生肌酐清除率的正常值为 80～100mL/min，轻度异常为 51～80mL/min，中度异常为 21～50mL/min，重度异常为 <20mL/min。

急性肾小球肾炎、慢性肾小球肾炎引发肾小球滤过功能减退时，由于肾的储备力和代偿能力很强，故肾小球受损的早期或轻度损害时，血中 Cr 浓度可正常，只有当肾小球滤过功能下降到正常的 1/3 时，血中 Cr 才显著升高。因此，血中 Cr 的正常并不代表肾小球滤过功能的正常，不能反映肾小球早期受损的程度。肾性或肾前性急性肾衰竭均会导致 Cr 的升高，但通常肾源性肾衰竭的 Cr 会超过 200μmol/L，而心力衰竭等非肾源性肾衰竭所致的 Cr 升高往往不超过 200μmol/L。

在临床应用中，血肌酐和血尿素氮同时测定更有意义。如两者同时增高，表示肾功能已经严重受损。如果 Cr 超过 200μmol/L，病情继续恶化，则有发展为急性肾衰竭尿毒症期的风险；超过 400μmol/L，预后较差。如仅有 BUN 升高，而 Cr 在正常范围内，则可能是身外因素引起，如消化道出血或尿路梗阻等。Cr 主要反映肾小球滤过功能，多在晚期或肾严重损害时才有变化，常用于氮质血症或尿毒症的诊断。

3.胱抑素 C（Cystatin C，Cys C） Cys C 前称半胱氨酸蛋白酶抑制剂 C，机体内所有有核细胞均可产生，且产生率恒定。循环中的 Cys C 仅经肾小球滤过而被清除，是一种反映肾小球滤过率变化的内源性标志物，并在近曲小管重吸收，但重吸收后被完全代谢分解，不返回血液，因此，其血中浓度由肾小球滤过决定，而不依赖任何外来因素，如性别、年龄饮食、体表面积、肌肉量等，也不受大多数药物以及炎症感染、肿瘤及肝功能等因素的影响，是一种反映肾小球滤过率变化的理想同源性标志物。

正常情况下，Cys C 在血清和血浆中的浓度为 0.51～1.09mg/L（参考范围）。当肾功能受损时，Cys C 在血液中的浓度随肾小球滤过率变化而变化。肾衰时，肾小球滤过率下降，Cys C 在血液中浓度可增加 10 多倍；若肾小球滤过率正常，而肾小管功能失常时，会阻碍 Cys C 在肾小管吸收并迅速分解，使尿中的浓度增加 100 多倍。肝硬化伴肾功能损伤时血浆体积明显降低，因此早期发现患者肾功能受累极其重要，可防止肝肾综合征的发生。Cys C 诊断的敏感性高，可作为鉴别肝硬化患者肾功能正常或轻度受损的敏感指标。值得注意的是，肿瘤、HIV 感染患者中也发现血 Cys C 升高，因此也需要重视鉴别诊断。

4.β_2-微球蛋白（Beta-2-microglobulin，β_2-MG）　　血 β_2-MG 是一种低分子蛋白质，正常值为 1.0±4.6ug/mL，肾清除率为 22～60ug/mL。血 β_2-MG 表示肾小球损伤，肾小球滤过率减低。尿 β_2-MG 增高反映肾小管重吸收和分解代谢功能障碍。发生急性肾损伤时，β_2-MG 比 BUN 及 Cr 更早地出现指标的升高。急性肾炎患者血 β_2-MG 阳性率低，慢性肾炎患者血 β_2-MG 阳性率高，因此在临床上也可以作为急、慢性肾炎的鉴别诊断方法之一。

三、尿液酶检查

肾小管上皮细胞含有丰富的酶，通常状态下因分解代谢可有少量酶随尿液排出，而当肾小管受损害时尿酶的排出量会大幅增加。因此，尿液酶的测定常作为肾小管损害的指标而在临床中广为应用。

尿酶的种类很多，临床上用于肾脏疾病诊断的尿酶大致有以下几种：①氧化酶，如乳酸脱氢酶（LDH）；②水解酶，如碱性磷酸酶；③转换酶，如 γ-谷氨酰转肽酶。

（刘云霞　庞文广　于　辉）

第七节　肌松监测

一、肌松监测的意义

除表浅腹壁手术外，其他腹部手术均要求肌肉松弛。肌松药有较大的个体差异，且全身不同肌群对肌松药的敏感性不同，术中不同阶段对肌肉松弛程度要求也不同，术中使用肌松监测仪监测肌松药作用能够：①决定气管插管和拔管时机；②维持适当肌松，满足手术需求，保证手术各阶段顺利进行；③指导使用肌松药的方法和追加肌松药的时间；④节约肌松药用量；⑤决定肌松药逆转的时机及拮抗药的剂量；⑥预防肌松药的残余作用所引起的术后呼吸功能不全，指导麻醉期间肌松药的合理应用，特别是在一些特殊人群。肝肾功能障碍患者围术期的病理生理状态变化具有一定的特殊性和复杂性。终末期肝病导致全身衰弱、多脏器功能障碍和酸碱、水电解质异常，影响麻醉药物的药代动力学和药效动力学特性。且与普通手术不同，肝移植术中肌松药的代谢要经历无肝前期、无肝期及新肝期等三个时相。肝移植患者术前肝功能往往处于终末期，药物代谢速度减慢；无肝期肝脏缺如，药物代谢完全依赖肝外组织，代谢速度可能进一步减慢；新肝期待新肝逐渐发挥功能，药物代谢速度可能逐渐恢复至接近或超过无肝前期水平。因此，监测肌松药需要量还可反映新植入肝脏的功能恢复情况。有研究表明，新肝期罗库溴铵的需要量逐渐恢复，维持在略高于无肝期水平，新肝期罗库溴铵需要量持续下降的患者，在术后均被发现肝功能不良。但也有研究认为罗库溴铵不能反映新肝功能。肌松药在肝移植患者中应用时，应注意肌松药的种类，代谢特点、术前肝功能状态和手术不同时相的代谢特点，合理用药。此外，肝移植手术时间长、切口大，术中需要充分的肌松，受患者肝功能影响术后肌松恢复差异性大，仅依靠临床体征及经验判断患者的肌松药用量及恢复程度是不可靠的。

此外，许多生理及病理因素影响肌松药在体内的分布、消除、神经肌肉接头对肌松药的敏感性，术中许多药物的相互作用也可能影响肌松药的起效、强度和时效，因此在肝移植术中具备条件的情况下行肌松监测是十分必要的。

二、肌松监测的方法

目前，临床上监测肌松药的最佳方法是使用肌松监测仪。生理学原理已经阐明，在神经肌肉功能完整的情况下，用电刺激周围运动神经达到一定刺激强度（阈值）时，肌肉就会发生收缩产生一定的肌力。单根肌纤维对刺激的反应遵循全或无模式，而整个肌群的肌力取决于参与收缩的肌纤维数目。如刺激强度超过阈值，神经支配的所有肌纤维都收缩，肌肉产生最大收缩力。临床上用大于阈值 20% 至 25% 的刺激强度，称为超强刺激，以保证能引起最大的收缩反应。给予肌松剂后，肌肉反应性降低的程度与被阻滞肌纤维的数量呈平行关系，保持超强刺激程度不变，所测得的肌肉收缩力强弱就能表示神经肌肉阻滞的程度。

目前临床上常用的电刺激模式有：单次刺激、强直刺激、四个成串刺激、强直刺激后单刺激肌颤搐计数和双短强直刺激等。不同电刺激模式具有不同的意义，四个成串刺激（train-of-four stimulation，TOF）又称连续四次刺激，用于评价阻滞程度，是临床应用最广的刺激模式。其间隔 0.5 秒连续发出四个超强刺激（即 2Hz），通常每 10～12 秒重复一次。四个成串刺激分别引起四个肌颤搐，记为 T1、T2、T3、T4，观察其收缩强度以及 T1 与 T4 间是否依次出现衰减，根据衰减情况可以确定肌松剂的阻滞特性、评定肌松作用。T1 的价值等同于单次刺激，可测定起效时间，决定插管时机、追加肌松药时机以及拮抗时机。肌颤搐抑制 90% 以上可顺利完成气管内插管和大部分腹部手术。术中一般要求肌颤搐维持在术前对照值的 5%～10% 以下，超过 25% 临床上表现为肌紧张。拮抗非去极化肌松药作用一般应在肌颤搐恢复到 25% 以上才进行。但单次刺激敏感性差，当突触后膜受体被肌松药占据 75%时肌颤搐才开始降低，且不能区分阻滞的性质以及无法评价肌松残余。四个成串刺激第四个刺激产生的反应振幅除以第一个刺激产生的反应振幅得到 TOF 比率（T4/T1），可反应衰减的大小。神经肌肉兴奋传递功能正常时 T4/T1 接近 1.0；非去极化阻滞不完全时出现衰减，T4/T1＜1.0，随着阻滞程度的增强，比值逐渐变小直至为 0。阻滞进一步加深，由 T4 到 T1 依次消失。而非去极化肌松剂作用消退时，T1 到 T4 按顺序出现。去极化阻滞通常不引起衰减，T4/T1 为 0.9～1.0。但若持续使用去极化肌松剂，其阻滞性质由 I 相转变为 II 相时，该值逐渐变小。如 T4/T1＜0.70，提示可能发生 II 相阻滞；T4/T1＜0.50 时，提示已发生 II 相阻滞。非去极化阻滞时，当 T4 消失约相当于单刺激对肌颤搐抑制 75%，阻滞进一步加深，T3、T2、T1 依次消失时，这时分别相当于单刺激肌颤抑制 80%、90%和 100%。

过去认为肌张力恢复至 T4/T1＞0.75 时提示肌张力已充分恢复，但进一步临床监测结果证明 T4/T1＜0.9 时仍有肌松残余，咽肌的正常功能尚未恢复，机体对低氧的通气调节功能仍受到损害，后者与颈动脉体化学感受器的乙酰胆碱受体被部分阻滞有关。

（石屹巍　庞文广　乔南南）

参考文献

[1]DHAR RAJAT，YOUNG G BRYAN，MAROTTA PAUL.Perioperative neurological complications after liver transplantation are best predicted by pre-transplant hepatic encephalopathy [J].Neurocrit Care，2008，8：253-258.DOI：0.1007/s12028-007-9020-4.

[2]JOHN F BUTTERWORTH，DAVID C MACKEY，JOHN D WASNICK. Morgan & Mikhail's Clinical Anesthesiology. Fifth Edition[M]. McGraw-Hill Education，2013：P575-588

[3]邓小明，姚尚龙，于布为，等.现代麻醉学[M].北京：人民卫生出版社，2014.

[4]黑子清.肝脏移植麻醉学[M].广州：中山大学出版社，2006.

[5]包萌萌，吴安石.围术期脑电及脑氧饱和度监测的研究进展[J].中华麻醉学杂志，2022，42（3）：379-384. DOI：10.3760/cma.j.cn131073.20220125.00330.

[6]佘守章.围术期呼吸功能监测的进展[J].临床麻醉学杂志，2007，23（7）：588-510.

[7]柯宏，梅丽君，杨品玉.麻醉中呼吸功能监测管理的重要性.中华医学研究杂志[J]，2009，3（15）：184-185.

[8]王澄、张晓矗.血管外肺水和胸腔内血容量参数的监测及临床意义[J].中华危重病急救医学，2013，25（5）：319-320.

[9]张昊，刘大为.血管外肺水与肺血管通透性的监测及临床应用[J].中国医刊，2014，49（5）：30-33.

[10]黄诗倩，夏海发，姚尚龙，等.全身麻醉后肌松残余的研究进展[J].临床麻醉学杂志，2020，36（12）：1226-1228.

第五章 肝移植麻醉管理

第一节 无肝前期麻醉管理

一、麻醉方法及药物选择

全身麻醉或全身麻醉联合区域神经阻滞均可用于肝脏移植手术。考虑到终末期肝病患者常伴凝血功能障碍，联合椎管内阻滞仍需全面评估后谨慎选择。在满足镇静、镇痛、肌松等基本条件下，联合麻醉能有效减轻手术应激，减少阿片类药物及丙泊酚用量。肝脏移植患者多合并呼吸功能受损，麻醉诱导前应充分预给氧。多数肝移植患者伴有大量腹水，胃内压增高，且终末期肝病患者胃排空延迟，并多数伴有肠胀气，反流误吸风险增加。因此，所有肝移植患者诱导须视为饱胃情况，诱导前须准备好吸引设备，并按压环状软骨行快速序贯诱导。

丙泊酚是最常用的静脉麻醉药物之一，其优势主要为起效时间短、苏醒迅速且完全、持续给药情况下较少蓄积等。丙泊酚在肝脏缺血-再灌注损伤中具有保护作用，且对改善门静脉阻断后缺血再灌注损伤作用强于异氟醚。依托咪酯对血流动力学影响小，可安全用于肝移植诱导，尤其适用于合并冠心病或心脏功能受损患者。常用于麻醉维持的吸入麻醉药包括异氟醚、地氟醚、七氟醚等，体内代谢率较低，均可安全应用于肝移植。七氟醚对受者的器官保护作用并不弱于丙泊酚，但需注意其 MAC 值低于肝功能正常者。神经肌肉阻滞剂：罗库溴铵因其起效快而可用于麻醉诱导，而阿曲库铵和顺式阿曲库铵在人体内主要经过 Hoffman 降解，代谢较少依赖于肝脏，故术中肌松维持可优先选择。阿片类药物：舒芬太尼镇痛效果强于芬太尼，血流动力学更稳定，但二者代谢均依赖于肝功能，大剂量使用芬太尼将对肝功能产生损害。瑞芬太尼起效快，作用时间短，消除不依赖肝脏，其药代动力学在肝脏移植受体中并未发生明显变化，与其他芬太尼类似物明显不同，瑞芬太尼还可减轻肝脏的缺血-再灌注损伤，近年得到广泛应用。

二、本中心诱导方案及流程

患者入室后，开放外周静脉，应尽量在上肢建立一条不小于 16G 的外周静脉通路。术中至少建立一条膈肌水平以上双腔或三腔中心静脉通路，所有通路输液速度总和应不小于 500mL/min。常规连接心电监护、血氧、无创血压以及 BIS 监测，吸氧同时进行麻醉诱导，缓慢静脉注射给药。

（1）镇静药：咪达唑仑 0.05mg/kg。

（2）麻醉性镇痛药：舒芬太尼 0.2～0.4μg/kg。

（3）静脉麻醉药物：丙泊酚 1～2mg/kg 或依托咪酯 0.15～0.3mg/kg。

（4）神经肌肉阻滞剂：顺式阿曲库铵 0.2mg/kg。

终末期肝病患者外周血管阻力低，且容量相对不足，麻醉诱导时可能出现长时间严重低血压。因此，麻醉诱导时应缓慢注药，积极补液，常需使用小剂量血管活性药物（如去氧肾上腺素）来维持血压。患者达到适当麻醉深度后完成气管插管，采用静吸复合进行麻醉维持，保证足够麻醉深度（BIS：40～60）。常用麻醉维持药物及剂量：舒芬太尼 0.1～0.2μg /（kg·h），丙泊酚 8～12mg /（kg·h），顺式阿曲库铵 0.1～0.2mg /（kg·h），七氟烷 1%～3%。根据患者具体情况决定是否在诱导前完成桡动脉以及深静脉置管，用于血流动力学监测。

三、呼吸模式选择

肺保护性通气策略是指在维持机体充分氧合的前提下，为防止肺泡过度扩张和萎陷，减少呼吸机相关性肺损伤（VILI），从而保护和改善肺功能、减少肺部并发症及降低手术患者死亡率的呼吸支持策略。主要方法包括小潮气量、个体化适度呼气末正压（PEEP）、间断肺复张、低吸入氧浓度百分比（FiO_2）、液体通气疗法、俯卧位通气等。

1.小潮气量通气模式 肝肺综合征患者术前常合并急性肺损伤、急性呼吸窘迫综合征、间质性肺水肿，患者炎性细胞释放造成肺泡通透性改变，透明膜形成加重肺顺应性降低。不当的术中机械通气方式，其本身可引起肺损伤，也可加重急性肺损伤，造成急性呼吸窘迫综合征。

近年研究显示，传统肺通气策略采用较高水平的潮气量（10～15mL/kg）易导致肺泡过度膨胀，引起通气肺损伤，包括气压伤、容积伤和萎陷伤等。肺部是炎症细胞激活和聚集的重要场所，在发生急性肺损伤时，大量炎症细胞在肺内聚集、激活，并释放大量炎性介质，导致肺组织损伤。肺间质细胞可释放炎性介质，在应用传统潮气量实施机械通气或肺泡过度膨胀时，肺泡上皮细胞受到机械牵拉产生炎症因子，进一步加重肺损伤；气压伤不仅可引起肺组织局部炎症反应，加重肺损伤，还可导致炎症介质向体循环释放，介导全身炎症反应，引起多器官功能障碍综合征，更不利于肝移植患者术后肝功能恢复。

肺容积明显降低是急性呼吸窘迫综合征最重要的病理生理特征。严重急性呼吸窘迫综合征患者能参与通气的肺泡仅占 20%～30%，因此，应用常规潮气量进行机械通气时，必然引起肺泡过度膨胀和通气肺损伤。

小潮气量通气和允许性高碳酸血症是最重要的肺保护性通气措施之一。小潮气量通气可降低肺通气驱动压，是肺保护性通气策略的基础。目前推荐使用 6～8mL/kg 潮气量。2019 欧美多中心指南高级别推荐，建议 ARDS 患者潮气量≤6mL/kg 或尽量使吸气平台压不超过 30cmH_2O。低潮气量可能导致动脉二氧化碳分压升高及允许性高碳酸血症，允许性高碳酸血症可降低急性呼吸窘迫综合征患者吸气末平台压，避免肺泡过度膨胀，具有肺保护作用。但要注意 $PaCO_2$ 上升速率应<10mmHg/h、$PaCO_2$<65mmHg，同时维持血

pH 值＞7.20。吸气末平台压反映肺泡跨壁压，当平台压＜30cmH$_2$O 时，有利于防止肺损伤。

2.呼气末正压通气（PEEP）

1）呼气末正压通气的应用机制：肝移植期，供肝内存在大量炎性介质引起肺水肿和炎性介质释放，蛋白酶释放到肺泡腔内中断肺泡膜表面活性物质，引起急性肺泡-毛细血管损伤，往往会继发急性呼吸窘迫综合征。

急性呼吸窘迫综合征早期因大量萎陷肺泡存在，表现为肺吸气相静态 P-V 曲线上顺应性的一个突然转折。一般以准静态 P-V 曲线低位转折点压力高 2.0～3.0cm H$_2$O 作为最佳呼气末正压。最佳呼气末正压的应用使肺保护性通气策略趋于完善。研究证实，肺保护性通气策略组（小潮气量+最佳呼气末正压）患者肺泡灌洗液中肿瘤坏死因子 α、白细胞介素 1-β 和白细胞介素 6 水平明显降低，而传统通气策略组肺泡灌洗液中炎症介质的浓度进行性升高。

呼气末正压可恢复膨胀不全的肺泡，因此降低肺内分流。呼气末正压也增加开放肺泡呼气末容量，因此增加死腔量和改变通气/灌流比异常。通气诱发肺损伤可引起肺泡过度膨胀和其他肺泡不张，最理想呼气末正压可使不张肺泡膨胀，同时避免过度膨胀。呼气末正压（3～5cm H$_2$O）避免局部肺不张，高水平呼气末正压可增加气压伤和减少静脉回流，引起低血压。

呼气末正压可增加胸内压及右心后负荷，使外周和右心静脉压差减少。机体通过增加外周静脉毛细血管收缩，增加静脉旁路阻力，维持外周和中心静脉压差和回心血量；同时通过心脏变频和变力作用，保证心脏泵血功能。但肝移植患者心血管代偿功能减弱，较高呼气末正压可明显增加心血管负担，使心脏泵血功能下降，氧输送降低。临床实践发现，术中呼气末正压低于 5mmHg 时对循环影响较小。呼气末正压为 0.49kPa（5cmH$_2$O）时，肺功能残气量可增加 500mL。随着陷闭的肺泡复张，肺内动静脉血分流降低，通气/血流比例和弥散功能亦得到改善，并对血管外肺水分布产生有利影响，提高肺顺应性，降低呼吸功。动脉血氧分压和动脉血氧饱和度随呼气末正压的增加不断提高，在心排出量不受影响前提下，全身氧运输量增加。动物实验证明，呼气末正压从零增至 0.98kPa（10cmH$_2$O），肺泡直径成正比例增加，而胸腔压力变化不大；当呼气末正压＞0.98kPa，肺泡直径变化趋小，呼气末正压＞1.47kPa（15cmH$_2$O），肺泡容量很少增加，反使胸腔压力随肺泡压增加而增加，影响静脉血回流，尤其在血容量不足，血管收缩调节功能差的情况下，将会减少心输出量。所以过高的呼气末正压虽能提高动脉血氧分压和动脉血氧饱和度，往往因心输出量减少，反而影响组织供氧。过高呼气末正压亦会增加气胸和纵隔气肿的发生率。最佳呼气末正压应是动脉血氧饱和度达 90%以上，而吸入氧浓度降到安全限度的呼气末正压水平（一般为 1.47kPa）。患者在维持有效血容量、保证组织灌注条件下，呼气末正压宜从低水平 0.29～0.49kPa（3～5cm H$_2$O）开始，逐渐增加至最适呼气末正压，如呼气末正压＞1.47kPa（15cm H$_2$O）、动脉血氧饱和度＜90%时，可以短期内（不超过 6h 为宜）增加吸入氧浓度，使动脉血氧饱和度达 90%以上，并应当进一步寻找低氧血症难以纠正的原因加以克服。当病情稳定后，逐步降低吸入氧浓度至 50%以下，然后再降呼气末正压至≤0.49kPa（5cmH₂O），以巩固疗效。

肝移植围术期应在正压通气的基础上尽早使用呼气末正压开放小气道，逆转肺功能余气量的降低，从而达到治疗低氧血症的目的。呼气末正压的使用应从 3cmH₂O 开始，每 30min 观察氧合（动脉血氧分压/吸入氧浓度）的改善情况，如无改善，每次呼气末正压增加 2.0～3.0cm H₂O，继续观察直至获得理想的呼气末正压值（维持动脉血氧分压/吸入氧浓度大于 300mmHg）。

2）最佳 PEEP

（1）最佳 PEEP 的定义：能达到最佳气体交换和最小循环影响的 PEEP 为最佳 PEEP。

（2）设定最佳 PEEP 的常用方法包括：①最佳氧合法：开始设置 PEEP3～5cmH₂O，根据氧合情况每次增加 2～3cmH₂O，在 $FiO_2 \leq 0.6$ 时能满足 $PaO_2 \geq 60mmHg$ 或 $PaO_2/FiO_2 \geq 300mmHg$ 的 PEEP 为最佳 PEEP；② P-V 曲线法：以 P-V 曲线吸气支的地位拐点上 2cmH₂O 作为最佳 PEEP；③最佳顺应性法：手法肺复张后，从高值逐渐降低 PEEP，确定可获得最佳肺顺应性（CRS）的 PEEP；④临床经验判断法：采用容量控制通气（VCV）时，增加 PEEP 后呼吸末气道压不升反降，则说明塌陷肺泡被打开，单位肺泡压力降低；采用压力控制通气（PCV）时，增加 PEEP 后潮气量不减反增，则说明此压力下更多肺泡被打开参与通气，达到最佳 PEEP。

3.肺复张 肺复张是重新开放无通气或通气不足的肺泡而采取的增加跨肺压的过程，可有效改善氧合和呼吸系统顺应性。

（1）适应证：SpO_2 持续低于 94%，氧合不佳时；患者与呼吸回路脱开后；有创机械通气 $FiO_2 > 0.5$ 才可达到氧合目标时。

（2）禁忌证：血流动力学不稳定；颅内压增高；肺大泡、哮喘、支气管胸膜瘘、严重肺水肿等。

（3）并发症：气胸、心律失常、低氧血症、血流动力学波动导致的心血管事件等。

（4）肺复张方法：以往常采用手法肺复张，但该方法不能维持较长时间正压通气，在转换为机械通气后，复张效果很快消失，导致肺泡再次塌陷，因此目前推荐机械通气肺复张，其常用方法包括：①肺活量法：持续正压通气（CPAP）35～50cmH₂O，持续 20～40s；②压力控制法：PCV 时，保持吸气压与 PEEP 差值不变，每 30s 递增 PEEP 5cmH₂O，直到 PEEP 达 30cmH₂O，持续 30s，恢复基础通气；③容量控制法：VCV 时，根据预计体重从潮气量 6～8mL/kg 和 I：E=1：1 开始，每 3～6 次呼吸递增 4mL/kg 的潮气量，直至 Pplat 达 30cmH₂O，在此水平上再进行 3～6 个循环呼吸后，即可达到充分的肺复张，然后降低潮气量。

4.通气方式的选择与优化 补偿性通气策略：潮气量补偿尤其适用于婴幼儿，其动态调节能改善肺顺应热。压力控制-容量保证通气模式（PCV-VG）可通过恒定压力提供减速气流，对于预设潮气量采用最小正压，降低高呼吸末气道压导致的潜在气道和肺泡损伤的同时，又能保证肺泡有效通气和换气。

四、麻醉监测的选择

肝脏移植麻醉过程要求对各项生命体征、凝血功能和内环境等指标进行实时或连续监测。所有有创监测的建立必须严格遵循无菌操作原则。其中常规监测项目包括：① 5-导联心电图；②连续动脉压力监测；③脉搏血氧饱和度（SpO_2）；④中心静脉压（CVP）；⑤呼末二氧化碳（$ETCO_2$）；⑥氧浓度及吸入麻醉药浓度监测；⑦中心体温；⑧血气分析（pH 值、电解质、血红蛋白、血乳酸、血糖及 BE 值等）；⑨凝血功能监测（Sonoclot 凝血功能或血栓弹力图监测）；⑩肺动脉压（PAP）和肺动脉契压（PCWP）；⑪连续心排量监测；⑫麻醉深度监测（BIS 及 Narcotrend 等）。除此之外，还可根据患者和手术情况选择一些非常规监测手段对重要脏器的结构和功能状态进行评估：①经食管超声心动图监测可用于评估心脏功能和瓣膜状态，还可指导容量管理和血管活性药物的使用；②脑组织氧饱和度监测（$SctO_2$）通过监测脑组织微脉管水平的血氧饱和度来反映脑组织氧的供需平衡，对于术中失血较多和循环不稳定的患者可选择连续监测 $SctO_2$，避免出现脑缺氧；③术中多普勒肝血流监测可早期发现移植肝脏的血管吻合口狭窄和血栓形成等异常情况，防止出现术后严重血管并发症。肝移植麻醉期间监测越全面越好，同时也要做到个体化监测，及时调控重要器官功能并保持受者内环境稳定。

五、腹水引流管理

晚期肝硬化患者常合并大量腹水，患者开腹后大量引流腹水导致腹内压显著降低，可能出现循环不稳定，此时需根据血流动力学监测结果做出相应处理。大量腹水引流的处理分为两个主要阶段：腹水引流期和腹水引流后期。①在腹水引流前或初始阶段，主要依靠使用血管活性药物如多巴胺 $2\sim3\mu g /(kg\cdot min)$，随着引流量的增多可逐渐增加多巴胺剂量，必要时合并使用去甲肾上腺素。在腹水引流期间应谨慎补充血容量，初始扩容速度应缓慢或维持匀速，并应维持适当的麻醉深度。②腹水引流后期：患者腹压明显降低后，常出现有效血容量不足的表现，应增加补液量和补液速度。扩容液体以胶体为主，常用的胶体有：①白蛋白 $1\sim2g/kg$，常用浓度为 5%的白蛋白溶液。术中使用 $50\sim100g$ 白蛋白对稳定循环和改善肾血流灌注均有益处；②新鲜冰冻血浆：腹水引流时补充新鲜冰冻血浆不但可以维持有效血容量，而且可以改善凝血功能，有助于逐步减少血管活性药物的用量。因此，腹水引流管理的主要原则是：腹水引流初始阶段主要依靠血管活性药物维持循环稳定，然后逐步减量；腹水引流后期阶段主要依靠扩容治疗，系统分析循环监测结果，逐步对血管活性药物减量的同时维持循环稳定；将尿量的变化作为容量监测的重要指标。

六、容量监测与管理

肝移植受者多为肝硬化和肝功能衰竭患者，水钠潴留明显，术中采取限制性补液 $[5mL /(kg\cdot h)]$ 策略能减少肝移植术后肺部并发症的发生，术后 3d 内的容量负平衡也有助于改善术后早期肺功能。术中以每搏量变异指数（SVV）、脉压变异率（PPV）等指标为导向，必要时给予 200～250mL 液体快速扩容即可满足大部分患者的容量需求。采取目标导向液体治疗可对术中液体进行精准管理，减轻容量负荷的同时避免在实施低中心静脉压过程中心输出量的过度降低，还有助于减少术后机械通气时间及肠梗阻发生率。对于液体种类的选择，应采取"胶体为主、晶体为辅"的方法。一般的做法是使用复方醋酸钠和碳酸氢钠林格液等平衡液以背景速度维持，而容量不足时以白蛋白等胶体液短时间内快速扩容。生理盐水因其带来高氯性酸中毒和高钠血症而不推荐用于肝脏手术。复方乳酸钠虽临床应用广泛，但仍需注意由此所导致的高乳酸血症，可考虑使用不含乳酸的醋酸林格式液等其他平衡液。碳酸氢钠林格液因其含有碳酸氢根，有利于维持酸碱平衡。选择聚明胶肽等人工胶体时应警惕其肾毒性和导致稀释性凝血功能障碍的可能性，应全面评估后谨慎使用。

七、低中心静脉压（LCVP）技术

LCVP 技术可以在一定程度上减少出血量。LCVP 技术在肝脏手术中应用日趋增多，终末期肝病的患者常合并有明显的门脉高压症状，因此通过 LCVP 达到增加肝静脉回流，减轻肝脏淤血，减少术中分离肝门和肝上、肝下下腔静脉时的出血量。病肝分离期 CVP 可控制在 3～4cmH$_2$O 或降至原有 CVP 基础值的 40%左右，可促进血液由肝静脉向腔静脉回流，减轻肝窦内压力，在不影响肾功能的同时可有效降低无肝前期游离肝脏时的出血量及血乳酸水平，有助于在门脉开放后对肝功能的保护。而在新肝期 CVP 维持于 8cmH$_2$O 能有效降低门脉血流速度从而避免门脉高灌注。故建议根据手术不同阶段采取不同的 CVP 维持策略，无需全程采 LCVP 技术，切肝关键步骤完成后可进行适当的液体复苏。控制性降低 CVP 的方法包括限制性输液、阿片类药物加深麻醉、使用硝酸酯类血管扩张药及降低潮气量等，上述措施通过直接调控容量或改变血管内径与胸腔跨壁压而降低 CVP。肝移植围手术期尤其在病肝分离阶段采用 LCVP 处理技术时一定要具备快速扩容条件，如大口径的静脉通道和快速加压输液设备，以便于在突发大出血情况下能及时扩容，维持有效循环血量，同时需警惕由此带来的空气栓塞或心输出量降低导致组织器官灌注不足，还应注意肾功能的保护，必要时可给予血管活性药物。

（翁亦齐　任恒昌　元绍婷）

第二节　无肝期的麻醉管理

一、循环管理

终末期肝病患者术前常处于凝血功能障碍、代谢紊乱、心功能代偿能力下降及高动力循环伴低血容量的状态。术中无肝前期大量放腹水及手术搬动肝脏阻断静脉回流可影

响循环，若合并门脉高压则术中更易出血，加剧血压变化。无肝期夹闭门静脉及下腔静脉可使心输出量骤降，出现血压降低伴心率增快。新肝期再灌注过程中，大量酸性产物、炎性因子等进入体循环，影响心血管舒缩功能，引起外周血管阻力下降，甚至出现再灌注后综合征。肝移植术中循环变化剧烈，再叠加上麻醉药物的影响，循环管理变得愈发复杂和困难。

无肝期更应在术中及时综合分析有创血压、CO、每搏量（SV）、全身血管外周阻力（SVR）以及 SVV 或 PPV 的监测结果，做出针对性处理，为血管活性药物的合理使用提供依据，力争维持术中循环的相对稳定。

无肝期始于门静脉阻断，止于门静脉血流开放。此期的主要危险是门静脉、下腔静脉的阻断和开放均可引起血流动力学的急剧变化，甚至心搏骤停，必须高度重视。这一时期的主要问题是下腔静脉阻断所导致的低血压，由于手术方式的不同而致静脉阻断的程度也不尽相同，因此血流动力学的变化也有所不同。采用标准式时，要完全阻断肝动脉、门静脉、肝上下腔静脉和肝下下腔静脉。而背驮式肝移植保留受体的肝后下腔静脉，在无肝期部分或全部阻断下腔静脉。

由于下腔静脉阻断，回心血量可降低 50%~60%，表现为 CI、MAP、PCWP 以及 CVP 明显下降，而心率、体循环阻力指数和肺循环阻力指数明显增加。下腔静脉阻断后，可以通过适当加快补液速度来弥补回心血量的减少，但切忌补液过量，因为新肝期下腔静脉开放后血容量骤然增加，若血容量过多可以增加心脏负担，延长再灌注后综合征的时间，严重时出现循环淤血，将引起新肝淤血肿大，不利于新肝功能的恢复。如术野无明显出血，应采用血管活性药为主，输液为辅的策略来维持平均动脉压（MAP）大于 60mmHg。

术中常用血管活性药物分类及应用如下：

（一）拟内源性儿茶酚胺类药物

拟内源性儿茶酚胺类药物主要包括内源性交感神经递质如肾上腺素、去甲肾上腺素和多巴胺。多巴酚丁胺虽为人工合成，但仍属于儿茶酚胺类。

肾上腺素可激动所有的 α 受体和 β 受体，其主要作用包括对心脏的正性肌力作用、变时作用和变传导作用（β_1 受体），血管和支气管平滑肌松弛作用（β_2 受体）以及血管收缩作用（α 受体）。由于肾上腺素提升心率和收缩血管作用较强，术中持续输注可能增加患者心肌氧耗和乳酸生成，导致内环境紊乱，使用时应谨慎选择应用时机和剂量。肾上腺素具有较强的正性肌力和正性节律作用，是预防和治疗再灌注后综合征的首选药物。

去甲肾上腺素为强效 α_1 受体激动剂，同时具有较弱的 β_1 和 β_2 受体激动作用。血流动力学效应为 α_1 受体激动后收缩血管，外周血管阻力增加是维持体循环血管阻力的有效选择。输注速度<0.03μg/（kg·min）时表现为 β 受体激动效应，输注速度>0.05μg/（kg·min）发挥 α_1 受体激动作用，产生血管收缩效用。去甲肾上腺素收缩外周血管升高血压，并反射性引起心率减慢，静脉收缩使回心血量增加，增加心肌氧耗。收缩肺血管时增加肺循环阻力，因此慎用于合并肺动脉高压的肝移植患者。大剂量应用时可显著收缩肾血管和肠系膜血管，引起肾缺血、肠系膜坏死和周围组织低灌注，因此应避免术中持续大剂量应用去甲肾上腺素。大剂量去甲肾上腺素可能会减少肝脏血流，新肝期应避免使用。

多巴胺是去甲肾上腺素的前体，其对多巴胺受体、α 受体和 β 受体均具有兴奋作用，还能促进去甲肾上腺素的释放，因此使用时多表现为混合效应。多巴胺的药理作用与剂量相关：$0.5\sim2\mu g/(kg\cdot min)$时主要激动多巴胺受体，引起肾脏和肠系膜血管扩张；$2\sim10\mu g/(kg\cdot min)$时主要激动 β_1 受体，表现为心脏的正性肌力作用，增加心肌收缩力及心率；$10\sim20\mu g/(kg\cdot min)$时同时激动 α 和 β_1 受体，以血管收缩效应为主，此时多巴胺对肾血管扩张效应消失。目前认为术中持续输注多巴胺并无肾脏保护功能，应用时间过长反而可能增加心肌氧耗，因此目前多巴胺已不作为肝移植患者术中血管活性药物的首选。

多巴酚丁胺属于非选择性 β 受体激动剂，临床剂量主要作用于 β_1 受体，显著增强心肌收缩力，增加心输出量的作用呈剂量依赖性。对 β_2 受体和 α_1 受体的激动作用相对较弱，能降低外周血管阻力。与多巴胺不同之处在于，其不能促进内源性去甲肾上腺素释放，亦不作用于多巴胺受体。α_1 受体激动产生的升压作用较弱，且 β_2 受体激动产生的扩血管效应几乎完全被 α_1 受体激动所抵消，因此多巴酚丁胺对外周血管阻力的影响较弱。长期应用多巴酚丁胺可产生 β 受体下调，3 天后出现明显耐受性。对于术中严重的心功能不全或再灌注综合征患者，多巴酚丁胺与多巴胺联合使用比单一药物剂量时的血流动力学改善更为明显。但多巴酚丁胺与肾上腺素合用时效果较差，可能是二者竞争激动 β_1 受体的相似部分所致。

（二）拟交感神经胺类药物

拟交感神经胺类药物大部分药物作用于 α 受体和 β 受体，其作用机制主要包括：直接作用于受体和促进释放内源性去甲肾上腺素间接作用于受体。

麻黄碱和间羟胺为具有混合作用的拟交感神经胺类药物。麻黄碱具有激动 α 受体和 β_1 受体的作用，可用于处理术中出现的中度低血压，常用剂量为静脉注射 $2.5\sim25mg$，间羟胺具有较强的 α 受体激动作用，可采用小剂量静脉注射的方式提升血压。由于对受体间接作用的快速耐受，所有拟交感神经胺类药物均能产生耐受和快速脱敏，以间羟胺最为明显。交感神经末端可摄入间羟胺，取代去甲肾上腺素，产生拟交感神经作用，持续应用时，药物可作为一种伪神经递质，削弱交感神经作用，因此如有其他药物可以替代，尽量不选择间羟胺提升血压。

（三）α 受体拮抗剂

α 受体拮抗剂抑制 α_1 受体作用，减少内源性儿茶酚胺释放，产生血管舒张作用。肝移植患者由于外周血管阻力低，应用 α 受体拮抗剂可能引起严重低血压，使用时应谨慎。由于术中手术操作常触及肾上腺区域，可能导致一过性的儿茶酚胺大量释放入血，出现急剧的心率增快和血压升高，可选用酚妥拉明控制血压，避免出现脑血管意外。酚妥拉明是短效 α_1 及 α_2 受体拮抗剂，起效迅速，作用时间短，可选择 $5\sim10mg$ 药物用生理盐水 10mL 稀释后分次静脉注射。

（四）β 受体阻滞剂

肝移植术中应用 β 受体阻滞剂能减轻围术期伤害性刺激反应程度，降低心肌氧耗，改善术中心血管功能。术中 β 受体阻滞剂的选择应注重对心脏作用的高选择性、药物作用时间及是否适合静脉用药。艾司洛尔是肝移植围术期常用的 β 受体阻滞剂，对 β1 受体亲和力显著高于 β₂ 受体，对心脏选择性高，无内在拟交感活性，主要经红细胞酯酶水解代谢，作用时间短，可选择小剂量静脉注射或 $50\sim300\mu g/(kg\cdot min)$ 持续输注。

（五）强心药物

主要分为强心苷类和非强心苷类药物，适用于术前合并心功能不全或术中因其他原因出现心源性休克的肝移植患者。

强心苷类药物主要表现为正性肌力和减慢心率作用，同时可减慢房室传导。术中常用的强心苷类药物主要为去乙酰毛花苷，起效时间 5～30 分钟，首次静脉注射 0.4～0.8mg，2～4 小时后可再次注射 0.4mg。值得注意的是强心苷类药物使用剂量的安全范围很窄，容易发生中毒，尤其是合并低血钾、高血钙、低血镁、心肌缺血和酸碱平衡紊乱。肝移植患者术中内环境紊乱发生率较高，术中应用强心苷类药物时需格外谨慎。

非强心苷类药物主要包括磷酸二酯酶抑制剂，临床上常用米力农。米力农通过抑制磷酸二酯酶 III，增加心肌细胞内 cAMP 浓度，cAMP 通过激活蛋白激酶，调节心肌内膜的钙通道，使 Ca^{2+} 内流增加，同时更多的 Ca^{2+} 从肌浆网释放，产生正性肌力作用。另外，在心肌细胞舒张时，米力农可加快肌浆网对 Ca^{2+} 的吸收，降低肌钙蛋白 C 对 Ca^{2+} 的亲和力，加快心肌舒张速度，有助于心室充盈和改善冠脉血流。对于血管平滑肌细胞，肌浆网对 Ca^{2+} 的吸收加快后，血管平滑肌松弛，产生血管舒张效应，减轻心脏前后负荷的同时，还可扩张肺动脉，有效降低肺循环阻力。对于心肌 β1 受体减退、敏感降低的患者，米力农仍可发挥正性肌力作用，维持血流动力学稳定。米力农不通过儿茶酚胺受体起效，尤其适用于右心功能不全及合并门脉性肺动脉高压的肝移植患者。米力农多采用负荷剂量后持续输注，负荷剂量 50μg/kg，10 分钟内缓慢静注，维持量 $0.375\sim0.75\mu g/(kg\cdot min)$ 持续输注。

（六）垂体后叶类似物

常用药物为特利加压素，由赖氨酸加压素衍生而来，是一种人工合成的长效血管加压素制剂，作用于血管平滑肌上的血管加压素受体 1a 受体，通过与磷脂酶 C 结合增加细胞内 Ca^{2+} 浓度，收缩内脏血管平滑肌，缩血管作用选择性强，可使内脏血流转流入体循环，有效增加循环血量和心排量，升压效果显著，同时增加肾灌注压，具有改善肾血流和肾小球滤过率的作用。肝移植术中可选择与去甲肾上腺素联用，维持外周循环阻力和器官有效灌注，起始剂量 20μg/h 持续输注，最大输注速率 160μg/h，持续输注的最大剂量可达 4mg/d。

（七）血管平滑肌松弛药

血管平滑肌松弛药以亚硝酸类药物为主，代表药物为硝酸甘油，可作为前体药物在血管平滑肌和内皮细胞中被降解产生 NO，通过 NO 起到舒张血管平滑肌的作用。NO 激活鸟苷酸环化酶，增加细胞内 cGMP 含量，激活 cGMP 依赖性蛋白激酶，降低胞浆中 Ca^{2+} 浓度松弛血管平滑肌。硝酸甘油主要扩张静脉，减少回心血量，降低心室充盈和舒张末期容积，有利于血流从心外膜和侧支向缺血的心内膜下区流动。肝移植术中持续泵注硝酸甘油可有效预防和治疗术中出现的高血压和心肌缺血发作，通常以 0.25～1μg /（kg·min）持续静脉输注。

（八）抗心律失常药物

肝移植患者围术期易发生电解质紊乱及心律失常，以房颤、室上性心动过速和室性心律失常多见。围术期抗心律失常药物以利多卡因、艾司洛尔、胺碘酮和维拉帕米较为常用。

利多卡因是临床常用的治疗室性心律失常的药物，对心脏的直接作用是抑制 Na^+ 内流，促进 K^+ 外流，仅对希氏-浦肯野系统发挥作用，对其他部位心脏阻滞和自主神经系统无效，降低心脏自律性，减慢希氏-浦肯野系统传导速度，缩短不应期。利多卡因是一种窄谱抗心律失常药物，仅限用于室性心律失常。利多卡因通常静脉注射给药，起始剂量 1～1.5mg/kg，5～10 分钟后如无效可再追加一次，静脉注射累积量不宜超过 300mg/h，有效后以 1～4mg/min 或 15～30μg /（kg·min）持续输注，累积输注量不宜超过 300mg/h。如维持过程中再次出现室性心律失常，可单次静脉注射利多卡因 125mg。

艾司洛尔为超短时效的高选择性 β 受体阻滞剂，可抑制窦房结和房室结的自律性和传导性，提高缺血心肌的致颤阈。主要用于室上性心律失常，可减慢房颤和房扑的心室率。静脉注射后起效迅速，分布半衰期仅 2 分钟，开始负荷剂量为 250～500μg/kg，静注 1 分钟以上，维持剂量 50～200μg /（kg·min），剂量过高时可因心排量降低出现严重低血压。

胺碘酮能选择性延长复极过程，延长心房肌、心室肌和浦肯野纤维细胞的动作电位时程和有效不应期，而不影响传导速度，同时松弛血管平滑肌，降低外周阻力，增加冠脉血流，降低血压，减少心肌氧耗，是目前临床上常用的广谱抗心律失常药物，适用于各种室上性和室性心律失常，也可用于预防术后房颤的发生。肝移植术中常用于房颤复律和心室率的控制，静脉用剂量为 5～7mg/kg，30～60 分钟内输注完毕，然后以 50～75mg/h 速度持续输注。

维拉帕米属于钙通道阻滞剂，具有负性频率、负性传导和负性肌力作用，还能有效扩张冠状动脉和外周血管，主要用于治疗围术期室上性心律失常。推荐剂量为 10mg，对于循环不稳定患者也可选择分次注射保证安全性。

血管活性药物种类繁多，各移植中心用药经验各有特色。在本中心肝移植临床工作中，下腔静脉阻断前可调整头低位以增加回心血量；如血流动力学不稳定，一般静脉泵注去甲肾上腺素 0.01～0.05μg /（kg·min）以维持血流动力学稳定。阻断即刻若 MAP 显著下降，可予去甲肾上腺素 10～20μg 静脉注射，或去氧肾上腺素 4～12μg 静脉注射，必要时重复使用。后续可予小剂量升压药持续泵注以维持循环稳定，如多巴胺、去甲肾上腺素、肾上腺素等。在新肝开放即刻，往往伴随血流动力学剧烈波动，表现为心率减慢及血压急剧下降，此时往往需要使用肾上腺素 10～50μg 单次静脉注射，必要时重复使用，以维持心率及血压稳定。此期还应完成各种无肝期药物的输注，包括乙肝免疫球蛋白、巴利昔单抗、甲泼尼龙等（表 5-1）。

移植肝开放血流前应再次全面评估受者的心肺功能、容量状态、体温和内环境状态等，检查预防或治疗再灌注综合征的各种药物，将心功能调控到最佳状态，与外科医师密切配合进入新肝期。

表 5-1　常用血管活性药物应用简表

药物	常规输液剂量	结合受体				血流动力学效应
		α_1	β_1	β_2	多巴胺	
升压药/正性肌力药						
肾上腺素	0.01~0.5μg/（kg·min）	++++	++++	+++	-	↑↑CO，↑↑SVR
去甲肾上腺素	0.05~0.4μg/（kg·min）	++++	++	+	-	↑↑SVR，↑CO
多巴胺	0.5~2μg/（kg·min）	-	+	-	+++	↑CO
	5~10μg/（kg·min）	+	+++	+	++	↑↑CO，↑SVR
	10~20μg/（kg·min）	+++	++	-	++	↑↑SVR，↑CO
多巴酚丁胺	2.5~20μg/（kg·min）	+	++++	++		↑↑CO，↓SVR，↓PVR
麻黄碱	2.5~25mg（静注）	++	++	-	-	↑↑SVR
间羟胺	0.5~10mg（静注）	+++	-	-	-	↑↑SVR
去氧肾上腺素	0.1~10μg/（kg·min）	+++	-	-	-	↑↑SVR
去乙酰毛花苷	0.2~1mg（静注）	强心苷				↑↑CO，↑↑SVR
特利加压素	0.02~0.04U/min	刺激血管平滑肌中的 V_1 受体				↑↑SVR，←→PVR
血管扩张剂						
异丙肾上腺素	2.0~20μg/（kg·min）	-	++++	+++	-	↑↑CO，↓SVR，↓PVR
米力农	0.125~0.75μg/（kg·min）	PD-3 抑制剂				↑CO，↓SVR，↓PVR

二、液体管理

控制此阶段的液体输入总量为 500~1000mL 即可，以避免在供体复流后出现 CVP 过度升高，导致心力衰竭和肺水肿。液体种类应以血制品和白蛋白为主，既可以有效扩容又可以再次调节凝血功能以应对供体复流期出现的凝血功能紊乱，应谨慎选择人工胶体。无肝期病肝的切除会带走部分血液，新肝开放后肝脏内灌注液会全部进入循环稀释血液。因此，此期输注适当的红细胞维持血红蛋白的水平是十分必要的。但是因为库血中含有大量枸橼酸盐可能加重酸中毒的发生，所以有文献不推荐在无肝期输注库血。为避免上述情形，可以对库血进行洗涤后再使用或者使用自体血回收机回收的红细胞。

三、内环境管理

无肝期血钾会逐渐升高，下腔静脉开放时可出现致命性高血钾，主要与缺血供肝细胞膜大量释放钾离子，供肝保存液富含钾离子等有关。此时期患者内环境变化快，应随时监测、及时处理。为防止门静脉开放时血钾过高，无肝期应根据血糖适量使用胰岛素促使钾向细胞内转移，将血钾维持在较低水平。同时在血管开放前期采用补充5%碳酸氢钠以及适当过度通气纠正酸中毒。

此外，在这个时期将遇到各种代谢紊乱，包括代谢性酸中毒、输血后低钙血症、凝血功能紊乱、低体温和肾功能异常等。此期内环境最显著的变化是肝脏乳酸代谢能力的丧失和血浆乳酸的升高以及血 pH 的降低，其程度与无肝期时间长短相关。若无肝期时间较长，酸中毒明显，应使用碳酸氢钠纠正。肝功能衰竭的患者对枸橼酸的代谢能力受损，因此应严密监测血浆钙离子的水平。肝移植术中输入大量含有枸橼酸的血液制品会导致枸橼酸中毒，出现严重的低钙血症，引起心肌抑制、低血压以及凝血功能障碍。如发现有低钙血症，可静注氯化钙10mg/kg或葡萄糖酸钙予以纠正。监测血糖，血糖＞13.6mmol/L时，以胰岛素降糖，结合监测适时调整；发现低血糖时，及时输注10%葡萄糖进行纠正。

纤维蛋白溶解也可能在这一阶段开始，因为缺乏肝产生的纤溶酶原激活物抑制物，从而导致组织纤溶酶原激活物的作用不受抑制。如无失血，不必过分纠正凝血功能；失血量大，结合监测纠正凝血功能。

由于 MAP 降低，下腔静脉压力增高，肾灌注降低，肾小球滤过降低，大多数患者在无肝期表现为无尿。此时不首选使用利尿药，而应通过血管活性药的应用和适当的容量补充来维持肾脏灌注。

四、特殊技术

很多肝脏移植中心在无肝期可能会采用静脉-静脉转流技术将股静脉及门静脉血液引流到腋静脉、锁骨下静脉或颈内静脉，然后回流至上腔静脉。静脉-静脉转流应用的优点在于，它能够增加血流动力学稳定性、改善无肝期各器官特别是肾脏的灌注压、改善腹腔脏器的静脉回流、减少输血输液、降低代谢障碍和减少肺水肿的发生；它的缺点是可使体温进一步降低并增加空气栓塞及血栓形成的危险。虽然绝大多数医学中心并没有常规采用静脉-静脉转流，但对于某些合并有严重心脏疾病、血流动力学明显不平稳的患者建议使用。

下腔静脉阻断后，回心血量骤减 50%～60%，循环上主要表现为心率增快及血压降低。若回心血量过少，循环血量严重不足，将会引起心率过快及血压过低，势必将引起心、脑、肺等重要器官灌注不足，甚至引起心肌缺血或心功能不全，危及患者生命安全。因此，进行阻断下腔静脉和门静脉前首先进行阻断试验。若试阻断下腔静脉后 5min 内MAP 下降大于 30%、CI 下降大于 50%，SBP＜80mmHg 者，为阻断试验阳性。此时应松开阻断钳，给予头低位、适量补液及增加去甲肾上腺素用量等调整措施并观察十几分钟后，再次行阻断试验，若仍为阳性表现则需要与外科医生协商是否考虑采用 V-V 转流或行背驮式肝移植。若阻断试验阴性，则可以进行经典的非转流原位肝移植术。

随着对静脉-静脉转流（venovenous bypass，VVB）不良反应认识的深入，VVB 在无肝期的应用越来越少。VVB 主要应用于以下情况：①预计无肝期时间较长的复杂手术；②肿瘤较大，手术操作可能引起肿瘤转移；③心功能较差或严重心肌缺血；④侧支循环丰富或粘连严重，需阻断腔静脉和门静脉游离肝脏等。（详见特殊技术应用）

五、体温保护

人体中心温度的正常范围为 36.5～37.5℃。美国心脏学会（American Heart Association，AHA）将人体低体温分为轻度（＞34℃）、中度（30～34℃）和重度（＜30℃）。术中患者低体温对手术及术后恢复是一个不可忽视的影响因素，可导致术后并发症产生、恢复期延长并增加患者的医疗及护理费用。体温降低后麻醉剂需要量锐减，如不注意易致麻醉过深；低体温可降低代谢率和氧供，中心体温每降低 1℃约降低机体需氧量 7%，从而使麻醉药在体内的代谢减慢，导致术后清醒时间明显延长；中心体温每降低 1.5℃心动过速和心脏病的发生率可增加 2 倍，当中心体温降至 32℃，患者会发生心律紊乱甚至发生心搏骤停；低体温可降低凝血酶的酶动力学活性，直接抑制内源和外源途径凝血并能抑制血小板聚集功能与凝血级联反应，引起血小板数目减少，从而增加失血量和对输血的需求，而输入大量库血使"冷稀释"效应更加明显；低体温也可以直接损害免疫功能（尤其是中性粒细胞的氧化杀伤作用）和减少皮肤血流，从而减少流经皮肤组织的氧量而降低机体对创口感染的抵抗力。

肝移植围术期的体温下降原因包括：①手术切口大，内脏暴露面广，手术时间长；②手术中体液丢失多，包括失血、腹水引流及向第三间隙转移等，因而围术期需要输注大量的低温液体包括血制品、晶体液及胶体液等；③全身麻醉及肌松药的使用，抑制了机体对低温的保护性反应；④手术室的低温环境。由于缺乏肝脏产热以及冰冷供体器官的置入，大面积长时间的腹腔暴露，在无肝期中心体温可下降 2～3℃。研究证实，即使将所有输注液体全部加温，患者体温在术中仍然呈现持续下降，其中尤以新肝早期最显著。分析其原因为：无肝期失去肝脏产热的功能；为保持新肝功能，用了较多的冰屑，大部分均流入了腹腔，新肝开放后，肝脏内低温灌注液进入循环中。

肝移植术中低体温对机体十分不利，低温可导致患者心律失常、凝血功能障碍、肾功能不全以及心肌收缩力降低。应重视各种保温措施（如电热毯、空气加温系统、输血输液加温系统等）来维持患者的体温（图 5-1～5-3）。

新肝开放早期由于回心血量剧增，肺部处于高灌注状态，需要通过加强心脏收缩、心率加快等进行代偿，低温抑制了心脏的自主调节功能，削弱了心脏、血管对血管收缩药的反应。临床表现为持续低血压、肺高压等；人体的自身凝血功能与体温密切相关，持续低温抑制了血小板的聚集与粘附功能，亦抑制了凝血因子的活性，使内源性凝血过程全面抑制，结果是手术过程失血量增加，增加 DIC 风险。国内目前使用的保温方法有多种，包括输血输液加温仪、加热循环水毯、电热毯等。目前比较推荐采取综合保温措施，包括手术室温度的调节、全身加温毯的应用、术中输液输血加温及术中温盐水冲洗等措施能有效地保证肝移植术中患者的体温，从而防止低体温引起的各种并发症。

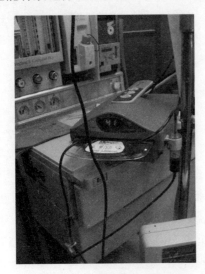

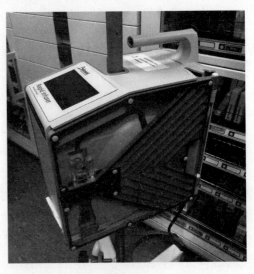

图 5-1　3M 液体加温系统　　　　　　　　图 5-2　滚轴式加压加温输液系统

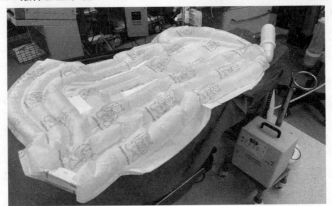

图 5-3　对流式风毯机及加温毯

六、不同手术方式对麻醉管理的影响

目前原位肝脏移植的主要手术方式有：经典原位肝脏移植术、经典背驮式肝移植术和附加腔静脉整形的改良背驮式肝移植术。经典原位肝脏移植术中需完全阻断肝上、肝下下腔静脉和门静脉，并将肝后下腔静脉作为病肝的一部分一并切除，因而导致无肝期时间较长且血流动力学不稳定，而且阻断了肾静脉的回流，对肾功能造成影响。经典背驮式肝移植在切除病肝时保留肝后下腔静脉，该术式在无肝期保持下腔静脉回流通畅，因此血流动力学更为平稳，减少了术后肾功能损伤发生率，对合并心功能不全或全身情况较差的重型肝炎或肝硬化终末期患者更为有利。但此术式也有其自身的缺陷，如易造成肝静脉扭曲、供肝移位时压迫下腔静脉，造成肝静脉和下腔静脉阻塞和不同程度肝静脉回流受阻，从而使移植肝发生淤血、肿胀，肝功能恢复延迟甚至发生肝功能衰竭。改良背驮式肝移植的优点是简化了切肝步骤，且腔静脉的吻合口巨大，可避免流出道发生梗阻，吻合方便使无肝期时间缩短，但是该术式仍需要完全阻断下腔静脉，亦可导致血流动力学不稳定及影响肾功能。

（李晓丹　翁亦齐）

第三节　新肝期的麻醉管理

新肝期为肝移植物的再灌注（通常在完成下腔静脉和门静脉吻合术之后）至皮肤缝合并将患者转移到 ICU 的时期。本阶段手术操作主要是肝移植物在下腔静脉和门静脉吻合完成恢复灌注后，再序贯完成肝动脉及胆管吻合。麻醉医师在此期间重要任务是积极应对患者的病理生理变化以优化移植物存活的条件。在新肝早期，内环境会发生剧烈变化。复流前外科医师会使用白蛋白或血浆通过门静脉系统冲洗供肝，因此复流后的高钾血症已不常见，但仍需警惕。血乳酸升高是复流后发生酸中毒的主要原因，如果 pH<7.20 应使用碳酸氢钠进行纠正。进入新肝期后，肾脏泌尿功能逐渐恢复，如发生无尿或少尿，应分析原因进行对症治疗。在保证适当的容量状态下，可使用血管活性药适当提高 MAP 和增加胶体渗透压以提高肾的灌注压，增加肾小球滤过率，并及时运用利尿剂。再灌注后的几分钟内，患者核心体温会下降约 0.5℃至 1℃，而在此之后，核心温度的回升可被视为新肝功能开始恢复的重要标志。此外，酸碱状态的改善、血糖水平的稳定以及胆汁的产生和新肝呈现的"健康颜色"都是肝脏功能恢复的迹象。

一、PRS 的管理

再灌注后综合征（post reperfusion syndrome，PRS）是新肝期最重要的麻醉管理问题，是肝移植术中最危险的并发症之一，严重影响患者预后。其特征包括显著的心血管功能障碍，心输出量减少，严重的低血压，心动过缓，肺动脉压升高，肺毛细血管楔压升高和 CVP 升高，严重时甚至发生心搏骤停。PRS 相关难治性低血压可直接导致肝脏再灌注不良，严重影响新肝功能恢复，导致循环系统衰竭甚至死亡，直接影响肝移植手术成败。因此，积极防治 PRS 对于提高手术成功率、改善患者远期预后具有重要意义。

1.PRS 定义　PRS 定义为发生在新肝再灌注后的 5min 内，MAP 降低幅度至基线值以下 30%，并持续至少 1min。其特征为平均动脉压、全身血管阻力及心肌收缩力降低，而肺血管阻力和肺毛细血管充盈压却升高。严重的低血压通常在 5～10 分钟内就可缓解；但有时可持续较长时间，需使用正性肌力药物和加快输液改善心血管虚脱状态。根据血流动力学变化的剧烈程度，PRS 又分为轻度和重度：①轻度 PRS，MAP 和（或）HR 降低幅度未达到基线值的 30%，持续时间不超过 5min，对静脉推注剂量的氯化钙（1g）和（或）肾上腺素（≤100μg）有反应，无需连续输注血管收缩剂；②重度 PRS，MAP 和

（或）HR 降低幅度超过基线的 30%，发生伴血流动力学变化的心律失常、甚至心搏骤停；或者需要连续输注血管收缩剂并持续至手术结束。重度 PRS 的其他表现还包括延长（持续超过 30min）或复发（治疗后 30min 内再次出现）、纤溶亢进。

2.PRS 影响因素　PRS 机制仍不完全清楚，可能是多因素作用的结果，主要与术前患者整体一般情况和心血管系统功能状态，及新肝期剧烈的血流和内环境变化有关。可能包括移植肝和体内释放的各种因子如内源性血管活性肽、高钾血症、低温、酸中毒、低钙血症、血管内和左室容量的急剧增加等（表 5-2）。麻醉医师应做好充分的应对准备，预防严重并发症的发生。

表 5-2　再灌注综合征发生的影响因素

原因	主要影响因素
术前不良状态	高排低阻状态、肝硬化心肌病、低血容量等
内环境改变引起的心肌抑制心律失常	高钾、低钙、酸中毒、炎性因子、活性肽等影响
低体温	手术暴露、无肝代谢、冷的肝脏灌注液等
血流因素	肺容量超载引起肺动脉压和肺毛细血管楔压升高，导致右心衰竭

（1）供肝来源和质量：供肝质量是影响肝移植手术成功率的重要因素。有研究表明，DCD 供者供肝是发生 PRS 的危险因素，DCD 组术中高血钾症和 PRS 的发生率显著高于 DBD 组。随着器官短缺的加剧，有越来越多的扩大标准供肝被用于肝移植，其中就包括高龄供者（年龄＞70 岁）供肝和脂肪肝供肝等。高龄供者供肝更易导致血流动力学不稳，且术中血流动力学恢复较慢，是 PRS 发生的独立危险因素。供肝脂肪变性程度越高，肝移植术中发生 PRS 的风险甚至随后发生术中心脏停搏（ICA）的风险也越高。相关研究表明，受者术前终末期肝病模型评分（MELD 评分）较高（MELD 评分＞33）也是发生心脏停搏的独立危险因素。

（2）受体术前状态：终末期肝病患者可合并心血管系统问题、显著的肾功能和肺功能改变、凝血及内分泌功能障碍等。心血管系统出现高排低阻的血流动力学改变，包括高动力学循环状态并体循环血管阻力降低，具体表现为心排血量增加、外周阻力减低及较低动脉压力。在肝硬化高动力循环基础上，终末期肝病患者常出现心肌损害，文献报道肝硬化患者 68%存在心肌结构异常，这种损害静息时并不明显，但在应激时突出表现出来，称之为肝硬化性心肌病（cirrhotic cardiomyopathy，CCM）。研究表明，肝硬化心肌病患者心肌顺应性下降、心室增大、舒张功能不全和心脏传导功能障碍，应激状态时心肌收缩功能也下降。另外，其他原因包括低蛋白血症引起的大量腹水形成，消化道出血等可引起全身低血容量状态等，终末期肝病患者会出现肾功能不全、水电解质等内环境紊乱、肝脏对血管活性物质代谢能力极大降低等等，上述机体术前不良状态都可能是 PRS 的诱因。

（3）器官保存液及手术方式影响：器官保存液也是影响肝移植中 PRS 发生的重要因

素。UW 液（university of wisconsin solution）、HTK 液（histidine-tryptophan-ketoglutarate solution）和 CS 液（celsior solution）是目前使用最广泛的三种器官保存液。一项回顾性研究分析活体肝移植中 UW 液和 HTK 液对血流动力学的影响，发现 HTK 液组 PRS 发生率显著高于 UW 液组，而在再灌注前使用 HTK 冲洗供肝可以显著降低移植术后 PRS 的发生率。另一项研究通过随机使用 CS 液或 UW 液保存供肝，发现再灌注后 CS 液组的血钾、血糖均显著低于 UW 液组，血镁高于 UW 液组，CS 液组血流动力学更稳定，PRS 发生率显著低于 UW 液组。器官保存液对再灌注中血流动力学的影响主要是通过其不同组分发挥作用，由于 UW 液中钾离子的浓度为 125mmol/L，高钾对心肌的损伤作用可导致心脏停搏等严重并发症，也是导致 PRS 发生的独立危险因素。

手术方式与 PRS 发生之间的关系还存在争议。相比经典的原位肝移植术，改良背驮式肝移植术的 PRS 发生率更低，可能是由于背驮式肝移植术对循环影响较小因而术中血流动力学更稳定之故。另外，与背驮式肝移植术相比，经典的原位肝移植术也更易并发术后急性肾功能衰竭。背驼式肝移植增加的手术耗时会提高 PRS 的发生风险，但该术式术中红细胞用量及血管活性药物用量和术中输液量均减少，可以抵消因手术耗时带来的风险，因此采用背驼式肝移植的受者获益更大。无肝期时间的长短对 PRS 的影响尚无定论，有研究发现无肝期越短 PRS 发生风险越高，但另一项研究却发现无肝期时间长短对 PRS 发生无影响。再灌注时血流开放顺序和 PRS 的发生也有关系。先开放肝动脉可以更少增加肺动脉压，因此可能更适合心肺情况较差的受者。先开放门静脉可以有更好的血流动力学和代谢表现，可以使用较少的强心药物，受者的乳酸和 pH 水平也能更早恢复。

（4）开放后内环境改变：移植肝血流恢复后，酸性、低温、含高钾的血液进入循环，体温迅速降低、血钾迅速升高，钙离子降低，心脏的收缩和传导功能受到极大影响。移植肝由于长时间缺血，肝内细胞无氧代谢导致肝内酸性物质增多以及无肝期时门静脉及下腔静脉完全阻断组织淤血缺氧造成大量的乳酸堆积，移植肝复流后常表现为高乳酸血症，严重代谢性酸中毒，更加剧细胞外血钾的升高。酸中毒本身均可抑制心肌收缩力，影响外周血管张力而引起严重低血压。有研究认为，新肝开放后，移植肝和体内释放的各种因子如内源性活性肽、炎性因子等影响心肌收缩力和血管紧张性，严重者可致心搏骤停。另有研究显示移植肝复流后 1h 细胞因子 TNF-α、IL-6、IL-8 水平显著升高，肝细胞缺血缺氧血液再灌注后炎性细胞因子的激活可能加重再灌注损伤的恶性循环。

（5）血流改变：腔静脉阻断后导致的循环血容量的不平衡状态以及腔静脉突然开放后回右心血量的骤然变化都可能导致 PRS 的发生。新肝期门脉开放后，右心室前负荷急剧增加，左心室极度牵拉，MAP 降低，肺容量超载引起肺动脉压和肺毛细血管楔压升高，导致右心衰竭。左室容积的急剧增加可刺激左室机械性感受器，反射性导致心动过缓和心肌抑制，从而导致 PRS 的发生。

3.PRS 发生机制　目前引发 PRS 的病理生理机制尚未被完全阐明。可能的机制包括供者来源的低温、高钾、酸性的血液中含有的大量血管活性物质（白细胞介素、血清胱抑素、肿瘤坏死因子等细胞因子、激活的补体和一氧化氮等）进入受者的体循环，受者同时反应性释放大量细胞因子（白细胞介素6、白细胞介素8、趋化因子配体1和CD40配体等）以及炎症介质和血管活性物质等，激活激肽释放酶-激肽系统（KKS）并释放缓激肽（bradykinin）导致外周小动脉舒张，抑制肾素分泌及增加扩血管性前列腺素合酶水平，体循环阻力下降后即引发以动脉压下降为主要表现的PRS。

缺血再灌注损伤是导致肝移植后器官功能衰竭的重要因素，也在肝移植PRS的发生中扮演重要角色。移植肝缺血导致细胞氧供缺乏，由此引起的细胞反应会导致细胞发生凋亡和坏死。在再灌注期，细胞氧供恢复后产生前炎症因子和氧自由基，并激活补体系统，进一步介导由中性粒细胞和血小板参与引起的炎症反应。强烈的炎症反应最终可能发展成全身炎症反应综合征：内皮细胞的水肿、损伤，导致血管通透性增加，引起组织水肿以及血压下降，导致PRS的发生。每个供者器官都会有缺血再灌注损伤，但并不是每个移植受者都会经历PRS，因此，虽然缺血再灌注损伤参与PRS的发生、发展，但其中具体机制还有待进一步的研究。

4.PRS防治 预防PRS即为将引起再灌注综合征各种因素的影响降到最低，可在切肝期及无肝期调整机体状态，同时尽可能地将各因素对循环的抑制时机错开。经过PRS导致的循环抑制后，多数肝移植患者循环为高血流动力学状态，表现为心输出量增高，外周血管阻力降低。可根据循环监测的数据来指导补液和选择血管活性药及调节血管活性药的剂量。当发生与容量无关的循环不稳定时，可能与外周血管扩张及心脏收缩功能下降有关，可使用去甲肾上腺素和（或）肾上腺素支持循环功能。PRS通常伴随较严重的血压下降，只有明确诊断才可以采取正确针对性的措施来处理术中血压下降的情况。PRS时发生低血压的原因包括低血容量、心肌收缩力下降或者体循环阻力下降，在术中采用TEE评估心功能有助于鉴别这三者，从而采取补液、增加心肌收缩力或使用升压药物等针对性措施。

（1）PRS的预防：①吻合下腔静脉时，经门静脉灌注冷血浆或冷的含白蛋白的林格氏液500mL左右，有文献报道此举能减少残留在移植肝中的保存液、减少钾释放进入体循环，PRS的发生率降低。②为预防或减轻PRS，在无肝期应根据血气检查结果，尽量将各种指标维持在正常范围。当血钾浓度超过4.5mmol/L以上时，可给予葡萄糖、胰岛素、碳酸氢钠和过度通气等方法处理。③体温和pH值越低，从肝细胞释放的钾离子就越多，所以要进行保温和纠正酸中毒。④升压药物预处理，在开放即刻或开放前1~2min即可给予去甲肾上腺素20~40μg和肾上腺素20~40ug而不必等到血压下降30%以上。必要时可重复给药。

（2）PRS的处理：①开放门静脉前应维持动脉血气在正常范围，纠正电解质紊乱，体温维持在35.5~36.0℃，准备急救药物，做好输血准备。②提高碱剩余值（BE），当pH＜7.20时，应给予碳酸氢钠。③新肝复流前纠正低钙血症，低钙会降低心肌收缩力，输入钙以维持血浆离子钙浓度在1.1~1.2mmol/L，可拮抗高钾血症和有利于增加心肌收缩力及外周血管阻力。④新肝复流前，适当提高MAP，复流后出现明显低血压合并HR＜60次/分时及时使用肾上腺素纠正，同时加快去甲肾上腺素的泵注速度。⑤若血钾浓度高于 5.0mmol/L，在再灌注之前应通过过度通气和（或）输入碳酸氢钠以达到 pH 偏碱性；如果血液偏碱性而血钾仍高于 5.0mmol/L，可给予呋塞米 0.5～1.0mg/kg。静脉注射 0.25～0.5g/kg 葡萄糖并 0.2U/kg 可溶性胰岛素，可以快速降低血钾浓度。⑥尽量缩短无肝期时间。⑦一旦发生心搏骤停，立即开始心肺复苏。

二、血糖管理

终末期肝病患者常伴糖代谢异常及胰岛素抵抗，术前并存糖尿病、禁食、手术应激及糖皮质激素的使用等均可使术中血糖异常，增加移植术后并发症及死亡率。持续性高血糖可增加术后感染的风险，延缓伤口愈合，延长住院时间，还可能抑制肝脏再生，而正常水平的血糖已被证明可提高细胞吞噬和氧化杀伤功能，故通过监测血糖水平及优化血糖管理可使受者受益。建议每 30～60 分钟监测 1 次血糖，术中血糖水平维持在 8～11mmol/L 之间为宜。新肝期因供肝内糖原分解可出现一过性血糖高峰，大于 12mmol/L 则应考虑使用胰岛素处理，尤其对于合并肝性脑病者。需注意胰岛素用量可因无肝期加重的胰岛素抵抗效应而偏大。复流后常见血糖升高，这可能与循环剧烈波动导致的应激增加和新肝功能尚未恢复有关，当血糖大于 12mmol/L 时应积极使用胰岛素处理。

三、凝血功能的调节

大多数肝脏移植患者存在凝血功能异常。在手术期间，由于稀释、肝素效应、纤维蛋白溶解、失血、低钙血症和体温过低等因素，患者的凝血状态有可能迅速恶化。如不及时处理，大量失血会导致循环崩溃、内环境紊乱，进而造成重要器官功能损害，预后不良。此外，围术期血制品输注亦为影响患者预后的重要危险因素。因此，在肝脏移植麻醉管理全过程中均应重视凝血功能的调控，建立"以调节凝血功能为核心"的麻醉管理理念。无论患者之前凝血功能是否正常，在此期均可出现凝血功能迅速下降，应根据血气分析和凝血功能监测结果，将血红蛋白水平维持在 80～100g/L，并有针对性使用抗纤溶药物，补充凝血物质，如血小板、新鲜冰冻血浆、冷沉淀、纤维蛋白原和凝血酶原复合物等。

新肝期凝血功能异常的原因主要有三个方面：①内源性肝素释放，有研究证实新肝初期，ACT 时间可延长至基础值的 1～3 倍，提示有内源性肝素释放。②再灌注过程中血小板数量持续下降，其机制可能是由于夹闭肝门后，血小板在脾脏积聚及再灌注后在肝脏积聚的结果，且游离于血窦中的血小板丧失了颗粒，失去功能。③纤溶亢进，有研究证实组织纤溶酶活性（t-PA）在无肝期逐渐增强，在移植灌注后出现暴发性增强；纤溶酶抑制剂活性降低，血浆纤维蛋白降解产物和纤维蛋白与 t-PA 活性平行增加，在灌注 45 分钟时增加显著。

预防凝血功能异常需要做到：①术前应积极治疗凝血因子不足，力争在手术开始前或手术开始初期输注新鲜冰冻血浆将患者的凝血功能调节至正常或接近正常的范围。②术中应该根据凝血功能监测结果和术野凝血状况，使用血制品对凝血功能进行针对性处理，同时应避免盲目大量使用血制品。③药物治疗，建议补充足够的纤维蛋白原和凝血酶原复合物，及时运用抗纤溶药物，如氨甲环酸等。④维持体温在正常范围。⑤避免出现严重酸中毒（pH<7.10）。

纠正开放后的凝血功能障碍主要包括以下几方面：①开放后新肝早期凝血功能会有一过性快速降低，早期处理措施包括：根据 ACT 的监测结果，用鱼精蛋白拮抗供体肝残留肝素及内源性肝素样物质的作用，一般常用量为 40～80mg；补充血小板。②如果循环已稳定，而创面仍渗血较多，则应检查血小板和全套凝血功能，根据检查的结果补充大量的凝血物质，如血小板、冷沉淀、纤维蛋白原和凝血酶原复合物等。③随着新肝功能的逐渐发挥，凝血功能将会得到改善。

在肝移植术中，本中心常规监测血栓弹力图（TEG），检测的指标如下：R1 值（高岭土杯）、R2 值（肝素酶杯）；K 值（肝素酶杯）、MA 值（肝素酶杯）、α 角（肝素酶杯）。各值的意义：R 即反应时间，反映参加凝血启动过程的凝血因子的综合作用，反映内、外源性和共同通路，主要监测凝血因子。K 反映血凝块形成的速率，是纤维蛋白和血小板的共同作用结果，其中以纤维蛋白的功能为主，故为监测纤维蛋白原功能的一个指标。α 角是反应纤维蛋白和血小板在血凝块开始形成时的共同作用的结果，但以纤维蛋白原为主，因为在血液凝血功能极度低凝时，反映更为准确与直观。MA 在 TEG 中，是主要反映血凝块一个指标，包括血凝块的最大强度及稳定性，主要受血小板的质量与数量这两方面作用的影响，纤维蛋白原的作用也占一小部分。TEG 在肝移植术中的优越性在于不仅能够全面诊断患者在肝移植手术过程中凝血功能的动态变化，合理、快捷的指导实际工作使用血制品和凝血相关药物，而且能够对于凝血功能纤溶亢进与高凝这两种状态做出及时诊断，除此之外很重要的一点，还可以监测肝素在各时期尤其在新肝期对凝血功能的影响，具体参见表 5-3。

表 5-3　基于 TEG 参数建议治疗方案

TEG 参数	临床分析	建议治疗
R（10～14min）	凝血因子↓	FFP 20mL/kg
R>14min	凝血因子↓↓	FFP 30mL/kg
α<45°	纤维蛋白原↓↓	FFP 30mL/kg 或冷沉淀 5mL/kg
MA（45～49mm）	血小板↓	血小板 5mL/kg
MA<45mm	血小板↓↓	血小板 10mL/kg
LY30>8%	纤溶亢进	氨甲环酸 1～2g

四、肾功能的保护

终末期肝病的患者常合并肾功能异常，肝脏移植术后也常发生急性肾损伤，最终导致患者预后不良。肝脏移植术中肾脏功能保护关键是维持肾脏的有效灌注压。术中需持续监测尿量，当尿量<0.5mL /（kg·h）时，应采取积极措施维护肾脏功能。主要措施包括：

①适当补充液体和白蛋白，及时纠正贫血，维持适当容量状态和胶体渗透压，同时提升 MAP 以维持有效的肾血流灌注。②特利加压素：可增加动脉压力，从而降低肾素浓度，减轻肾脏血管的收缩；同时收缩内脏血管，血流重新分布而使肾灌注压增加。围术期可 250~1000μg/h 静脉输注。③术中常用的利尿药为：呋塞米，首次注射量为 20~40mg，必要时可重复或增量注射，急性肾衰时可达 200mg，一次静注 400mg 仍无效时应停用，以防加重耳毒性及多尿期电解质紊乱。20%甘露醇，术中可予 20%甘露醇 60~100mL，5~10min 内静脉注射。注射过多过快可致循环超负荷，应严格控制用量及滴速，加强监测。④术前存在严重肾功能衰竭并已行连续肾替代治疗（continuous renal replacement therapy，CRRT）的患者，在术中应继续行无肝素 CRRT 治疗。

五、不同病情患者的麻醉管理特点

急性肝功能衰竭患者病情常常较为危重。由于没有广泛的侧支循环形成，门静脉和下腔静脉阻断后，血流动力学波动较长期慢性肝硬化患者显著。常伴肝性脑病，且病死率极高，脑水肿和颅内高压是其主要致死原因。围术期肾功能衰竭发生率高，应积极保护肾功能。凝血功能常极度紊乱，需要使用大量凝血物质和外源性凝血药物，应根据临床观察和凝血监测结果确定用量。酸碱和电解质紊乱也十分常见。糖代谢障碍可表现为低血糖。慢性肝功能衰竭患者由于广泛侧支循环的建立，其无肝期的血流动力学变化较急性肝功能衰竭患者轻。可出现一系列系统功能紊乱，如肝肾综合征、肝肺综合征、门静脉肺动脉高压症、肝硬化性心肌病等。绝大多数慢性肝功能衰竭患者后期伴有凝血功能障碍。肝功能相对正常的肝癌患者多数患者术前状况良好。一般心功能正常，心排量及血管阻力无明显异常。在无肝期，由于患者并无丰富的侧支循环，血流动力学波动较大。术前常无明显呼吸功能障碍。通常直径在 5cm 以下的小肝癌本身无明显症状，临床症状多来源于合并的肝硬化。可能存在高凝状态，术中应谨慎使用凝血物质和促凝药物。

（吴玉立　翁亦齐）

参考文献

[1]中华医学会器官移植学分会围手术期管理学组.成人肝移植围手术期麻醉管理专家共识（2021版）[J].中华器官移植杂志，2021，42（6）：329-335.

[2]WENG Y，YUAN G，LIH，et al. Comparison of cardioprotecti ve effects of propofol versus sevoflurane in pediatric living donor liver transplantation[J].Ann Transplant，2020，25：e923398.

[3]SHENG M，LIN Y，WENG Y，et al. Predictive value of intraoperative Troponin I elevation in pediatric living donor liver transplant recipients with biliary atresia[J].Transplantation，2017，101（10）：2385-2390.

[4]翁亦齐，喻文立，杜洪印，等.肝移植围手术期乌司他丁的心肌保护机制初探[J].中华肝胆外科杂志，2015，21（12）：849-851.

[5]翁亦齐，贾莉莉，李红霞，等.丙泊酚和七氟醚复合麻醉下亲体肝移植术患儿心肌损伤的比较[J].中华麻醉学杂志，2017，37（8）：964-967

第六章　儿童肝移植麻醉管理

第一节　与麻醉相关的小儿解剖特点

小儿麻醉是指 15 岁以下患儿的麻醉。由于小儿具有与成人完全不同的生理解剖特点，构成麻醉患者中一个特殊高危群体。根据生后年、月龄可分为新生儿（出生后 30 天以内）、婴儿（出生后 12 个月以内）、幼儿（2～3 岁）、学龄前儿童（4～6 岁）、和学龄儿童（大于 7 岁）。出生胎龄不足 37 周者为早产儿或未成熟儿，出生时体重不足 2500g 者为低体重儿，不足 1500g 者为极低体重儿。各组在生理解剖方面有明显区别，即使同年龄组也有很大的个体差异，因而在麻醉处理方面均有所不同。

小儿处于一个不断发育成长的移行过程，其解剖生理在不断地向成人方向发展、转变。新生儿、婴幼儿解剖生理特点最为突出，其他年龄段则介于新生儿与成人之间，年龄越大越接近成人。

一、呼吸系统

婴儿头部及舌较大、颈短。鼻孔大小约与环状软骨处相等，气管导管如能通过鼻孔，一般均能进入气管。婴儿鼻腔较狭窄，易被分泌物或黏膜水肿所阻塞。由于婴儿主要经鼻腔呼吸，因此鼻腔阻塞可产生呼吸困难。婴儿鼻咽部淋巴组织丰富，腺样体增大，但不影响经鼻腔气管插管。5 个月后，几乎所有婴儿均转为经口腔呼吸。婴儿喉头位置较高，位于第 3～4 颈椎平面（成人第 5～6 颈椎平面），且较向头侧及向前，其长轴向下向前，而会厌软骨较大，与声门成 45°角，因此会厌常下垂，妨碍声门显露。婴儿有时需用直型喉镜片进行气管插管。

近半个世纪的传统观念认为，婴儿喉头呈漏斗型，最狭窄部位是环状软骨处，该处呈圆形，气管导管通过环状软骨后行控制呼吸或肺脏扩张时，可无明显漏气，故婴幼儿一般不需用带套囊的气管导管；但 6 岁以后的儿童，喉头的形状更接近于成人，呈圆柱状，最狭窄部位在声门，而声门并不呈圆形，为防止控制呼吸或肺脏扩张时漏气，应该用带套囊的气管导管。但近 10 年的研究显示，全身麻醉状态下的小儿，喉部的形状如同成人一样更类似于圆柱状，最狭窄的部位在环状软骨开口处，此处并非呈圆形，而是呈横径更窄的微椭圆形。这就意味着在这种情况下使用不带套囊的气管导管，即使尺寸和泄漏压合适，也会对环状软骨环处的横向黏膜产生更大的压迫。因此，目前在小儿麻醉中有使用带套囊的气管导管取代不带套囊的气管导管的趋势。

婴儿气管短，长度仅 4.0～4.3cm，直径小，新生儿气管直径 3.5～4.0mm（成人 10～

14mm），环状软骨处的黏膜如水肿仅 1mm，气管直径即减少 50%。根据泊肃叶定律呼吸阻力与呼吸道半径的 4 次方成反比，故直径减少 50%，阻力增加 16 倍。婴儿气管支气管分叉高，在第 2 胸椎平面（成人在第 5 胸椎平面）。气管支气管分叉处所成角度在婴儿两侧基本相同，如气管导管插入较深，导管进入左侧支气管的机会与右侧相等。婴儿支气管的平滑肌较儿童少，婴儿哮喘时，用支气管扩张药治疗常无效。

婴儿肋骨呈水平位，胸壁顺应性高，而肋骨对肺的支持少，难以维持胸内负压，因此，每次呼吸均有功能性呼吸道闭合。新生儿及婴儿肋间肌及膈肌中Ⅰ型肌纤维少，直到 2 岁才接近成人水平。Ⅰ型肌纤维可提供重复做功的能力，当Ⅰ型肌纤维缺少时，任何因素所致的呼吸做功增加，均可引起呼吸肌早期疲劳，导致呼吸暂停、二氧化碳蓄积和呼吸衰竭。婴儿胸式呼吸不发达，胸廓的扩张主要靠膈肌。如腹腔内容物增加，可影响膈肌活动，即影响呼吸。

胎儿一旦娩出，其呼吸器官必须在 1～2 分钟内接替胎盘功能，以保证组织的正常氧供，为此需排出肺内液体。经阴道分娩时产道压力达到 70cmH$_2$O 胎儿肺内液体 2/3 已被挤出，其余液体将在 24 小时之内经肺内淋巴系统吸收。剖宫产时缺少这一挤压过程，肺内液体吸收时间延长，因而常有短时间的呼吸功能不足。出生时由于缺氧、CO$_2$ 蓄积以及寒冷、钳夹脐带等刺激，第一次吸气肺泡张开，需要较大的压力（40～80cmH$_2$O）。呼吸数次后产生的功能残气量（functional residual capacity，FRC），正常为 35～60mL，可以减少随后呼吸道开放所需压力。肺表面活性物质在维持功能残气量方面有重要作用，肺表面活性物质不足，如早产儿，则容易发生呼吸窘迫综合征（respiratory distress syndrome，RDS），虽然在妊娠 16 周，终末支气管已发育完成，但大部分肺泡是出生后形成的，最初几年肺泡数迅速增加，约在 4～6 岁达到成人水平，而肺功能的发育完成则需到 15～18 岁。婴儿肺弹性回缩压低，由于胸壁骨架部分未发育成熟，顺应性高，随年龄增长肺顺应性逐步下降，15～18 岁肺功能完全成熟时降至最低，弹性回缩力增加，使二者达到最佳平衡。由于小呼吸道通畅的维持部分取决于肺的弹性回缩，故婴幼儿小气道疾患较多。

小儿肺泡通气量与 FRC 之比为 5∶1，而成人为 3∶2，亦即肺内氧储备少，但耗氧量高，新生儿耗氧量[6～8mL /（kg·min）]较成人[3mL /（kg·min）]高 2～3 倍，特别在 1～2 岁时最高，故对缺氧的耐受能力远不如成人，一旦供氧减少，将迅速出现低氧血症。由于 FRC 少，吸入麻醉诱导及苏醒均较快。婴幼儿呼吸调节功能与成人相似，对 CO$_2$ 反应正常，但新生儿二氧化碳分压（Pressure of Carbon dioxide，PaCO$_2$）常保持在较低水平（35mmHg），此点可能与对代谢性酸血症的代偿有关。新生儿出生后 1～2 周，对缺氧的反应是双相的，继短暂的呼吸增强之后，迅速转为抑制，蓄积的 CO$_2$ 反过来又可刺激呼吸运动，常出现呼吸节律紊乱的现象进而容易出现呼吸停止。新生儿血红蛋白（Hemoglobin，Hb）约 180～200g/L，出生时胎儿血红蛋白占 75%～84%，3～6 个月逐步减少至正常水平，因 Hb 与 O$_2$ 亲和力强，2，3-DPG（2，3-二磷酸甘油酸）含量少，故氧离解曲线左移，P$_{50}$ 约 19mmHg，向组织释 O$_2$ 量较少。

P_{50} 于出生后迅速增加，4～6 个月时达成人水平（27mmHg），6～8 个月 2，3-DPG 则保持在较高水平，以代偿因红细胞生成素少所致的 Hb 偏低（小儿生理性贫血），保证 8 个月～18 岁期间血液向组织的释氧量不变。P_{50} 为 27mmHg 的成人 Hb 100g/L 相当于 P_{50} 为 30mmHg 的婴儿 Hb 82g/L 和 P_{50} 为 24.4mmHg 时新生儿 Hb 136g/L 的释氧量，而拟手术的新生儿为满足氧运输需要，Hb 最少需 100～120g/L。

术中动脉血氧分压（partial pressure of oxygen，PaO_2）必须维持在正常范围。应用脉搏血氧计监测脉搏血氧饱和度（Pulse Oxygen Saturation，SpO_2），可以随时发现动脉血氧的变化。但由于 Hb 的氧亲和力、P_{50} 随年龄而变化，如新生儿亲和力高，出生后 3～6 个月迅速下降，所以 SpO_2 与 PaO_2 的关系也因年龄而异。小儿麻醉中需保证不发生低氧血症和组织缺氧，但据最近报道，新生儿尤其是早产儿一般不宜吸入高浓度氧，氧供可以满足代谢需要即可，即使超量吸入低浓度的氧，在新生儿期也会引起氧中毒。过量的氧通过氧化应激可以破坏膜、蛋白、DNA，对一些发育中的器官造成严重的病理改变，如早产儿视网膜病、支气管肺发育不良、儿童癌症等。因此，术中、术后以及新生儿复苏时首先是改善通气。使肺泡得到充分扩张，如 SpO_2 仍达不到需要水平，可在吸入空气中添加适当比例的氧，维持 SpO_2 在 85%～88% 到 94%～95% 之间即可。只有严重缺氧、发绀不能改善时才吸入纯氧。全麻术中、术后也应按此原则。

二、心血管系统

出生后脐血管被阻断，呼吸建立，肺泡扩张，肺小动脉管壁肌层逐渐退化，管壁变薄管腔扩大，肺循环压力下降，从右心经肺动脉流入肺脏的血液增多，使肺静脉回流至左心房的血量也增多，左心房压力因而增高。当左心房压力超过右心房时，卵圆孔先在功能上关闭，到出生后 5～7 个月，解剖上大多闭合，自主呼吸使血氧增高，刺激动脉导管壁平滑肌收缩，同时，低阻力的胎盘循环由于脐带结扎而终止，体循环阻力增高，动脉导管处逆转为左向右分流，高的动脉氧分压加上出生后体内前列腺素的减少，使导管逐渐收缩、闭塞，最后血流停止，成为动脉韧带。约 8% 足月儿动脉导管在出生后 10～15 小时形成功能性关闭。约 80% 的婴儿于出生后 3 个月、95% 婴儿于出生后 1 年内形成解剖性关闭。若动脉导管持续开放，即为动脉导管未闭。脐血管则在血流停止后 6～8 周完全闭锁，形成韧带。

新生儿出生后由于卵圆孔和动脉导管闭合，循环系统由右向左分流转变为以左心做功为主，心室做功明显增加，尤以左心室最为明显，增加约 2.5 倍，6 周后开始逐渐达到正常水平。在此期间，正常血氧分压、肺扩张、正常血 pH 值、NO 以及前列环素均能使胎儿型循环向成人型循环转变；而出生后缺氧、酸中毒、肺萎陷以及感染等因素可使肺动脉阻力增加，有使动脉导管和卵圆孔重新开放，恢复胎儿型循环的危险。所以，出生后短时间内左心处于超负荷状态，即使正常新生儿也面临着心衰的风险，先天性心脏病患儿在此期间麻醉手术死亡率高。新生儿和早产儿心肌舒张功能以及收缩功能均较成人低，主要是由于心肌肌原纤维排列顺序杂乱，肌原纤维数目较成人少 50% 左右，故而可收缩体积少，心室顺应性小，心脏舒张期容积和心每搏量少，心排血量（cardiac output，CO）的增加主要靠心率的增加。小儿麻醉过程中心率波动范围大，虽然小儿对心率增快耐受较好，但仍有一定限度。过快将使心肌氧耗增加，甚而导致心衰。反之，心动过缓将会直接导致 CO 降低。在婴幼儿，心率＜100～120 次/分即属心动过缓，表明心肌受抑制。小儿心脏每搏量少，动脉口径相对较大，管壁柔软，故年龄越小，动脉压越低。按年龄计算血压公式：年龄×2+80=收缩压，此值的 1/3～2/3 为舒张压。

由延髓血管运动中枢和心脏抑制兴奋神经单位形成的调节血压和心率的反射弧，虽在新生儿出生后已初具功能，但其代偿常不充分，且心肌对外源性儿茶酚胺的正性肌力反应较差。如咽喉反射引起的呼吸停止、心率减慢，持续时间稍久，即可因中枢缺氧而不能启动呼吸，甚至导致心跳停止，突然死亡。各类吸入麻醉药及静脉麻醉药对心血管均有抑制作用，且所需浓度较中枢抑制浓度为小，容易出现血压下降。小儿由于心肌肌浆网发育不成熟，心肌内钙储备较低，婴儿特别是新生儿更依赖于外源性（离子）钙，对于有钙通道阻滞作用的强效吸入性麻醉药物造成的心肌抑制更为敏感。

小儿出生时的血容量个体差异较大，按照公斤体重计算时比成人大，但是因其体重低，血容量绝对值很小，手术稍有出血，血容量即明显降低。例如，延迟夹脐带可使之增加 25%，与此相反，在宫内，胎儿缺氧，常导致血管收缩，故窒息的新生儿多有血容量不足。由于出生时交感神经尚未发育成熟，使其血容量对动脉压的影响非常突出，故在临床上新生儿血压是反映其血容量的良好指标。小儿测量血压时袖带的选择应该选择合适的型号，袖带过宽，血压读数偏低；袖带过窄，血压读数偏高。

三、肾脏发育及功能

儿童年龄越小，肾脏相对越重，新生儿两肾重量约为体重的 1/125，而成人两肾重量约为体重的 1/220。婴儿肾脏位置较低，其下极可低至髂嵴以下第 4 腰椎水平，2 岁以后可达髂嵴以上。右肾位置稍低于左肾。2 岁以内健康儿童腹部触诊时容易扪及肾脏。婴儿肾脏表面呈分叶状，至 2～4 岁时，分叶完全消失。婴幼儿输尿管长而弯曲，管壁肌肉和弹力纤维发育不良，容易受压及扭曲而导致梗阻，发生尿潴留而诱发感染。婴儿膀胱位置比年长儿高，尿液充盈时，膀胱顶部常在耻骨联合之上，顶部进入腹腔及容易触及，随年龄增长逐渐下降至盆腔内。

足月儿出生后肾小球滤过率（glomerular filtration rate，GFR）迅速增加，而早产儿 GFR 低且增速缓慢，可能与血管阻力高，滤过面积小和超滤压低等有关。由于 GFR、肾血流（renal blood flow，RBF）低，对水的排除能力受限。出生时由于肾小管发育不成熟，皮质肾单位髓袢长，排钠较多，肾小管钠再吸收能力差，使尿钠排泄率高，胎龄越小越明显。出生后钠排泄率迅速下降，成熟儿出生后约 3 天降至 1%以下，如胎龄不足 37 周的早产儿，同期继续维持在 3%～9%高值。远端肾小管再吸收率低，可能与对醛固酮反应差以及心房钠尿肽（atrial natriuretic peptide，ANP）高等有关。为此，应适量补钠，但若输入钠过多，又可导致高钠血症和浮肿。新生儿尿排钾少，此点与近位小管 Na^+-K^+-ATP

酶活性低，远端肾小管对醛固酮反应差有关。因此，患病新生儿与未成熟儿出生后，由于酸中毒、低血压、肾灌注少等原因，易致钾潴留。新生儿尿浓缩功能差，尿渗透浓度最高仅 700mOsm/(kg·H$_2$O)，未成熟儿更低。而成人可高达 1200mOsm/(kg·H$_2$O)。在排水多的同时也影响尿素氮（blood urea nitrogen，BUN）排泄，其机制与肾髓质解剖学上发育不成熟，渗透压差小，集合管对醛固酮（antidiuretic hormone，ADH）反应差，前列腺素对尿浓缩的抑制有关。新生儿肾调节酸碱平衡能力较差，由于近端小管对 HCO$_3^-$ 再吸收差，导致 HCO$_3^-$ 浓度相对较低，有机酸排泄少，而伴随发育及蛋白异化所产生的有机酸较多，以及骨代谢产生 H$^+$ 等原因，容易发生酸中毒。

四、神经系统

幼儿出生时脑被数片未闭合的颅骨包围，前囟通常在出生后 20 个月闭合，在闭合前，前囟张力对判断脱水及颅内压有重要参考价值。新生儿脑与成人比较相对较大，新生儿脑重量约占体重的 1/10，而成人占 1/50。出生后增长迅速，6 个月时脑重量增长 1 倍，1 岁时增长 2 倍。与成人相比，小儿脑内容物含液体比例更高、脑脊液容量更小、脑内容物较颅内容量比例更大，因此更容易发生脑疝。小儿脑氧代谢率（cerebral metabolic rate of oxygen，CMRO$_2$）高，儿童平均需氧 5.2mL/(min·100g)，明显高于成人[3.5mL/(min·100g)]，任何原因所致的氧供不足，均易造成脑缺氧。成人脑血流量为 50～60mL/(min·100g)，早产儿及新生儿约为 40mL/(min·100g)，而年长儿可达 100mL/(min·100g)。小儿脑血流量、脑血流速度和脑代谢率在儿童时期达到峰值，然后逐渐下降。小儿脑血流的自动调节范围也低于成人，麻醉中脑血流量易受血压剧烈波动的影响，早产儿和足月新生儿在氧储备不足时，其脑部自动调节机制会进一步受到损害，脑血流量可随动脉压变化而变化，导致脑室内或周围出血。因此新生儿在发生低血压时应积极处理，提高血压减少脑缺血的发生，控制性降低血压技术在低龄儿童以及新生儿，应避免。

小儿出生时神经细胞只有正常的 1/4，1 岁时皮质及脑干接近发育完全。而髓鞘的形成及树突的完善过程要持续到 3 岁，所以，婴儿常具有各种原始反射。与中枢神经不同，自主神经发育相对较好，出生时支配心血管的副交感神经功能发育已经完成，而交感神经则需到出生后 4～6 个月。维持血压和心率的压力反射及延髓血管运动中枢（加压和减压）在出生时已具有功能，但未成熟，麻醉状态下易受抑制。由于传导通路的发育尚未完善并且缺乏神经肌肉协调动作的训练，神经系统功能不够稳定，调节功能也较差，如呼吸、肌肉运动及体温调节等。新生儿出生时，血-脑屏障未发育成熟，再加上脑血流量丰富，许多药物在婴儿脑内浓度较成人高，如硫喷妥钠即容易通过血-脑屏障产生中枢抑制。

脊髓随着年龄而增长，但其末端相对位置却逐渐上移。在胎儿时期，脊髓下端在第 2 腰椎下缘，4 岁时上移至第 1 腰椎。

五、消化系统

食管长度在新生儿时期为 8～10cm，1 岁时为 12cm，5 岁时为 16cm，学龄儿童为 20～

25cm，成人为 25～30cm。食管全长相当于从咽喉部到剑突下的距离。插胃管时，从鼻根至剑突的距离作为胃管置入深度。置入胃管的横径：婴儿为 0.6～0.8cm，幼儿为 1cm，学龄儿童为 1.2～1.5cm。食管 pH 通常在 5.0～6.8。新生儿和婴儿的食管呈漏斗状，黏膜薄嫩、腺体缺乏、弹力组织及肌层尚不发达，食管下段括约肌发育不成熟，控制能力差，常发生胃食管反流。

胃容量在新生儿约为 30～60mL，1～3 个月时为 90～150mL，1 岁时为 250～300mL，5 岁时为 700～850mL，成人约为 2000mL。进食母乳或乳制品后幽门即开放，胃内容物陆续进入十二指肠，故实际胃容量不受上述容量限制。

六、体温调节

体温是机体产热和向环境散热之间平衡的结果，在低于体温的环境中，机体通过消耗氧和能量来保持正常体温。新生儿容易受周围环境影响，成人调节下限为环境温度 0℃，而新生儿为 22℃。其原因是体格小，产热不足，体表面积相对大，体表面积与体重之比是成人的 3～5 倍，单位体积的散热量约为成人的 4 倍，再加上传导快散热容易，早产儿更明显。较大儿童能借寒战反应产生热量，而新生儿的产热全靠褐色脂肪的氧化，足月新生儿褐色脂肪占体重的 5%，而早产儿只占 1%，所以，正常新生儿应置于与皮肤温差 2～4℃的环境，在该温度下，代谢速度最慢，温度调节仅靠蒸发即中性环境温度。安静状态下腹部皮肤温度 36℃，环境温度 32～34℃，婴儿氧耗最少。体温越低，所需环境温度越高。通常在寒冷环境下，由于环境和皮肤温度差大，必然导致氧耗增加，若环境温度持续过低，极易造成低体温。体温下降到 35℃以下时，除对中枢及心血管的直接抑制外，还可因外周血管收缩，影响组织氧供，导致细胞缺氧，发生代谢性酸中毒硬肿症，呼吸抑制，甚而由于增加肺动脉阻力导致恢复胎儿循环，加重低氧血症的危害。全身麻醉可使体温中枢调节阈值增加，尤其是低温阈值下降及末梢血管扩张，散热增加，体温下降。低体温对静脉及吸入麻醉药的药动学及药效学均有影响，可使吸入麻醉药最低肺泡有效浓度降低，组织可溶性增加，非去极化肌松药用量减少，作用时间延长，所以婴幼儿手术中保温极为重要。6 个月以上小儿代谢旺盛，若手术室环境温度偏高，再加上覆盖敷料，体温容易升高而引发高热。

（李红霞　刘　森）

第二节　麻醉术前评估与准备

一、麻醉风险

重视小儿麻醉风险评估是肝移植围术期保证患儿生命安全的必要措施。据报道，小儿麻醉相关性心脏停搏风险约为 1.4‰，心脏停搏后患儿的整体死亡率约为 26%，约 6%

的患儿心脏停搏后遗留永久性损伤。ASA Ⅰ-Ⅱ级的患儿死亡率约为 4%，Ⅲ-Ⅴ级的患儿死亡率约为 37%，大多数患儿（68%）没有或仅有一过性损伤。婴幼儿占麻醉相关性心脏停搏患儿 55%，年龄不足一个月小儿风险最高。

如表 6-1 中所示，心脏停搏危险因素主要有：药物相关性、心血管、呼吸、设备相关性及其他。药物相关性可能与使用药物的心血管抑制作用以及静脉注射局麻药导致局麻药中毒等机制有关。心血管因素病因方面尚不明确，可能与患儿先天性心脏病、出血、输血、输液不足或液体治疗不当有关。呼吸方面的机制主要与喉痉挛、呼吸道梗阻和插管困难相关。大多数喉痉挛发生于麻醉诱导期，几乎所有出现呼吸道梗阻和插管困难的患儿至少合并另外一种重要的潜在性疾病。而设备相关机制中，最常见的是中心静脉置管相关的并发症（如气胸、血胸或心包填塞）。

围术期麻醉药物对患儿大脑发育的影响目前尚在研究当中，在使用相关药物之前需要评估药物对患儿各个器官的影响程度。

表 6-1　小儿心脏停搏危险因素

危险因素	发生率（%）
药物相关性	37
心血管	32
呼吸	20
设备相关性	7
其他	4

二、术前准备

（一）麻醉前访视

（1）术前应对麻醉操作过程、手术的必要性和可能出现的问题对家长进行解释和交流，了解患儿心理状态，通过家长了解现病史及既往史，有无变态反应史、出血倾向以及麻醉手术史。

（2）应注意患儿身长以及体重，了解发育情况（例如牙齿萌出或换牙期乳牙松动情况），评估心肺功能以及有无发热、贫血、脱水等情况。

（3）注意实验室检查资料，了解有无低血糖、低血钙以及钾钠情况，有无凝血障碍。

（二）麻醉前评估

1.全身状况评估　根据患儿术前生活状况评估肝移植术后并发症和死亡发生风险，由低到高依次为在家生活、住院依赖、入住 ICU 和机械通气治疗。

2.肝病严重程度评估　肝功能 Child-Pugh 分级标准适用于儿童患者，但终末期肝病模型（model for end-stage liver disease，MELD）评分只适用于年龄≥12 岁的儿童，年龄<12 岁的儿童应使用儿童终末期肝病模型（pediatric end-stage liver disease，PELD）评分。

3.儿童肝移植禁忌证

（1）可预见移植术后生存质量不佳，例如伴有难以逆转的中枢神经系统受损的患儿。

（2）合并其他器官功能衰竭，严重影响肝移植预后，例如肝肺综合征，重度肺动脉高压和急性呼吸窘迫综合征。

（3）伴有严重心功能不全的主动脉瓣狭窄、严重瓣膜性心脏病以及晚期心肌病。

（4）严重的全身性感染。

（5）多数病毒感染，在控制前不应接受肝移植手术，但部分疱疹病毒（CMV、水痘病毒和单纯疱疹病毒 1 型）感染除外。

（6）存在难以根治的肝外恶性肿瘤。

大多数移植中心采用综合方法对肝移植患者进行评估。实验室检查包括血型鉴定、血生化检测、肝肾功能、凝血功能和病毒血清学。通过心电图、胸部 X 线和超声心动图评估心肺系统。应仔细进行神经系统检查，以发现术前存在的问题。对肝脏的解剖评估包括腹部超声、CT 及磁共振成像。肝活检可用于明确诊断或了解肝脏疾病的严重程度。另外，对患者家庭的社会心理和经济状况也要进行评估。在初步评估完成之后，将患儿的病史和评估数据提交给选择委员会，由后者决定患者是否可以成为移植的候选人。一旦审批通过，移植中心随后会从受体名单上将患者身份激活。在急性肝衰竭或慢性肝病快速失代偿的情况下，评估过程可能会缩短到几小时。随后患者会转至移植中心成为移植候选人，这使得临床医师有机会在患儿等待移植期间优化治疗方案。首先采用药物治疗，目的是控制腹水、感染和肝性脑病。此外，也需要经常对患儿的营养状态进行评估并调整饮食结构。消化内镜下硬化剂注射可用于治疗消化道出血。如果患儿合并呼吸和循环系统疾病，则需要进行动脉血气分析、吸氧和置入心导管等。维生素 K 可用于改善凝血功能。如有必要，可在移植手术和进行免疫抑制之前进行预防性拔牙、扁桃体和腺样体切除术。

（三）小儿肝移植术前评估汇总

①肝衰竭和移植原因；②凝血状态（凝血酶原时间、部分凝血活酶时间、国际标准化比值、纤维蛋白原、血小板）；③门静脉高压的后遗症（如食管静脉曲张、腹水）；④目前肝肾功能；⑤心肺并发症：回顾最近的心脏评估结果和所有影像学资料（如超声心动图、应激测试等）；⑥酸碱平衡状态、电解质和血糖（如 Na^+/K^+）；⑦体温波动；⑧前期手术史；⑨任何其他现有的并发症及其对麻醉的影响。

（四）术前禁食水要求

术前禁食是择期手术的常规，以避免胃内容物引发的呼吸道并发症。但实际临床实践中，长达几小时甚至十几小时的禁食现象还是常见的。许多患儿因长时间的禁食出现饥饿、心慌、低血压、低血糖等症状。长时间禁食如果出现在小儿群体中，可能会出现围术期不良事件。与成人不同，缩短禁饮食时间可以提高患儿的舒适度，减少水分的丢失，提高围术期安全性。近期，许多研究采取了更加宽松的禁食方案，没有证据表明宽松的禁食方案会增加患儿麻醉诱导期间的返流以及误吸的发生率。

2022 年 1 月，欧洲麻醉和重症医学会（ESAIC）颁布《儿童术前禁食指南》，为临床实践提供了指导和参考意见。首先，关于纯净液体。所有儿童应尽可能避免延长禁食时间，在择期手术麻醉诱导前 1 小时，鼓励健康儿童饮用清水（包括含糖或不含糖的水，不含果肉果汁、不加奶的茶或咖啡），推荐术前禁止饮用纯净液体时间少于 2 小时。另外，关于半固体和固体部分。对婴儿来说，加强一次母乳喂养在临床上不会显著延迟胃排空，应鼓励母乳喂养直至麻醉诱导前 3 小时；对于婴儿而言，配方奶（或非母乳）可以鼓励饮用到麻醉诱导前 4 小时，在麻醉诱导前 4 小时可以食用含固体或非清亮液体的早餐；在麻醉诱导前 6 小时允许食用固体食物。关于合并症，药物和早产儿部分，指南指出合并胃食管反流疾病、功能性/非溃疡性消化不良、先天性心脏病、单纯 I 型糖尿病、肥胖的患儿并不一定需要不同于健康儿童的禁食方案。

与足月儿相比，早产儿的胃排空时间可能会稍微延长，采用肠内管或胃造口喂养的儿童在麻醉前禁饮禁食的时间应与其他儿童相同，并根据所给食物的黏稠度和热量组成（清澈的液体或牛奶或浓稠半固态液体）确定禁食时间。最终的禁食推荐方案：对于健康的儿童，推荐新的"6-4-3-1"的术前禁饮、禁食方案，即 1h 内禁饮纯净液体；3 小时内禁母乳喂养；4 小时内禁配方奶和其他非母乳类奶制品；6 小时内禁止摄入固体食物。禁食方案不仅仅局限于 6h 固体和 4h 非清饮法则，大量的摄脂餐仍然需要禁食 6h 以上才能达到完全的胃排空，如果不确定食物类型、时间等，应该选择更保守的禁食方案，必要时择期手术。

禁食时间指导见表 6-2。

表 6-2　小儿术前禁食时间（h）

纯净液体	母乳	配方奶和其他非母乳类奶制品	固体食物
1	3	4	6

（五）麻醉前用药

（1）麻醉前用药的目的在于镇静与消除不安，使麻醉诱导顺利、减轻情绪障碍、抑制口腔和呼吸道分泌物、抑制异常反射、减轻疼痛、预防吸入性肺炎等。

（2）小儿麻醉前用药的常用途径及其各自的优缺点见表 6-3；以及常用几种麻醉前用药、给药途径以及效果，见表 6-4。

表 6-3　小儿麻醉前用药的常用途径及其各自的优缺点

途径	优点	缺点
鼻腔	效果确切	不适感、易激惹患儿
口腔	无痛简单	显效慢
舌下	效果确切	吐出或咽下、显效慢
肌内注射	效果确切、显效快	疼痛
直肠	效果确切	不适感、诱发排便、起效时间不确定
静脉	效果确切、显效快	疼痛

表 6-4　常用几种麻醉前用药、给药途径以及效果

药物	给药途径	参考剂量	作用
咪达唑仑	口服	0.25～0.33mg/kg	镇静
咪达唑仑+阿托品+氯胺酮	肌肉注射	2～4mg/kg+0.02mg/kg+0.05mg/kg	较深程度镇静
糖果形状口服透黏膜芬太尼	口服	10～20μg/kg	镇静
抗胆碱能药物	肌肉注射		抑制分泌物分泌
右美托嘧啶	口服	1μg/kg	镇静

（六）术前准备

1.了解术前检查，预测手术出血风险，并准备充足的血源，包括浓缩红细胞和新鲜冰冻血浆。某些严重贫血或凝血病的患儿在手术开始前就应输入血液制品，并将液体容量负荷调整到最佳状态。

2.注意手术室温度的调节，应至少预热至 25℃左右，并使用加温毯和输液加温装置。婴幼儿应备用微量输液器或输液泵，以精确控制液体输注。

3.准备合适型号的桡动脉套管针和中心静脉导管，新生儿和 5kg 以下的婴幼儿，桡动脉穿刺选用 24G 动脉套管针和 4F 中心静脉双腔套管，其他小儿选用 22G 桡动脉套管针和 5F 中心静脉双腔套管或 5.5F 三腔套管。

（李红霞　徐如彬）

第三节　小儿肝移植麻醉诱导与维持及循环管理

一、麻醉诱导

入室后监测心率（heart rate，HR）、脉搏血氧饱和度（pulse oxygen saturation，SpO$_2$）、心电图（electrocardiogram，ECG）和无创血压（non-invasive blood pressure，NIBP）。术前无静脉通道且年龄小，不能合作的患儿，可行七氟醚吸入镇静后开放静脉。

（1）吸入法诱导：吸入诱导药物以七氟醚为主，小于 8 个月的婴儿入手术室前可不用镇静药，而采用吸入诱导法。与成人相比，新生儿血流丰富的器官相对比例较大，而肌肉和脂肪的比例较小，这些影响吸入药的摄取和分布。8 个月至 5 岁的儿童，给予术前用药后即可开始麻醉。麻醉开始时给予低流量（1～3L/min）的氧气和氧化亚氮。吸入麻醉药（如七氟烷）的浓度逐渐增大，每次增加 0.5%。角膜反射消失后可扣紧面罩，轻柔地提起下颌。

（2）静脉诱导方法：可选用依托咪酯、咪达唑仑或氯胺酮、大于 3 个月岁的患儿可选用异丙酚，肌肉松弛药可选用维库溴铵或顺式阿曲库铵（表 6-5）。

表 6-5　小儿肝移植常用静脉诱导药物剂量

药物	用法	剂量
咪达唑仑	静脉注射	0.05mg/kg
氯胺酮	静脉注射	1～2mg/kg
芬太尼	静脉注射	2～5μg/kg
顺式阿曲库铵	静脉注射	0.15mg/kg
维库溴铵	静脉注射	0.1mg/kg
依托咪酯	静脉注射	0.2～0.3mg/kg
异丙酚	静脉注射	3～5mg/kg

　　肝移植术患儿常伴有大量腹水，腹内压增高导致限制性通气障碍和功能残气量降低，同时可能伴有活动性消化道出血、气道高反应性以及饱胃等发生反流误吸的危险因素，因此更推荐静脉麻醉诱导，以快速达到满意的麻醉深度和肌松效果。针对患儿的原发病以及心脏病、血流动力学不稳定、电解质紊乱等情况，应制定个体化用药方案，并优化药物剂量。

二、气管插管

　　患儿耐缺氧能力差，在气管插管前需延长氧储备时间，尽量缩短插管操作时的无通气时间。避免无肌松下插管操作而诱发喉痉挛和声门闭合。应反复听诊确定插管深度并妥善固定。避免长时间高浓度氧气吸入。具体操作详见第四节。

三、麻醉维持

　　麻醉维持建议采用静-吸复合麻醉，根据术中血流动力学和脑电双频指数（bispectral index，BIS）调整麻醉深度和血管活性药的用量。术中用药尽量选择不完全依赖肝肾代谢、长时间应用无明显蓄积作用的麻醉药物。

　　（1）静脉维持用药：瑞芬太尼起效快、作用时间短、不依赖肝脏代谢，可用于术中维持；舒芬太尼和芬太尼均经过肝脏代谢，但镇痛效果确切且对血流动力学影响小，可以根据手术情况在术中追加。阿曲库铵和顺式阿曲库铵较少依赖肝脏代谢，可优先用于术中肌松维持。具体用法用量包括：持续泵注异丙酚 60～250μg/（kg·min）、瑞芬太尼 0.05～2μg/（kg·min）和顺式阿曲库铵 0.2mg/（kg·h），也可间断静脉注射芬太尼、舒芬太尼和维库溴铵等。

　　（2）吸入维持用药：常用的吸入麻醉维持用药为七氟烷和地氟烷。两种药物体内代谢率均较低，可安全应用于肝移植术（表6-6）。

表 6-6 新生儿近似的最低肺泡浓度（MAC）（%）

麻醉剂	新生儿	婴儿	年幼儿
七氟烷	3.2	3.2	2.5
异氟烷	1.6	1.8~1.9	1.3~1.6
地氟烷	8~9	9~10	7~8

四、循环管理

小儿肝移植术一般分为 3 个阶段：①无肝前期：病肝游离阶段，指从切皮开始至门静脉阻断；②无肝期：病肝切除和新肝血管吻合阶段，指从门静脉阻断到门静脉开放；③新肝期：下腔静脉和门静脉开放，肝动脉和胆管吻合阶段。指从门静脉开放到术毕。对于大多数患儿，在整个肝移植手术期间其循环功能变化的临床表现不如成人明显。

（一）无肝前期　最主要关注点是大出血和低血压。大出血常见于既往有上腹部手术史的患儿，特别是胆道闭锁行葛西术后患儿，腹腔粘连严重，游离病肝过程中创面往往渗血较多，存在大出血的可能。低血压常继发于手术出血、开腹后大量放腹水、过度搬动肝脏导致下腔静脉扭曲或受压所致的循环血量不足，麻醉医师与移植外科医师的密切沟通有助于临床判断和诊治。应对措施包括：①根据监测结果进行容量补充，维持有效循环血容量。控制性低中心静脉压技术可能对减少无肝前期手术出血更有利；②及时纠正贫血，将血红蛋白水平维持在 80~100g/L；③根据患儿年龄特点，维持适当的平均动脉压（mean artery pressure，MAP），保证重要器官有效灌注，维持尿量＞0.5mL/（kg·h）；④根据患儿术前特点和手术情况，定期监测动脉血气，纠正酸中毒和电解质紊乱。

（二）无肝期　无肝期麻醉管理最主要的关注点是下腔静脉阻断反应和无肝状态所致的代谢异常。手术中需阻断门静脉，完全或部分阻断下腔静脉。患儿表现为回心血量减少、心输出量下降，进而中心静脉压、肺动脉压和平均动脉压明显降低，并可出现肾脏低灌注性少尿或无尿。但小儿阻断下腔静脉和门静脉对循环功能的影响远不及成人，可能和小儿下腔静脉和门静脉系统引流的血占全身血量的比例小于成人有关。若无肝前期扩容充足而无肝期血流动力学不稳定，可应用血管活性药维持生命体征稳定；若血流动力学不稳定主要由前期扩容不足导致，应用血管收缩药同时可给予白蛋白扩容。在血压维持稳定后，可适当减慢补液速度，防止开放前中心静脉压（central venous pressure，CVP）过高，建议无肝期 CVP 维持在 5mmHg 左右，避免新肝恢复灌流后回心血量骤增加重心脏负荷，发生开放后新肝肿胀。对于无肝期拟完全阻断下腔静脉的患儿，可请术者在病肝分离结束后行下腔静脉预阻断，根据血压变化情况，判断患儿当前容量状态以及无肝期循环耐受情况，如收缩压下降幅度超过阻断前的 30%，即下腔静脉阻断试验阳性时，阻断前给予适量输血、加快补液速度并酌情持续泵注或增加血管收缩药的剂量。再次行阻断试验，为阴性可继续手术。多次下腔静脉阻断试验均为阳性应考虑使用静脉-静脉转流（veno-venous bypass，VVB）或与外科医生协商更改术式为背驮式肝移植。由于使用 VVB 后血管穿刺和血栓栓塞并发症发生率较高，因此不主张在无肝期常规使用。而且 VVB 在儿童肝移植中应用仍有争议（不能用于体重＜20kg 的患儿）。

对于体重大于 20kg 的患儿，为了避免无肝期循环的剧烈波动对患儿造成的影响，可考虑采用体外静脉-静脉转流技术，用离心泵将下腔静脉和门静脉系统的血经腋静脉或颈内静脉转送回心脏。操作要点如下：①引流管的放置：分别从大隐静脉和门静脉插入引流管。大隐静脉插管应至与髂内静脉的交汇处，静脉引流管应足够大（一般应大于 F16 号），才能保证充足的引流和转流量。如大隐静脉太小，可切开股静脉插入 F18 静脉导管，拔管后修补股静脉。②输入管的放置：输入管插入左侧腋静脉，如腋静脉太小，也可直接切开左侧颈内静脉插管。③转流期间的抗凝：转流管用内壁有肝素涂层的管道，可不全身肝素化。若用普通转流管，则应静脉给肝素 1mg/kg，维持激活全血凝固时间（activated clotting time of whole blood，ACT）在 200～300 秒，以避免血栓形成，转流结束后用鱼精蛋白中和肝素，恢复正常的 ACT。④预充液用加热的平衡盐液。据我中心经验，当转流量达到 400～500mL/min 时，就能很好地维持小儿平稳的循环功能。采用体外静脉-静脉转流的优点如下：能增加静脉回心血量和心输出量，降低下肢和内脏静脉淤血；体外静脉-静脉转流由于降低了静脉压，还能减少术中出血。此外，无肝期应积极纠正内环境紊乱及代谢异常，为新肝再灌注做好充分准备，具体措施见表 6-7。

表 6-7　再灌注前的准备

维持动脉血气在正常范围

纠正酸碱、电解质紊乱

维持体温在 35～36℃

维持适度的麻醉深度

准备血管活性药（肾上腺素）

输血准备

（三）**新肝期**　此阶段外科操作主要是相继开放下腔静脉和门静脉，恢复新肝的灌注，再序贯完成肝动脉及胆管的吻合。此阶段的主要任务是积极处理新肝门静脉开放即刻患儿病理生理的变化，维持生命体征平稳和内环境的稳定，促进新肝功能的恢复。新肝血流开放后，应在维持血压稳定的基础上，调控 CVP 不超过 10mmHg，同时观察新肝充血情况，避免新肝肿胀。新肝期患儿的循环状态常表现为"高排低阻"。此时肾功能逐渐恢复，如发生无尿或少尿，应分析原因并进行对症治疗。在保证适当的容量状态下，可使用血管活性药适当提高 MAP 和增加胶体渗透压以改善肾脏灌注，增加肾小球滤过率，并及时应用利尿药，小儿肝移植常用血管活性药物及剂量见表 6-8。

表 6-8 小儿肝移植常用血管活性药物及剂量

药物	用法	剂量
肾上腺素	Bolus 静脉注射	0.01mg/kg
	气管内给药	0.1mg/kg
	持续输注	0.1～1μg /（kg·min）
麻黄碱	静脉注射	0.1～0.3mg /（kg·min）
多巴胺	持续输注	（小）1～4μg /（kg·min）
		（中）5～10μg /（kg·min）
		（大）10～20μg /（kg·min）
硝酸甘油	持续输注	0.1～2μg /（kg·min）

目前临床上应用较多的血流动力学监测方法包括经肺动脉导管的热稀释法、染料稀释法、脉搏轮廓法以及心脏超声等。然而因每种方法的局限性，如创伤大、并发症多、操作人员专业性要求较高、需反复校正、不能实时连续监测等，在婴幼儿中应用受限。压力记录分析方法（PRAM）是基于动脉压力波形分析法的一种新型微创血流动力学监测方法，与其他动脉压力波形分析法（如 PiCCO）相比，其具有微创、不需要多余的侵入性操作、不需要直接或间接校准、适用于体重＜20kg 的低体重儿等优势，已逐步应用于临床尤其是小儿的大型复杂手术当中。

PRAM 通过 Mostcare 监测设备对患儿的血流动力学进行监测，Mostcare 通过其高频率采样（1000Hz）和压力曲线分析，用来评估特定患者的全身阻抗和实时的血流动力学状况。监测的基本参数包括：SBP、DBP、MAP、HR、CO、心脏指数（cardiac index，CI）、外周血管阻力（systemic vascular resistance，SVR）、外周血管阻力指数（system vascular resistance index，SVRI）、心搏量（stroke volume，SV）、心搏量指数（stroke volume index，SVI）、心脏循环效率（cardiac cycle efficiency，CCE）、心搏量变异度（stroke volume variation%，SVV%）、收缩压变异度（systolic pressure variation%，SPV%）、重脉压变异度（heavy pulse pressure variability，DPV%）、脉压变异度（pulsepressurevariation%，PPV%）、压力变化速率（dp/dt）等等。Mostcare 仅通过桡动脉/股动脉穿刺或者通过接收监护仪的有创压力信号就能实现对手术患者的微创血流动力学参数监测。已有研究显示，通过 PRAM/Mostcare 监测患儿术中血流动力学改变，指导术中液体及血管活性药物的应用可明显改善患儿预后。监测组的液体入量、最高 CVP、△RHR、△RMAP、再灌注综合征发生率降低，最低 MAP 升高，术后机械通气时间和 ICU 停留时间缩短，ICU 期间心功能不全发生率降低。同时婴幼儿肝移植术中因剧烈循环波动、手术应激等因素可造成心肌损伤，进而诱发心律失常，甚至心功能不全，影响治疗效果及术后生存。因此，对术中心肌损伤的监测非常必要。目前心肌损伤的诊断标准主要根据心肌酶水平，然而其具有一定延迟性，因此，急需寻找到能够实时准确预测心肌损伤的指标。通过 Mostcare 监测设备监测无肝期的 CCE 可预测患儿的术后心肌损伤程度（以术毕血清 cTnI 浓度

≥0.04μg/L 作为心肌损伤的诊断标准），减少循环波动对患儿心肌的损伤。其次，再灌注早期患儿出现严重心肌抑制及心排量、血压明显下降与术后急性肾损伤（acute kidney injury，AKI）具有独立正相关性，12 个月以下的儿童发生 AKI 的风险更高，这可能是由于患儿期肾小球滤过率低和肾小管功能不成熟所致，通过 Mostcare 实时连续的血流动力学监测，稳定心功能，维持血流动力学稳定能减少术后 AKI 的发生。

再灌注后综合征（post-reperfusion syndrome，PRS）是指再灌注后 5min 内，平均动脉压较再灌注前水平下降＞30%且持续时间＞1min，可同时伴有心律失常或心跳骤停。再灌注后综合征是新肝门静脉开放时重点关注的问题，表现为显著的心血管功能障碍，包括心输出量减少，严重的低血压，心动过缓，心律失常，肺动脉压升高和 CVP 升高，严重时甚至发生血管麻痹综合征和心搏骤停。停可参考儿童肝移植重度 PRS 的北京标准进行诊断，详见表 6-9。相对于成人肝移植，小儿肝移植术，特别是亲体肝移植的 PRS 临床表现较轻，多数仅表现为一过性低血压。但对于无肝期体温过低或供肝过大的患儿，可能发生严重的 PRS，应积极采取应对措施：①多学科团队应保持密切沟通与合作，首要任务是避免发生心跳骤停，特别是使用边缘供肝时。再灌注前由移植外科医生用蛋白水冲洗移植肝脏，以减少肝脏流出液里的钾离子浓度和酸性物质含量。再灌注前纠正血钾、游离钙和 pH 到正常范围，尽可能的维持体温在 36～37℃，可由移植外科医师腹腔温水复温，同时视患儿心电图表现，缓慢分次开放门静脉。若 MAP 降低明显，及时应用肾上腺素、补钙、纠酸等处理。②再灌注早期还应兼顾低血压的治疗，结合临床表现分析低血压病因，并给予针对性药物治疗。急性心功能不全所致低血压可使用肾上腺素治疗，低外周血管阻力所致低血压可使用苯肾上腺素或去甲肾上腺素治疗，急性肺动脉高压所致低血压可使用硝酸甘油、硝酸异山梨酯或前列腺素治疗。③再灌注后期，由于外周阻力明显降低，心输出量恢复后低血压仍可能持续。如果发生顽固性低血压，应遵循阶梯式药物治疗原则，首选去甲肾上腺素。④手术结束时，如果无法停用去甲肾上腺素，则应将去甲肾上腺素支持治疗持续至术后 ICU 阶段。

约 30%的患儿会发生再灌注综合征，严重者发生心跳骤停（＜1%）。一旦发生心搏骤停，应立即要求术者配合心脏按压，协助麻醉科医师抢救，室颤时可行胸外电击除颤。发生 PRS 可能是由于移植肝脏含有高钾、低 pH 值和低温的液体快速注入体循环而激发，还有一些血管活性物质从肝脏释放，最可能的是一氧化氮（NO）和肿瘤坏死因子-a（TNF-a），这些因子舒张外周血管，导致低血压。PRS 持续时间短，一般小于 5min，5～10min 后心输出量将增加到基础值的 2～3 倍。

表 6-9　儿童肝移植重度再灌注后综合征的诊断标准（北京标准）

临床表现	定义	发病时机
显著心律失常		
再灌注后心动过缓	心率较再灌注前水平下降≥15%	再灌注早期
再灌注后新发心律失常	出现严重影响血流动力学的心律失常（高钾相关或其他类型）	再灌注早期

临床表现	定义	发病时机
再灌注后心跳骤停难治性低血压	突发心跳骤停需经胸心脏按压或直接心脏按摩	再灌注早期
再灌注后严重低血压	肾上腺素用量≥1μg/kg 仍无法将收缩压纠正至基础值水平	再灌注早期
再灌注后持续性低血压	收缩压较再灌注前水平下降≥30%且持续时间≥5min	再灌注早期
新发血管麻痹综合征	去甲肾上腺素用量≥0.5μg/(kg·min)，收缩压仍<30%～50%基础值并伴有高排低阻表现	再灌注后期
长时间升压药支持治疗	再灌注后低血压需持续去甲肾上腺素治疗且术毕仍不能停用	手术结束时

注：再灌注早期和后期以再灌注 5min 为界；临床表现出现 1 项或 1 项以上即可诊断重度再灌注后综合征

（李红霞　董艾莉）

第四节　术中呼吸管理

由于大量胸腹水及病肝压迫导致腹内压增加，胸腔受压严重，反复的肺部感染，双肺扩张受限，常合并局部肺叶萎陷或反复肺感染状态，导致终末期肝病患儿潮气量小、呼吸频率快、功能残气量低、较易发生低氧血症；此外，少数终末期肝病患儿合并肝肺综合征，部分静脉血液未经有效氧和直接混合到动脉系统进入体循环，严重影响呼吸功能。综上所述，呼吸管理仍是小儿肝移植麻醉管理的难点之一，小儿肝移植术后呼吸系统并发症发生率高，是导致终末期肝病患儿行肝移植手术围术期死亡的主要因素之一。

一、气管插管的选择

（一）气管插管方式的选择

经口明视插管法和经鼻气管插管是小儿临床麻醉常用的气管插管方法。终末期肝病患儿腹内压力持续增高，患儿多存在胃排空延迟情况，可视为"饱胃"状态。对于终末期肝病患儿气管插管操作时要求包括充分预吸氧、快速诱导、操作熟练迅速。经鼻气管插管需要在诱导前彻底清理鼻腔、充分润滑黏膜、收缩鼻腔黏膜下血管，同时需应用小儿插管钳辅助完成操作。相对于经鼻气管插管，经口气管插管步骤少、易于操作、耗时较短。即便是高年资麻醉医师，经鼻小儿气管插管仍需要多消耗至少 30s 的时间。额外需要的时间越长，患儿低氧血症发生率越高，严重低氧可导致心搏骤停，严重威胁患儿安全。经鼻气管插管诱发鼻出血风险为 54%，显著高于经口气管插管。终末期肝病患儿多合并较为严重的凝血功能障碍，是经鼻气管插管的禁忌证。此外，国内外学者研究表明：经鼻气管插管诱发鼻窦炎风险显著高于经口气管插管。

目前，儿童肝移植麻醉的插管途径首选经口气管插管。终末期肝病患儿的氧储备少，耐受缺氧的能力极差，一旦发生低氧血症不易纠正，故应迅速完成气管插管。小儿气管插管前，应选择合适口径的气管导管，导管过细使患儿气道压力过大，长时间应用易致体内二氧化碳蓄积；导管过粗不易通过声门及声门下的狭窄处，容易导致声带及喉部组织损伤。气管插管时操作手法应轻柔，切忌使用暴力插入导管，否则极易造成气管损伤和术后喉水肿。气管插管后应反复听诊双肺呼吸音是否清晰和对称、有无干湿性啰音，观察 $ETCO_2$ 监测波形、气道压力，确定气管导管是否在气管内并处于合适的位置，如果有啰音应及时处理。气管导管固定前，应正确握持气管导管，确保导管位置在固定时没有变化。使用合适的支撑物以防气管导管扭折。当经鼻气管插管时，注意避免导管长时间压迫鼻翼。

（二）气管插管型号的选择

气管导管型号通常根据导管内径（ID）进行选择，最常用的方法是根据年龄计算（表6-10），2 岁以上患儿导管选择计算公式：ID（带套囊导管）＝年龄/4＋4，ID（不带套囊导管）＝年龄/4＋4.5。6 岁以下，导管不加套囊（5.5～6mm 内径），6 岁以上导管是否加套囊，近年来仍存在广泛争议，导管大小以 1.53～2.04kPa（15～20cmH_2O）加压时有轻度漏气为合适，如以 1.0kPa（10cmH_2O）加压时漏气明显，应更换气管导管。

本中心经验：由于终末期肝病患儿通常存在发育迟缓的情况，建议采用小一号或者半号的气管导管，麻醉时应另外准备大半号及小半号的导管各一。在术中气管导管可能受到直接或间接的压力而易发生扭折或压扁，建议选用钢丝增强的特殊导管（弹簧管壁厚，较同号码普通导管外径大 1mm）。

（三）气管插管深度

导管上有长度（cm）标志，经口腔插管时其长度为 12+年龄（岁）/2cm，固定导管时应了解插入长度，可避免插管过深。气管导管连接管的口径应与导管内径相等（可用塑料外套管将二者连接），并应紧密连接，不留间隙，以免连接处屈曲。插管后应作两侧肺部听诊，两肺呼吸音相同才可固定导管。

表6-10 儿童肝移植气管导管型号选择和插管深度估计

年龄	导管内径（mm）	插管深度（经口，cm）
新生儿～3 月龄	3.0，3.5	10～12
3～9 月龄	3.5，4.0	12～13
9 月龄～2 岁	4.0，4.5	13～14
2～14 岁	年龄/4+4.0	年龄/2+12 或导管内径×3
>14 岁	7.0～8.0	20～22

注：所示为带套囊的普通气管导管内径，钢丝加强导管内径应再减去 0.5mm

　　小儿常规全身麻醉气管插管时选择一根无阻力通过声门和声门下区域的、最粗的、不带套囊的、在气道压达到20cmH_2O时有轻微漏气的气管导管最为理想，但在实际工作中做到这样恰到好处并不容易。考虑到小儿肝移植手术时间和患儿术后带管时间较长，在使用带套囊导管时，可以间断监测导管套囊压力，尽量避免套囊过度充气、压迫气管黏膜。目前普遍认为，采用高容低压套囊气管导管，并不增加术后气道并发症发生率，术后产生喉部并发症与无套囊气管导管相比较无明显差异。小儿（除了早产儿）肝移植术麻醉的气道管理策略均可以选用带高容量低压套囊的气管导管。

　　带套囊气管导管应用于肝移植手术患儿具有以下优势：能够有效预防反流误吸；实施低流量吸入麻醉时可控制呼吸；提供可靠的二氧化碳、通气量监测；减轻漏气所致的环境污染和麻醉药的浪费；避免为了保证良好通气而选择过粗的气管导管，有助于减少过粗气管导管带来的术后喉部并发症；减少重复检查，降低换管机率，套囊带来的损伤可能远小于因更换导管而反复插管带来的损伤。带套囊的气管导管更适合于手术时间长、腹压高容易误吸的患儿在肝移植术中使用。但应注意：带套囊气管导管较无套囊气管导管粗（外径粗约0.5mm）；套囊内压不要过大，尤其使用N_2O时，有条件时应监测套囊压力；长时间插管者应定时放松套囊并小心充气，可防止压迫周围黏膜而致的气管损伤。

二、小儿通气方式的选择与优化

　　理想的小儿通气回路应具备以下特点：重量轻、死腔量小，无论是无活瓣或低阻力活瓣，其阻力要低，回路内部的气体容量要小，应尽可能减少CO_2重复吸入，呼吸做功宜小，以免呼吸肌疲劳；其结构形成的湍流要小；容易湿化吸入气和排出废气，适合于自主、辅助或控制呼吸。推荐VT 8～10mL/kg的潮气量外加适量的呼气末正压（positiveend-expiratory pressure，PEEP），每公斤体重每分钟通气量100～200mL。也有学者研究认为VT 6～8mL/kg（小潮气量）联合3～5cmH_2O水平的PEEP，能够有效防止肺泡过度牵拉，降低机械通气相关肺损伤（ventilation related lung injury，VILI）并且对于患儿术后血流动力学无明显影响。值得注意的是，小儿机械通气中需补偿麻醉环路中的气体压缩容积和环路膨胀容积带来的死腔量。因此，风箱所给的潮气量远大于患儿实际的潮气量，故风箱所示参数无参考意义。判断通气是否适当应以听诊呼吸音，观察胸廓起伏幅度以及结合呼气末二氧化碳分压（end-tidal carbon dioxide partial pressure，$P_{ET}CO_2$）或动脉血二氧化碳分压（pressure of carbon dioxide，PaCO_2）来确定。

　　补偿性通气策略：潮气量补偿尤其适用于婴幼儿，其动态调节能改善呼吸系统顺应性。压力控制-容量保证通气模式（PCV-VG）可通过恒定压力提供减速气流，对于预设潮气量采用最小正压，降低高气道压导致的潜在气道和肺泡损伤的同时，又能保证肺泡有效通气和换气。

　　机械通气模式优化：临床常采用压力控制通气模式（pressure-controlled ventilation，PCV）与容量控制通气模式（volume-controlled ventilation，VCV）。PCV具有较低吸气峰压，能改善氧合和肺功能；而VCV能维持较高潮气量、较低气道平台压，通过测定气道平台压，从而准确测定ΔP。2 种通气模式各有利弊，无证据表明哪种方式对降低术后肺部并发症（pwlmonary complications postoperative，PPCs）更具优势。体重在 15kg 以下的患儿常采用压力控制呼吸模式，肝移植术患儿若并存大量胸、腹水或合并肝肺综合征导致气道阻力较高则更适合此模式，以避免气压伤。尤其是气道阻力较高的患儿更适合选用此模式，以避免气压伤；同时，还应该及时与外科医师充分沟通和寻求帮助，鼓励他们尽快开放腹腔和游离患儿肝脏，当病肝充分游离后能够有效降低患儿腹腔压力，迅速有效减小气道阻力。定压呼吸机的输出气量不会因新鲜气流量过大而增多，但当新鲜气流量过小，使风箱压缩器不能达到设定峰压时，潮气量就会不足。但通气量易受到气道顺应性、腹腔胸腔内压力改变的影响，因此术中应注意保持患儿呼吸道的通畅，并密切观察患儿 SpO_2、$P_{ET}CO_2$、动脉血气分析结果及呼吸机参数的变化，及时调整通气参数。容量控制模式一般适用于体重在 15kg 以上的患儿。术中应特别注意气道压力变化，避免造成压力伤。应当注意新鲜气流的改变对输出潮气量的影响，这对越小的小儿影响越大。因此，呼吸机参数或改变新鲜气流量时，应反复核定患儿胸廓起伏度、呼吸音、吸气峰压、SpO_2、$P_{ET}CO_2$ 等。

呼吸频率设置为 15～25 次/min，吸呼比 1∶1.5～2.5，维持 $P_{ET}CO_2$ 在 35～40mmHg（1mmHg=0.133kPa）。设置吸入氧浓度 40%～60%、呼气末正压 5～10cmH$_2$O（1cmH$_2$O=0.098kPa），以预防肺不张。此外，新肝期开始后可以在不影响血流动力学的前提下适当进行肺复张，对于患儿术后肺功能的恢复以及降低肺部并发症均有益处。

三、小儿呼吸监测

潮气量和通气量的监测是小儿肝移植术中呼吸管理最基本的监测指标，术中应随时注意其数值的变化，尤其在气道阻力发生变化时，应迅速查明上述指标变化的原因并及时做出有效处理。机械通气时，气道压力的监测是必备的指标，尤其在定容呼吸模式时，检测气道压力可避免气压伤。$P_{ET}CO_2$ 不仅能实时反映通气是否良好，还可以在多种紧急时刻结合血流动力学指标提供重要信息，是小儿肝移植手术麻醉管理中必不可少的常规监测项目。新生儿和早产儿 $P_{ET}CO_2$ 和 $PaCO_2$ 的差值较大，必要时应定期取动脉血行动脉血气分析，密切关注患儿术中 $PaCO_2$ 结果和变化趋势。SpO_2 作为全身麻醉的常规监测项目，反映机体的氧合情况，与吸入氧浓度密切相关，能够反映患儿肺功能状态以及通气情况。

（李红霞　丁　梅）

第五节　术中液体管理与血液管理

要实现小儿液体的正确管理，须首先了解小儿的生理特点以及伴随其生长发育所发生的变化

一、体液总量和分布

体液占人体体重的一半以上，胎儿期到儿童期的生长发育过程中，机体体液的比例发生着巨大的变化。年龄越小，体液所占体重比例越大，主要是间质液量的比例较高，而血浆和细胞内液量的比例与成人相近（表 6-11）。

表 6-11　不同年龄的体液分布（占体重的%）

体液分布	新生儿	1 岁	2～14 岁	成人
体液总量	80	70	65	55～65
细胞内液	35	40	40	40～45
细胞外液	45	30	25	15～20
间质液	40	25	20	10～15
血浆	5	5	5	5

二、体液成分

小儿体液成分与成人相似，新生儿在出生后数日内血钾、氯、磷和乳酸偏高，血钠、钙和碳酸氢盐偏低，细胞内、外液的化学成分见表 6-12。

表 6-12　小儿体液成分

	细胞外液	细胞内液
渗透浓度（mmol/L）	290～310	290～310
阳离子（mmol/L）	155	155
Na^+	138～142	10
K^+	4.0～4.5	110
Ca^{2+}	2.3～2.5	
Mg^{2+}	1.5	20
阴离子（mmol/L）	155	155
Cl^-	103	
HCO_3^-	27	10
SO_4^{2-}		55
PO_4^{2-}	1.5	

续表

	细胞外液	细胞内液
有机酸	6	
蛋白质（mEq/L）	16	40

三、各年龄组体液代谢的特点

（一）新生儿

出生后的最初几天内，水的丢失可使体重下降5%～15%。出生第1天的液体需要量相对较低，数天后液体丢失及需求相对增加，每日水转换率（100mL/kg）亦明显高于成人（35mL/kg），体液总量、细胞外液和血容量与体重之比均大于成人。

新生儿心血管代偿能力差，两侧心室厚度相近，液体过负荷易出现全心衰。如体液丢失过多，易致低血容量、低血压，严重者可使肺血流量减少，引起低氧血症和酸中毒，致使动脉导管开放并可能恢复胎儿循环。

新生儿肾脏发育尚未完善，肾小球滤过率仅为成人的15%～30%，肾小管未充分发育，肾脏维持水和电解质平衡的能力比成人差。

（二）婴儿期

对容量过多的耐受性仍然较差，虽然发生全心衰的几率比新生儿低，但仍易发生心衰。肾脏对水、电解质的调节能力较差。婴儿体内液体不足时，易致代谢性酸中毒和高渗性脱水。

（三）幼儿期

机体各器官的功能逐步接近成人水平，在不同前、后负荷情况下，维持正常心排出量的能力以及肾小球的滤过率和肾小管的浓缩功能已接近成人，对液体的管理与成人相似。正常小儿每日失水量见表6-13。

表6-13　正常小儿每日失水量（mL/100kcal）

失水途径	失水量
非显性失水	
肺	14
皮肤	28
显性失水	
皮肤出汗	20
大便	8
排尿	50～80
合计	120～150

1kcal=4.184kJ

四、围术期液体治疗

小儿围术期液体治疗的目的在于提供基础代谢的需要（生理需要量），补充术前禁食和围手术期的损失量，维持电解质、血容量、器官灌注和组织氧合正常。

（一）术前评估

择期手术的患儿，因术前禁食多有轻度液体不足。对于正常健康的患儿，缩短术前禁食时间，术前 2 小时饮用清饮料，可以让患儿更舒适并改善其机体容量，这对于婴幼儿更为重要。

严重创伤、肠梗阻、伴有胸、腹水的患儿可能存在进行性的血容量丢失和第三间隙的液体转移。术前有发热、呕吐和腹泻等临床情况者可伴有不同程度的脱水。婴幼儿可通过观察黏膜、眼球张力和前囟饱满度对失水程度进行粗略评估（表 6-14）。儿童体重减轻是判断脱水的良好指征。尿量是评估和治疗脱水的重要指标。进一步的生化检查有助于确定脱水的性质：低渗性（血浆渗透浓度<280mOsm/L，血钠<130mmol/L）、等渗性（血浆渗透浓度 280～310mOsm/L，血钠 130～150mmol/L）或高渗性（血浆渗透浓度>310mOsm/L，血钠>150mmol/L）。

表 6-14　新生儿和婴幼儿脱水程度的评估

体征与症状	轻度	中度	重度
失水量占体重比例	3%～5%	6%～9%	>10%
全身情况	激惹，不安	口渴，嗜睡	冷，虚汗，虚弱
脉搏	正常	快，细弱	快，微弱
呼吸	正常	深，快	深，快
囟门	正常	凹陷	极度凹陷
收缩压	正常	正常或降低	降低，难于测定
皮肤张力	正常	减弱	明显减弱
眼睛	正常	凹陷，干燥	交叉性凹陷
黏膜	潮湿	干燥	极度干燥
尿量	正常	减少	色暗少尿，无尿
毛细血管充盈时间	正常	<2 秒	>3 秒
估计失水量	30～50mL/kg	60～90mL/kg	100mL/kg

（二）液体治疗策略

1.维持性输液　补充生理需要量，可根据体重、热卡消耗和体表面积计算。手术期间根据患儿体重按小时计算（表 6-15）。

表 6-15　小儿维持液需要量

体重（kg）	每小时液体需要量	每日液体需要量
0～10	4mL/kg	100mL/kg
10～20	40mL+2mL/kg*	1000mL+50mL/kg*
>20	60mL+1mL/kg**	1500mL+25mL/kg**

*（体重－10）部分，每 kg 增加量；**（体重－20）部分，每 kg 增加量

正常条件下每代谢 1kcal（1kcal=4.184kJ）热量需 1mL 水。因此，清醒儿童的热卡和水消耗是相等的。10kg 以下婴儿对于热卡的生理需要量为 100cal/（kg·d），其中 50% 用于维持基础代谢，另 50% 用于生长发育。10kg 以上婴儿生长发育减缓，热卡需要相应减少为 50cal/（kg·d），即 1000cal+50cal/（kg·d）。20kg 以上幼儿生长进一步减缓，热卡需要减至 25cal/（kg·d），即 1500cal+25cal/（kg·d）。临床治疗时须参考计算结果并根据患儿对液体治疗的反应决定治疗方案：①足月新生儿（胎龄>36 周）出生后最初几天会生理性丢失占体重 10%～15% 的水分，液体的维持需要量减少（表 6-16）；②足月新生儿在出生后 48h 内应给予 10% 葡萄糖 2～3mL/（kg·h）或 40～80mL/（kg·h）；③<2kg 的早产儿液体治疗推荐至少 4mL/（kg·h）或 100mL/（kg·h），并应每日监测体重和电解质，及时确定治疗方案；④儿童出现以下情况时液体维持需要量增加：发热（体温每升高 1℃，热卡消耗增加 10%～12%）、多汗、呼吸急促、代谢亢进（如烧伤）、处于暖箱中或光照治疗中的儿童，失水量将明显增加，在计算需求量时应考虑；⑤儿童重症监护室中处于镇静状态和吸入加湿气体的患儿，液体维持量是否需减少，目前意见尚不统一，多数认为不会影响液体的维持量。

表 6-16　出生最初几天的维持液需要量

年龄（天）	每小时液体需要量（mL/kg）	每日液体需要量（mL）
1	2～3	20～40
2	3～4	40～60
3	4～6	60～80
4	6～8	80～100

2.补充性输液　补充不正常的失水，包括禁食、消化液丢失（腹泻、呕吐、胃肠引流等）、手术创伤等导致的局部液体丢失或失血。

（1）补充因术前禁食引起的缺失量，按禁饮时间计算需补充的缺失量，即生理需要量×禁饮时间。计算得出缺失量，在手术第 1 个小时补充半量，余下液量在随后 2 小时内输完。

（2）补充不同手术创伤引起的液体丢失（如体腔开放、浆膜下液体积聚等），一般小手术 2mL/（kg·h）、中等手术 4mL/（kg·h）和大手术 6mL/（kg·h），腹腔大手术和大面积创伤时失液量可高达 15mL/（kg·h）。

3.输液种类的确定　围术期可供选择的液体包括晶体液和胶体液，应根据患儿的需要，并考虑液体的电解质、含糖量和渗透浓度进行选择（表 6-17）。通常，小儿围术期使

用无糖等张平衡盐溶液（balanced electrolyte solutions，BEL）是比较理想的，而较小的婴幼儿可以酌情使用含 1%～2.5%葡萄糖的平衡盐溶液。当手术中失液、失血较多时应增补胶体液，可视具体情况选用白蛋白等血液制品或羟乙基淀粉、明胶类等血浆代用品。羟乙基淀粉不推荐用于脓毒症、肾功能损害等重症患者。

表 6-17　人体血浆及儿童常用静脉输液的成分

电解质（mmol/L）	人体血浆	生理盐水	乳酸林格液	醋酸林格液	葡萄糖（5%）	白蛋白（5%）	羟乙基淀粉（6%）	琥珀酰明胶（4%）
Na$^+$	142	154	140	130	-	145±15	154	154
K$^+$	4.2	-	4.5	-	-	<2.5	-	-
Cl$^-$	103	154	109	98	-	100	154	120
Ca^{2+}	5	-	3	-	-	-	-	-
Mg^{2+}	3	-	-	3	-	-	-	-
醋酸盐	-	-	-	27	-	-	-	-
乳酸盐	1.2	-	28	-	-	-	-	-
葡萄糖	-	-	-	-	5	-	-	-
pH	7.4	5.0	6.5	7.4			4.0～5.5	7.4
渗透浓度（mOsm/L）	290	308	274	295	252	330	308	250～300

1）低张性液体：原则上维持性补液可选用轻度低张液，如 0.25%～0.5%氯化钠溶液。但大量输注容易导致术后低钠血症，甚至引起脑损伤，对小儿是非常危险的。术中、术后不推荐使用低张性液体，应加强对血浆电解质的监测。

2）等张性液体：等渗液的丢失继发于创伤、烧伤、腹膜炎、出血和消化道的液体丢失，术中所有的体液丢失都应以等张溶液（平衡盐溶液、林格液或生理盐水）补充。

3）葡萄糖液：大多数儿童对手术刺激有高血糖反应，而输入含糖溶液将加重血糖的升高。小儿手术过程中不建议常规输注葡萄糖液，但要注意以下几点。

（1）多数患儿术中给予无糖溶液，注意监测血糖。

（2）低体重儿、新生儿或长时间手术的患儿应采用含糖（1%～2.5%葡萄糖）维持液，并应监测血糖。

（3）早产儿、脓毒症新生儿、糖尿病母亲的婴儿及接受全肠道外营养的儿童，术中可用 2.5%～5%葡萄糖溶液，应监测血糖水平，并监测电解质，应用过程可能导致高糖血症和低钠血症，避免单次静注高渗葡萄糖。

（4）术前已输注含糖液的早产儿和新生儿术中应继续输注含糖液。

4.输液注意事项

（1）小儿输液的安全范围小，婴幼儿更为明显，计算补液总量时应包括稀释药物（包括抗生素）在内的液体量。建议婴幼儿术中补液使用输液泵控制或选用带有计量的输液器。

（2）补液速度取决于失水的严重程度，根据患儿病情缓急、严重程度等具体情况，强调个体化输液，根据患儿对补液的反应及时对补液量和速度做出调整。比如休克患儿，可以给予每次 10mL/kg 的冲击量，以加快液体复苏。

（3）判断输液量是否合适最重要的目标是通过持续监测心血管指标和尿量，尽可能维持血流动力学稳定，必要时可建立有创血压和中心静脉压监测。大手术时建议加强监测做到目标导向液体治疗（goal-directed therapy，GDT），比如达到以下指标，维持有效血压[（参考收缩压=80+年龄×2（mmHg）]，舒张压=2/3 收缩压，平均动脉压（mean artery pressure，MAP）=7/9 收缩压、中心静脉压（central venous pressure，CVP）=8～12cmH_2O、尿量≥0.5mL/（kg·h）、中心静脉氧饱和度（central venous oxygen saturation，SvcO_2）≥70%、动脉血氧饱和度（oxygen saturation of Blood，SaO_2）≥93%以及血细胞比容（hematocrit，Hct）≥30%等。

（4）胶体液也是药物。对胶体的选择，尤其是羟乙基淀粉的使用要慎重，对于早产儿、新生儿及婴儿，5%白蛋白仍是较好的选择。

5.儿童肝移植术中液体管理　儿童肝移植术中液体治疗原则与成人类似，更推荐限制性液体治疗，应以胶体液为主，适当限制晶体液的用量，5%人血白蛋白注射液是最常用的胶体液，使用人工胶体需考虑其对肾功能和凝血功能的不良影响，但羟乙基淀粉应禁用。5%葡萄糖是最常用的晶体液，使用等渗 NaCl 溶液（含氯）、复方电解质注射液（含钾）和乳酸钠林格注射液（含钾和乳酸盐）应注意规避不良影响。输液量可以参考尿量、失血量和不显性失水量，并以中心静脉压变化或以胸腔内血容量、血管外肺水、脉压变异度和每搏变异度等容量指标来指导液体输入。

五、围术期血液管理

（一）术前估计

择期手术患儿要求血红蛋白＞100g/L（新生儿 140g/L），低于此标准时患儿麻醉危险性可能增加。贫血患儿应在纠正贫血后进行择期手术，某些贫血患儿需行急症手术时，术前可输浓缩红细胞。当伴有先天性或获得性出凝血异常（如 vW 因子缺乏症），预计术中出血量可能达血容量 10%以上者，术前应查血型并充分备血。对低血容量或术中可能需大量输血者，应预先置入中心静脉导管。

（二）估计失血量

小儿术中应尽量精确估计失血量，但小儿失血量的精确估计较困难，可采用纱布称量法、手术野失血估计法（注意防止低估失血量）等估计失血量，应使用小型吸引瓶，以便于精确计量，术中可使用简易红细胞比容和血红蛋白测定，确定丢失红细胞的情况；心动过速、毛细血管再充盈时间和中心-外周温度差是较可靠的参考体征。应注意可能存在的体腔内（腹腔、胸腔）积血。小婴儿的某些诊断性抽血，可能会造成明显的失血，应限量。

（三）术中输血

（1）术中应根据患儿年龄、术前血红蛋白、手术出血量及患儿的心血管反应等决定是否输血。Hct 对指导输血具有非常大的临床意义，通常将 25% 作为红细胞压积 Hct 可接受的下限，新生儿、早产儿以及伴有明显心肺疾病的患儿（如发绀型先心病患儿），Hct 应维持在 30% 以上。此外，1 岁以上患儿血红蛋白值低于 70g/L 时应给予输血，目标是让血红蛋白值达到 70～90g/L。

（2）婴幼儿术中少量出血，已丢失其相当大部分的血容量。因此，失血操作一开始就必须积极、快速、等量地输血或适量胶体液（如 5% 白蛋白或羟乙基淀粉）。

（3）小儿输血过程中一般没有必要使用钙剂，除非在容量补足的基础上仍然存在低血压或大量输注血制品时应给予钙剂（10% 葡萄糖酸钙 0.2～0.3mL/kg 或 10% 氯化钙 0.1～0.2mL/kg）。维持正常的钙离子水平（≥0.9mmol/L）有助于术中止血。

（4）成份输血和血液保护：①应综合考虑基础病情、手术难度、外科医师手术技术和供肝质量等因素，同时结合手术进程，采取个体化血液保护策略，如急性等容血液稀释、术中自体血回收、应用止血药物（如氨甲环酸或 6-氨基己酸、维生素 K 或重组活化Ⅶ因子）和控制性低中心静脉压技术等。②在监测血红蛋白浓度和凝血功能的前提下有针对性地使用血液制品。小儿肝移植术受体血管细，新肝期应谨慎补充凝血物质包括新鲜冰冻血浆、纤维蛋白原或冷沉淀以及凝血酶原复合物等，避免增加门静脉和肝动脉血栓形成的风险。推荐有条件时采用动态血栓弹力图（thrombelastogram，TEG）监测并指导出凝血异常的治疗。术中维持红细胞压积在 20%～30% 或血红蛋白浓度在 7～10g/dL；当国际标准化比值＜2.5 或 Sonoclot 分析仪测定的纤维蛋白凝集速率＞7mm/min 时，不必输注新鲜冰冻血浆；当纤维蛋白原浓度＞1g/L 时，不必输注入纤维蛋白原；当血小板计数＞$30×10^9$/L 或 Sonoclot 分析仪测定的血小板功能＞1 时，不必输注血小板。

（李红霞　芦树军）

第六节　术中重要脏器保护、内环境调控及体温管理

一、移植肝保护

移植肝围手术期损伤主要来自热缺血、冷缺血和缺血再灌注过程，尤其是缺血再灌注引发的肝损伤，可导致急性或慢性移植物排斥反应，延缓肝功能恢复。维持良好的移植肝状态，减轻肝损害是肝移植手术成功的关键。移植肝保护措施主要依赖于移植肝保存技术、外科干预和围手术期药物干预。麻醉医生可通过术中应用氧自由基清除剂、乌司他丁和保肝类药物等减轻移植肝损伤。

氧自由基是导致缺血再灌注损伤的重要因素，可诱导各种损伤蛋白、酶和脂质过氧化物的生成，导致线粒体功能破坏和脂质过氧化损伤。还原型谷胱甘肽是肝移植围手术

期常用的氧自由基清除剂，能参与体内氧化还原过程，在谷胱甘肽转移酶的作用下，和过氧化物及自由基相结合，以对抗氧化剂对巯基的破坏，保护细胞膜中含巯基的蛋白质和含巯基的酶不被破坏，对抗自由基对重要脏器的损害，对部分外源性毒性物质亦具有减毒的作用。N-乙酰半胱氨酸作为还原型谷胱甘肽的前体药物，也具有清除氧自由基的作用。硫普罗宁可通过巯基与自由基的可逆结合，清除自由基，抑制自由基和脂质过氧化物对肝脏的损害，通过降低肝细胞线粒体中 ATP 酶的活性，保护肝线粒体结构并改善肝功能。

乌司他丁是一种从人尿中提取纯化的天然水解酶抑制剂，能够有效抑制多种水解酶的活性和炎症因子的释放，阻断过度炎症反应，肝移植围手术期应用可有效降低炎性因子水平，减轻移植肝的炎性损伤。

临床常用的保肝药物也可作为移植肝保护的辅助治疗手段。多烯磷脂酰胆碱是常用的促肝细胞再生类药物，在化学结构上与内源性磷脂一致，可直接影响膜结构，使受损的肝功能和酶活力恢复正常，并可进入生物膜，增加膜流动性与稳定性，改善和恢复线粒体、内质网等细胞器的功能，增强过氧化物酶、超氧化物歧化酶的活性，减少自由基的产生。

二、远隔脏器保护

（一）肾保护策略

围手术期急性肾损伤是肝移植手术的严重并发症，其发生与肝脏缺血再灌注和其他多种因素相关。预防肝移植围手术期急性肾损伤的首要原则是识别和管理相关危险因素。对于术前全身状况较差的患儿，可通过补充白蛋白和红细胞纠正低蛋白血症和贫血，减少腹水生成，有助于预防围手术期急性肾损伤的发生。胆道闭锁患儿常合并高胆红素血症，是围手术期急性肾损伤发生的高危因素，由于未与白蛋白充分结合，血中游离的胆汁酸和胆红素可自由通过肾小球滤膜，引起近端小管上皮细胞损伤和肾间质炎症，此外，远端小管管型形成可引起管腔阻塞，最终导致肾微循环障碍，出现肾功能异常。因此，对于术前存在高胆红素血症的患儿应警惕围手术期急性肾损伤的发生，必要时可采用术前血浆置换的方式降低血胆红素水平。对于术前存在肾功能异常的患儿，应根据其发生原因和全身状况进行系统治疗，维持术前肾功能稳定。儿童肝移植患者由于肾脏发育尚未完善，普遍存在肾小管重吸收和分泌功能不全，肾储备功能较差，术前肾功能异常的主要原因是肾血流灌注不足，多见于消化道出血、腹水等导致的低血容量和肝肾综合征，有效的成分输血和液体复苏是治疗的基础。对于大量腹水的患儿，适当的腹水引流降低腹腔内压力也有助于改善术前肾功能。急性肝衰竭的患儿常合并多器官功能障碍，术前肾功能往往难以纠正，尽早应用连续肾替代治疗不仅能够减轻液体负荷，维持内环境稳定，也可避免肾功能的进一步恶化。肝移植术中大量失血可引起血容量不足出现循环不稳定，从而影响肾脏血流灌注，是导致围手术期急性肾损伤的重要原因。合理的液体治疗是维持术中循环平稳，保证重要脏器血流灌注的基础。此外术中通过外科手段缩短无肝期和下腔静脉阻断时间，可减轻肾脏低灌注和血流瘀滞，减少围手术期急性肾损伤的发生。术中合理的麻醉药物选择也可降低儿童肝移植患者术后急性肾损伤的发生率。研究表明，与丙泊酚相比，术中采用七氟烷维持麻醉能显著降低胆道闭锁患儿术后早期急性肾损伤的发生率。

（二）心肌保护策略

除术前并存的不良心血管问题外，再灌注综合征以及新肝开放后严重低血压、心律失常等心血管事件均与术后心肌损伤相关。因此，儿童肝移植患者需要在完善血流动力学监测参数指导术中输液和麻醉管理，维持血流动力学的稳定，保证心肌的有效灌注，并及时进行血气分析和生化检查，纠正水、电解质的紊乱，维持内环境的稳定。选择最佳的手术方式和提高手术技巧，尽可能缩短无肝期的时间，减少毒性物质的产生，从而减少其对心肌的损害作用。此外，有助于维持心肌氧供需平衡的药物对减轻心肌损伤具有一定的辅助作用：磷酸肌酸钠是心肌细胞内 ATP 的储备物质，在心肌缺血、缺氧时，细胞内磷酸肌酸首先被消耗，补充外源性磷酸肌酸钠不但可直接供应心肌能量，还可稳定心肌细胞膜、清除氧自由基、影响心肌细胞内钙代谢以保护心肌；术中持续应用微量硝酸酯类药物，可改善冠脉血流，增加心肌氧供。

（三）肺保护策略

围手术期肺损伤及术后肺部并发症的发生可导致呼吸系统疾病发病率和病死率升高，严重影响儿童肝移植患者预后，有效的围手术期肺保护策略可改善患儿围手术期氧合状态和远期预后，具有重要的临床意义。围手术期应用肺保护性通气策略可避免患儿肺泡过度膨胀、萎陷及反复开闭所致的肺损伤，从而改善肺功能，减轻围手术期肺损伤，减少术后肺部并发症的发生。目前应用较多的、公认的围手术期肺保护性通气原则主要包括小潮气量、适当的呼气末正压和肺复张策略。目前公认的小潮气量设置标准为 6～8mL/kg。儿童肝移植围手术期应用小潮气量可避免肺过度膨胀、改善肺顺应性以减少围手术期肺损伤的发生，且较传统应用的大潮气量对血流动力学影响较小，既能满足手术需求和患儿围手术期氧供需求，又能维持围手术期生命体征平稳，减少术后肺部并发症的发生。围手术期单纯应用小潮气量易造成通气不足，导致肺萎陷伤及低氧血症等，故围手术期应用小潮气量时，还应联合呼气末正压及肺复张策略。肝移植围手术期应用呼气末正压可使患儿的肺泡处于开放状态，避免肺泡萎陷及反复开闭，改善肺顺应性，改善通气/血流比值及氧合，减少肺损伤及术后肺部并发症的发生，改善预后。其中呼气末正压值的设定尤为重要，呼气末正压值过大时可导致肺泡过度膨胀，气道压及胸腔内压力升高，肺顺应性降低，严重时还可影响患儿血流动力学稳定，导致围手术期低血压等事件发生；而呼气末正压值过小时，将无法使肺泡维持开放状态而使部分肺泡塌陷，无法降低围手术期肺不张发生率，无法发挥肺保护作用，目前多采用的呼气末正压值为 3～8cmH$_2$O，但最佳呼气末正压水平的设定仍存在争议，缺乏设定呼气末正压值的参照标准，还需要更多、更大规模的进一步临床研究。目前普遍认为肺复张策略能预防并减少儿童患者行全麻手术后肺部并发症的发生率，术中主动常规的肺泡复张可显著减少行机械通气的儿童患者术后严重肺不张的发生率。合理的容量管理也是肝移植围手术期重要的肺保护策略之一，目前多主张采用目标导向液体治疗方案，既能避免开放性补液所致的液体输注过量，减少血管外肺水的生成，减轻肺及其他器官水肿损伤，也可减少限制性输液所致的液体容量不足的发生，避免组织器官低灌注，实现个体化液体治疗。围手术期可监测患儿的心率、血压、尿量、每搏变异度、每搏量、心指数及氧输送等指标，利用经食道超声、脉冲轮廓分析和混合静脉血氧饱和度等监测手段更好地指导肝移植围手术期目标导向液体治疗。

（四）脑保护策略

肝移植围手术期脑损伤是影响儿童肝移植患者术后存活率和生存质量的重要并发症之一，与移植前肝功能状态、血氨水平、术中血流动力学波动、肝脏缺血再灌注损伤和炎性损伤等密切相关。肝移植术后神经系统并发症根据发病机制可分为代谢性、血管性和感染性损伤。肝移植术中缺乏有效的预防性脑保护的措施，目前主要研究集中在药物治疗和亚低温保护。丙泊酚和七氟烷作为常用的麻醉诱导和维持药物，可通过抗炎、抗氧化和抗凋亡途径减少神经细胞凋亡，起到脑保护作用。右美托咪定可通过减轻氧化应激损伤和炎性因子生成，产生脑保护作用，也可作为肝移植手术麻醉药物的有效补充。帕瑞昔布是选择性环氧酶-2抑制剂，可减轻缺血再灌注损伤，抑制肿瘤坏死因子-α，白介素6和诱导性一氧化氮合酶生成，减轻炎性级联反应，减轻脑损伤。乌司他丁能稳定溶酶体膜，清除自由基，减少炎性因子生成，减轻脑细胞凋亡，起到神经系统保护作用。以上药物作为脑保护的辅助用药，可在围手术期选择性应用。亚低温脑保护是通过人工物理的方法降低患者全身体温或者局部脑温，进而降低脑氧耗、促进脑功能恢复的一种治疗方法。其中亚低温（28～35℃）脑保护的临床应用最为广泛。温度每降低1℃，脑组织代谢会降低6%～7%。目前认为33℃是亚低温治疗的最佳温度，尤其对缺血性脑损伤保护效果最佳。临床上常用的亚低温脑保护方法主要有全身体表内降温、血管内降温及局部降温。儿童肝移植围手术期多采用冰帽局部降温的方法对脑组织进行亚低温保护，尤其对于循环不稳定，低血压持续时间较长的患儿，应用时应注意头部皮肤保护，以免出现冻伤。

三、内环境调控

（一）高钾血症常继发于肾功能障碍和代谢性酸中毒，术中任何时期出现的高钾血症都应积极处理，可使用呋塞米、氯化钙、碳酸氢钠、过度通气和高糖胰岛素治疗，必要时考虑肾脏替代治疗。低体质量患儿输注库存红细胞可能因血钾水平急剧升高而诱发心跳骤停，可将库存红细胞经血液回收机洗涤后再输入。

（二）低钾血症常继发于袢利尿剂治疗、醛固酮代谢改变和代谢性碱中毒。除非发生重度低钾血症（血钾<2.5mmol/L）或出现严重心律失常，否则再灌注前补钾应相对慎重。儿童肝移植新肝期易发生低钾血症，可在血气分析监测下选择中心静脉进行补钾治疗[10～50mg/（kg·min）]。

（三）代谢性酸中毒和高乳酸血症常继发于组织低灌注并随手术进程逐渐加重，在无肝期和移植肝再灌注后达到高峰，之后随着移植肝功能的恢复而逐渐缓解。患儿一般能够耐受轻中度代谢性酸中毒，重度代谢性酸中毒（碱剩余值＞-10mmol/L）应给予碱性药物治疗，以降低心律失常发生风险。

（四）术前如合并严重低钠血症（血钠＜120mmol/L），为防止发生脑桥中央髓鞘溶解症，术中每小时血钠升高应＜1～2mmol/L 或每天血钠升高＜8～12mmol/L。术中晶体液可选择 0.45%NaCl 溶液或复方电解质注射液，纠正代谢性酸中毒时可使用三羟甲基氨基甲烷或将 5%的高渗碳酸氢钠溶液稀释为 1.25%的等渗液。

（五）低钙和低镁血症均常见于输注大量血液制品后，应及时治疗。可在血气分析结果指导下，使用氯化钙（每次 10～20mg/kg）或葡萄糖酸钙（每次 30～60mg/kg）缓慢静脉注射补钙，使用 25%硫酸镁（0.2～0.4mL/kg）肌内注射或稀释后缓慢静脉泵注补镁。

（六）儿童肝移植中低血糖（＜2.2mmol/L）相对常见，应严密监测血糖水平。当血糖＜2.6mmol/L 时，予葡萄糖 0.2g/kg 静脉注射后以 5～8mg /（kg·min）持续静脉输注。术中高血糖（＞11.1mmol/L）常见于移植肝再灌注后，一般无需特殊处理，如血糖水平持续升高至＞13.9mmol/L，可持续静脉泵注胰岛素 0.05～0.10IU /（kg·h）治疗。

四、体温管理

新肝期血管开放后低温、酸性和含高钾的血液快速进入体循环回流至心脏，是发生再灌注综合征的最初原因。若体温迅速降至 32℃以下，会抑制心肌收缩及心脏传导。术中应持续监测中心体温，加强保温措施，在患儿背部、四肢配备保温设备，对输注的溶液进行加温处理（图 6-1）。此外，可以间断使用热盐水冲洗体腔，确保患儿鼻咽温度维持在 36.5℃左右，以减少开放再灌注瞬间低温对心脏的影响。

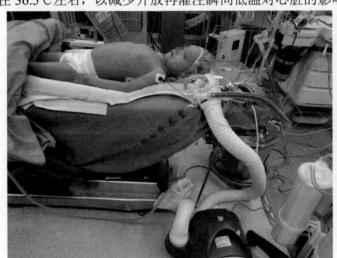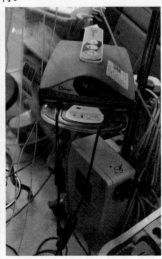

图 6-1　对流式风毯机及加温毯、弧液体加温系统

（李红霞　任恒昌）

第七节　小儿肝移植术后管理（ICU管理）

麻醉后恢复是指停用麻醉药物后，意识、气道保护性反射以及呼吸循环功能完全恢复至正常水平的连续过程，可能会需要数天或更长时间。现代麻醉药物的发展使患儿在停药后极短时间内苏醒成为可能。目前儿童肝移植常用的联合用药方案包括各种吸入性麻醉药、静脉麻醉药。使用各类麻醉药物后的苏醒速度各不相同，但并不具有特征性。因此在患儿手术结束后，由手术室向ICU转运过程中，必须有合适的通气设备和氧气供给，同时麻醉医师在转运过程中需要全程陪同监护，以确保患儿的气道安全。

ICU应紧靠手术室，以减少转运时间，方便立即联系麻醉医师、护士和外科医师以及取得抢救设备和实验室检查。在正常苏醒及各种紧急情况下所需要的各种设备都应该放在触手可及的地方。

到达ICU后，陪同转运患儿的麻醉医师必须确认患儿的气道安全和足够的氧供，协助连接监护，并记录基础心率、呼吸、氧饱和度、血压和体温，应用合理镇痛，待患儿情况稳定后与ICU医师交班。交班内容应包括：做过的操作、治疗及手术史、用药史、变态反应史、麻醉方式、液体治疗史、失血量及其他特殊情况如并发症、麻醉手术过程中的困难等。

一、小儿ICU并发症的一般处理

儿科并发症因年龄，认知水平的不同存在显著的个性化差异性，因此确定小儿并发症的病因及治疗通常费时且困难。年长儿或青少年可用语言表达他们自身的不适感受，不会说话的幼儿或存在发育障碍的小儿可能对不适表现为哭闹或易激惹。对每个患儿都需要进行个性化的评估，年龄、认知水平及行为表现都应在诊断和治疗时予以考虑。术前评估常常有助于记录儿童对并发症或疼痛的反应。患儿出现并发症必须注意排除呼吸循环不稳定的情况以及疼痛、苏醒躁动或其他一些可能以呼吸循环系统症状为表现的情况。

二、呼吸问题

与成人相比，小儿由于功能残气量不足、气道偏窄、呼吸肌易疲劳等原因更易出现呼吸系统并发症。可以表现为呼吸抑制和气道梗阻，也可以表现为躁动、焦虑、无应答，或者心血管系统改变（心动过速、心动过缓、心律失常、低血压、高血压）。

（一）术后拔管

一般情况较好的患儿可选择手术后尽早拔管。血流动力学不稳、术前肝性脑病、气道狭窄和机械通气依赖的患儿需按实际情况评估拔管。

（二）低氧血症

小儿在术后早期恢复阶段发生低氧血症的可能较大；大部分小儿需要辅助供氧。小于 6 个月、存在上呼吸道感染或处于感染恢复期和术前有肺部疾病的小儿发生术后低氧血症的风险尤其高。处理低氧血症的第一步必须保证患儿气道通畅和足够氧供，若患儿不能耐受面罩，辅助供氧可以考虑不用面罩，一些颇具创意的给养技术如"漏斗"法也有帮助。

（三）通气不足

通气不足可引起高碳酸血症，增加气道塌陷及肺不张的风险，尤其在没有辅助供氧措施的患儿中更容易导致低氧血症。此外，肺部存在基础疾病或有神经肌肉疾病的患儿，发生通气不足、低氧血症及上呼吸道梗阻的风险也较大。

三、术后容量管理

精准的容量管理可保证移植物和重要器官灌注，有赖于准确实时的循环功能监测。所有患儿术后均需心电监护、有创及无创血压监测并记录中心静脉压，持续休克者可放置肺动脉导管。根据心率、血压、中心静脉压和每小时尿量评估血管容量，毛细血管充盈时间评估灌注情况，以决定术后补液方案，并且每 3～4 小时重新评估 1 次，使尿量不少于 1mL /（kg·min）。补液总量限制在需要量的 60%～80%，如液体明显积聚于第三间隙，则需要增加输液量；如血压、血容量及组织器官灌注良好，尿量仍然不足，可加用利尿剂防止容量负荷过重；最大限度减少患者出现低血压的可能，减少肝动脉血栓形成的风险。容量管理目标：保证器官最佳灌注，重视肝移植术后循环功能监测。

四、术后镇痛

镇痛治疗是术后管理的重要环节。加强疼痛管理能减少术后躯体不适，减轻患儿痛苦、改善呼吸功能，有利于尽早脱离呼吸机。用药时应考虑新肝对药物的清除能力，防止药物蓄积和阿片类药物对呼吸中枢的抑制作用。对于大龄患儿，可选择经静脉自控镇痛。目前儿童术后镇痛的评估多采用量表评分方法，3 岁以上能表达的儿童可以采用自我描述评估，包括数字疼痛分级评分法和视觉模拟评分法；3 岁以下不能有效交流的儿童一般采用行为和生理学评估，比较常用的有 COMFORT 行为量表和多维度疼痛评估量表等。

（一）阿片类药物

肝移植术后儿童镇痛方式少，镇痛药物种类有限，阿片类药物仍然是目前儿童肝移植术后最常用的镇痛药物，这些药物的普及源于它们的疗效、起效迅速和滴定性，当单纯使用非阿片类药物治疗疼痛无效时，就需加用阿片类镇痛药，而芬太尼往往是首选药物，临床上广泛使用的剂量是芬太尼每 3～5 分钟静脉注射 0.5～1.0μg/kg 或吗啡每 10～15 分钟静脉注射 0.05～0.1mg/kg。

阿片类药物经其他途径给药也具有良好的生物利用度。以 2ug/kg 的剂量经鼻给予芬太尼，并不会增加呕吐、低氧血症或出院时间。

使用阿片类药物有几点值得注意。轮换使用不同阿片药物时，即便采用转换表正确计算用量，也可能发生镇静过度和呼吸抑制。长期使用阿片类镇痛药物治疗时更易发生，这种现象与"不完全耐受"有关。使用 1/4～1/3 计算剂量，必要时给予零星剂量治疗短时疼痛可使不良反应降至最低。镇痛药物每日总量可根据全天所用药物负荷剂量的均匀分布调整。用药期间需监测患儿的呼吸抑制、胃肠功能抑制等不良反应。阿片类药物与苯二氮䓬类药物具有协同作用，联合应用可达到良好的镇痛镇静作用，并减少两者用量。

（二）非阿片类镇痛药

由于非阿片类药物可以缓解疼痛，且没有恶心、呕吐和呼吸抑制等不良反应，因此，这是术后疼痛管理方案中极具有帮助的辅助药物。

（1）对乙酰氨基酚可抑制外周和中枢前列腺素合成，也参与一氧化氮代谢，有降低痛觉过敏的作用。对乙酰氨基酚有多种不同剂型，常用于治疗发热，控制炎症，镇痛等。对乙酰氨基酚这种单纯的镇痛药物往往需要患儿的配合，通过口服给药，但不会发生恶心和呕吐。口服剂量通常为 10～15mg/kg，而静脉注射对乙酰氨基酚已成为围术期疼痛管理的首选辅助药物。对乙酰氨基酚的有效用量，12 岁以下儿童按照 10～15mg/kg 的剂量，每 6～8 小时静脉注射 1 次，每日最大剂量不超过 60mg/kg，对于成人体型的患儿，每日不超过 3000mg。但该药会使肝脏疾病、低血容量或肾功能不全的患者肝衰竭和死亡风险增加，儿童肝移植术后应慎用该药。

（2）非甾体类抗炎镇痛药（NSAIDs）是一类环氧化酶抑制剂，通过抑制 COX 合成酶 1 和 2 减少前列腺素和白三烯合成。可用于治疗发热和轻中度疼痛，如布洛芬、酮咯酸等。许多 NSAIDs 具有"镇痛封顶"效应，即剂量增加镇痛效应并不增强。与阿片类镇痛药或对乙酰氨基酚联用时，NSAIDs 可降低阿片类镇痛药的不良反应，但 COX-1 抑制剂可抑制血小板凝集，应谨慎用于儿童。

五、术后镇静

为了减少患儿 ICU 期间的不适、便于护理和机械通气、防止患儿挣扎意外拔管等发生，术后常需要镇静治疗。理想的镇静状态是患儿嗜睡，但对刺激有反应，没有过多的肢体活动。过度镇静可能带来拔管时间延长、呼吸机相关肺炎发生率增加和再次插管风险等问题。此外，儿童术后苏醒期常处于一种无意识的多动和无法被安抚的躁动状态，常伴有剧烈体动、尖叫、长时间哭闹及定向障碍，因此术后镇静对于防止患儿伤害自己显得非常重要，躁动危险因素见表 6-18。

表 6-18　躁动危险因素

年龄	2～5 岁小儿躁动发生率最高
术后焦虑	大多数研究认为术后焦虑与躁动的发生率和严重程度高度相关
吸入麻醉药	较低溶解度的吸入麻醉药引起躁动的风险较高
丙泊酚	与吸入麻醉药相比，丙泊酚引起躁动的风险较低
苏醒时间	部分研究发现苏醒时间短的患儿躁动的发生率较高

为了预防儿童苏醒期躁动（emergence delirium，ED），可将七氟烷麻醉过渡到丙泊酚麻醉以降低 ED 的发生率，也能够提高苏醒质量。同时已经证实吸入麻醉的辅助用药如氯胺酮、加巴喷丁和芬太尼对 ED 的发生也具有预防作用。

α_2 肾上腺素受体激动药是一类用于治疗术后躁动的新兴药物。右美托咪定对 ED 既有预防作用，又有治疗作用。除此之外，常用药物还有咪达唑仑。咪达唑仑在输注 1d 后可逐渐体内蓄积，肾功能不全患儿可出现镇静时间延长，使用总量超过 60mg/kg 可引起严重撤药症状。不推荐丙泊酚用于术后长期镇静治疗。

六、肝移植术后早期的凝血的治疗

肝移植患者术后随着肝脏合成功能的恢复，凝血指标逐渐改善，并处于相对高凝状态，具有发生血栓性并发症的风险。尤其是肝动脉（或门静脉）血栓形成，虽然发生率低，但是一旦发生，后果严重，如不能立即行二次移植，多导致患者死亡。治疗的主要目标：

（1）预防肝动脉血栓形成的发生：术后早期没有明显出血的情况下，即使存在一定程度的凝血障碍，一般也不建议应用止血药物、凝血酶原复合物、纤维蛋白原等干预。

（2）凝血功能恢复后即应给与预防性抗凝治疗。目前常用的抗凝治疗药物有：小剂量肠溶型阿司匹林，为非甾体类抗炎药，可以抑制血小板聚集，从而起到防止血栓形成的作用。

（3）低分子肝素（low molecular weight heparin，LMWH）是通过化学或酶学解聚的方法从普通肝素中衍生出来的片断，其长度约为普通肝素的 1/3。LMWH 通过激活 AT-III 来发挥抗凝效应，抑制凝血酶的生成，产生抗栓作用。同普通肝素相比，LMWH 血浆半寿期长，生物利用度高，而且剂量反应性好，对凝血和纤溶系统影响较小，出血性并发症风险小。

（4）肝素是一种由硫酸 D-葡萄糖胺和 D-葡萄糖醛酸组成的黏多糖，含多种硫酸根，其中的阴离子与抗凝有关，主要作用机制是与 AT-III 结合，催化灭活凝血因子 IIa、Xa、IXa 和 XIIa，由于肝素抗凝反应为非线性，抗凝强度和持续时间与剂量增加不成比例，而且存在出血、血小板减少症、耐药等问题，目前肝移植术后一般不推荐肝素作为抗凝治疗的一线用药。

总之，肝移植患者围术期的凝血状态发生着巨大的变化，必须根据不同时期的不同情况进行针对性的治疗。在术前准备中应根据凝血监测结果选择维生素 K、新鲜冰冻血浆、血小板、凝血酶原复合物、纤维蛋白原和血浆置换等合适的治疗措施，纠正凝血障碍；术中应动态监测凝血变化，除适当补充血制品进行替代治疗外，还应使用纤溶抑制药物治疗纤溶亢进；肝移植术后早期，应选择合适的抗凝药物维持适当的低凝状态，防止血栓性并发症。

（庞文广　董艾莉）

参考文献

[1]邓小明，姚尚龙，于布为，等.现代麻醉学[J].人民卫生出版社，2014.

[2]王卫平.儿科学.第8版[M].人民卫生出版社，2013.

[3]沈晓明，桂永浩.临床儿科学[J].人民卫生出版社，2013.

[4]TOBIAS J D. Pediatric airway anatomy may not be what we thought：implications for clinical practice and the use of cuffed endotracheal tubes[J]. Paediatric Anaesthesia，2015，25.

[5]SHAH S，GARRITANO F G. Pediatric oral anatomy[J].Operative Techniques in Otolaryngology -Head and Neck Surgery，2015，26（1）：2-7.

[6]JAUNCEY-COOKE JI，BOGOSSIAN F，EAST CE. Lung protective ventilation strategies in paediatrics-A review. Aust Crit Care，2010，23（2）：81-88.

[7]SANER FH，OLDE DAMINK SW，PAVLAKOVIĆ G, et al. How far can we go with positive end-expiratory pressure（PEEP）in liver transplant patients? J Clin Anesth，2010，22（2）：104-9.

[8]中华医学会麻醉学分会器官移植麻醉学组.小儿肝移植术麻醉管理专家共识[J].临床麻醉学杂志，2021，37（4）：424-429.

[9]左云霞、朱波、庄蕾，等.小儿围术期液体和输血管理指南.（2017版）

[10]LI HX，WENG YQ，YUAN ST，et al. Effect of sevoflurane and propofol on acute kidney injury in pediatric living donor liver transplantation[J]. Ann Transl Med. 2019 Jul；7（14）：340.Doi：10.21037/atm.2019.06.76.

[11]Frykholmp，Disma N，Andersson H，et al. Pre-aperative fasting in children：A guideline from the European Society of Anaesthesiology and Intensive Care. Eur J Anaesthesiol. 2022，39（1）：4-25.

第七章 肝移植术后管理

肝移植术后早期由于其患者术前病情复杂,手术时间长,术中出入量、循环波动大,术中使用大剂量免疫抑制剂而至患者多脏器受到损伤,且肝功能在短期内未恢复,机体处在严重创伤和失衡状态,因此肝移植术后患者大多数需要进入 ICU 进行治疗。由 ICU 医生借助先进的监测技术和治疗手段,运用重症医学的综合管理能力,对肝移植患者进行强化治疗和护理,帮助患者度过这个特殊时期,使其脏器功能尽快恢复。

第一节 肝移植术后 ICU 常规监护

肝移植术后必须连续进行基本监测项目包括:心电监测、脉搏血氧饱和度监测(SPO$_2$)、动脉血压监测(包括有创压和无创压监测)、中心静脉压监测(CVP)、体温监测、呼吸相关系统监测。另外,对术前病情严重,或术中病情不稳定患者可给予 Swan-gans 漂浮导管监测。术后早期监测主要包括以下几方面。

1.心血管系统的监测 首先需要了解术中患者血流动力学情况和液体出入量,对评估患者有效血容量,决定术后液体量有重要意义。通过观测心率、血压并了解血管活性药物使用情况,尽力使各种指标维持在正常,以保证新肝顺利恢复。肝移植患者大多数术前心脏指数增加,体循环阻力下降,类似于高排低阻的现象。其原因与交感神经系统过度激活、血管活性物质过多清除以及动静脉短路等有关,这种现象在肝移植后早期同样存在。而且肝移植手术创伤大、手术时间长、失血多、血流动力学变化大,这些对心功能影响很大,如果既往心脏功能不佳,很容易引起心功能不全,所以必须加强血流动力学监测,以保证组织良好灌注和供氧,以避免组织无氧代谢,保证新肝供血和供氧。组织灌注良好指标主要是患者肾功能维持正常、末梢循环良好且乳酸能迅速清除。

肝移植术后患者 CVP 监测比一般外科患者更为重要。对于肝移植患者,它不仅反映静脉血容量和右心前负荷,还可以通过肝静脉反映肝窦压力。肝窦压力增高可以导致肝脏肿大、肝脏灌注减少和再灌注损伤。但是,也决不能为降低肝窦压力而牺牲心脏前负荷并影响组织的灌注,应将 CVP 维持在既有良好右心灌注又不引起肝脏充血和水肿水平。因此术后调节适当的补液速度,监测 CVP 有着十分重要的意义。肝移植术中常规留置漂浮导管及锁骨下静脉或颈内静脉穿刺置管,术后带管入 ICU 连接监护仪可直接用于监测 CVP。ICU 病房监测 CVP 时应注意患者体位、机械通气以及其他因素对 CVP 的影响。如患者咳嗽、躁动、腹胀、抽搐、吸痰等因素都会不同程度增加胸腔内压力,都会使 CVP 值增高。当患者出现咳嗽、抽搐、烦躁时,应避免监测 CVP。咳嗽、抽搐、烦躁停止后

10min 方可监测。一般不主张吸痰前监测 CVP，因为患者有痰时，会出现呼吸费力、躁动或咳嗽等现象，而把痰液吸净后，患者很快会安静下来，此时监测 CVP 才是真正的CVP 值。

2.呼吸功能监测 呼吸功能监测内容包括肺部通气和弥散功能、气道管理和呼吸机管理。其内容包括呼吸频率、SpO_2、动脉血气分析和定期床旁 X 线检查。通过呼吸频率及氧合情况判断中枢和肺部呼吸功能。患者进入监护室时通常自主呼吸未恢复或者未完全恢复，需要机械通气支持。呼吸机的初设条件是根据手术结束前患者信息设定的，呼吸机模式通常可以应用控制/辅助（A/C）或者间歇指令通气（SIMV），参数设定为吸氧浓度 50%，呼吸频率 15～20 次/分，PEEP 5cmH$_2$O，30 分钟后复查动脉血气，根据动脉血气情况及时调整呼吸机参数，每调整一次呼吸机参数后 30 分钟均要复查动脉血气，直至不需要调整呼吸机参数时可延长复查动脉血气间隔。

肺部感染是术后感染并发症中最常见的，通常术前已有肺部感染在肝移植术后暴发性加重是最常见，预防重点是术前评估。如重型肝炎患者术前有发热等感染表现，首先要查清有无肺部感染，术前 1 天胸部 CT 检查很重要，这样有助于针对性地选用抗生素、术中激素及免疫抑制剂用量以及手术特殊处理措施。术后 24～48 小时后出现的肺部感染多继发于肺不张和误吸，或者与免疫过度有关。表现为发热、痰量增多、肺部听诊阳性，胸片能及时发现渗出性改变，病原菌的确立可以指导治疗，通常术后每天常规留取痰标本，做培养和药物敏感试验，根据药敏选择敏感的抗生素。一般细菌感染多见，然而，由于免疫抑制剂和广谱抗生素的使用，真菌感染和病毒感染的发生明显增多，且多为混合感染治疗起来较为困难。预防肺部感染重在加强气道通畅，及时有效地排出气道分泌物，避免广谱抗生素的大量长期应用，定期监测胸片以便及时发现，及时治疗。患者术后前 3d，需每天一次床旁胸片，以后每周 1 次，必要时增加检查次数。通过床旁胸片可以及时了解患者术后肺部情况。

3.神经系统功能监测 肝移植患者在术后早期容易出现神经系统问题，要结合患者术前和术中情况判断神志系统功能状态，多为功能性并可恢复。表现为精神错乱，其原因有：术前的肝性恼病持续到术后；术后肝功能不全也可引起精神状态改变；常用的一些药物比如环孢霉素（CSA）、他克莫司（FK506）、镇静剂以及止痛剂等可以引起精神错乱。CSA 和 FK506 是 ICU 期间引起精神错乱的主要因素之一，最常见的是肢体震颤或轻度精神异常，如兴奋、躁狂、抑郁或妄想等，少见的表现有昏迷、木僵等。通常减量或者停药可以改善症状。

术后神经系统器质性病变少见，颅内出血或脑梗死均可发生，通常与血压变化以及凝血异常有关，CT 检查可以确诊。脑桥中央髓鞘溶解症（central pontine myelinolysis，CPM）是一种少见的脑桥基底部急性髓鞘溶解性病变。多突然发生四肢迟缓性瘫痪；咀嚼、吞咽及言语障碍；眼震、眼球协同运动障碍；可呈缄默、完全或不完全性闭锁综合征。现在多认为是由于过快地纠正低血钠所引起。MRI 是诊断 CPM 最有效的方法，显示病灶清晰，定位准确。患者预后极差，多在数日或数周内死亡，重在预防，避免过快纠正低钠血症。

4.肾功能监测 移植后肾功能不全非常常见,可从轻度尿素氮和肌酐水平增高到少尿或无尿。术后立刻开始准确观察和记录尿颜色、尿量,如果<1mL/(kg·h),则应查明原因,及时处理。发生原因可以是术前肾功能不全或肝肾综合征的延续,也可能是术中低血压或无肝期的静脉高压,大量输血或免疫抑制剂等药物的肾毒性作用。

5.水、电解质和酸碱平衡紊乱监测 大多数患者术前有第三间隙积液,围手术期这部分液体丢失量相当大,一般一个患者可以达到5~15kg,表现在术中的腹水丢失和术后腹水再行成。间隙中液体在术后24~72小时开始进入血管内,在数周内完成这个过程,所以液体管理需要耐心,消除水肿应逐渐进行,监护阶段主要目标是维持有效血容量。由于手术中失血、丢失以及术后引流液丢失等因素,患者往往血浆白蛋白水平低下,通常需要给予补充,可以应用5%白蛋白或20%白蛋白进行扩容。

肝移植手术中失血、大量输液、输血以及间隙液体的转移导致大量丢失液体等,常导致钾、钠、钙、磷及镁的异常。在术后早期应该每日监测,及时补充或调整。值得一提的是,患者术前通常存在低钠血症,在术中或术后纠正过快,可以导致脑桥髓鞘溶解综合征.严重者发生昏迷。此外,血钠水平变化过快也与精神并发症有关。保持每日血钠变化不超过10mmol/L是比较安全的。

术后最常见酸碱平衡紊乱是代谢性碱中毒,其原因主要有大量输血后术中补充碱性药物、术后乳酸被肝脏清除而留下缓冲乳酸的碳酸氢根、制酸剂的应用以及胃肠减压等。治疗上首先保证血钾正常,严重的碱中毒可以使用盐酸或者精氨酸治疗。

6.体温监测 由于较长时间的手术、大量补液和低温肝脏复温等原因可导致术后低温,患者刚到重症监护病房时体表或中心温度有时可低至35℃,这时要注意复温,其方法包括呼吸机加温、使用电热毯体表加温和输入液体是管道经过热水槽加温等。一部分患者可出现术后高热:术前无感染和发热,术后48小时内出现发热多与术中所用药物所致的药物热有关;术前有感染和发热,则术后感染可能性大,感染部位多是肺部或腹腔,要留取所有标本行常规和病原学鉴定。另外一类原因是供肝污染所致。

(丁　梅　刘伟华)

第二节　移植肝功能监测

肝脏移植目的就是给患者植入一个功能良好、有活力的肝脏以替代患者病损肝脏,完成肝脏各种功能,提高患者生存质量。因此,移植肝脏功能良好对患者至关重要,须严密监测移植肝脏的功能恢复情况。移植肝脏能否良好恢复与多种因素相关,如供者肝状况、保存损伤、缺血-再灌注损伤、术后免疫排斥以及感染等。对肝脏功能的评估可根据转氨酶和肝功能各项指标进行。

一、移植肝代谢功能评估

1.患者清醒时间 肝移植术后患者及时清醒是肝功能恢复良好的重要指标。如果患者术前精神状态良好，术后应该能够较快地清醒，否则表示肝脏功能不全。术前昏迷的患者，可能要有几天的时间才能清醒，这时，患者精神状态就不能作为衡量肝脏功能情况的指标。

2.肝功能相关化验

（1）肝脏的代谢指标包括乳酸和血糖水平，肝功能恢复良好表现为血乳酸被快速清除，高血糖较轻。

（2）肝脏的合成功能指标是凝血功能，一般术后 48 小时后凝血功能恢复到基本正常水平。

（3）谷草转氨酶（AST）和谷丙转氨酶（ALT）可用来评估肝细胞受损程度和肝脏功能。AST 和 ALT 的水平标志着肝细胞的损害程度。转氨酶一般在术后都会有不同程度的升高，但随着肝功能的恢复可以逐渐降至正常。供肝经过再灌注后可以有着不同程度的损伤，损伤程度可以通过术后转氨酶的升高来初步判断。当 AST 达到 2000U/L 或者更高时，说明移植肝严重受损；超过 5000U/L，则说明损伤非常严重。由于谷草转氨酶水平高峰高于谷丙转氨酶，高峰下降比谷丙转氨酶早，且溶血时亦会升高，因此谷丙转氨酶的参考价值可能更大。供肝保存损伤很小时，可以没有临床表现，如果存在严重损伤时，早期肝功能恢复很慢，恢复时间可能需要几天甚至数周，这期间通常需要全身脏器支持治疗。

3.胆汁引流量 胆汁的量和质是衡量肝脏功能的一个重要的指标。有 T 管的患者，要注意观察 T 管引出胆汁的颜色和量。一个早期功能良好肝脏，24 小时分泌胆汁应大于100mL，胆汁应该是金色或者棕色，较黏稠。胆汁量少，呈绿色或者水样，说明肝脏功能差，其原因可能为肝脏保存过程中缺血所致，也可能为免疫排斥反应或供体脂肪肝所引起。

4.肝脏超声检查 肝脏超声是肝移植术后间接反映移植肝功能的一项重要检查，它能及时检查肝脏的质地、血流情况、胆道情况以及胸、腹部一些间接征象，给临床医生提供早期指导意见。超声造影也是一种无创检查脏器血流的有效方法。术后 3 天内每天至少做超声检查 1 次，必要时每天 2 次。亲体肝移植术后 3 天内每天 2 次超声检查。

5.吲哚菁绿清除试验 吲哚菁绿（indocyanine green，ICG）清除试验作为定量反映肝脏储备功能的理想方法，它选择性的被肝细胞摄取后，以游离形式分泌到胆汁，经肠道随粪便排出体外，不参加肝肠循环与生化转化，也不从肾脏排泄，无毒副作用，是唯一实现床边实时动态检测肝功能的方法，在国际上已经广泛开展。ICG 清除试验体现了肝脏的整体功能，易受到肝血流情况、血管变异、胆汁淤积等多方面影响。近来研究发现，围手术期连续性监测吲哚菁绿 15min 滞留率（retention rate of indocyanine green at 15 minutes，ICG R15）可预测肝癌术后肝功能不全的发生率，且术后监测较为准确。有研究表明，ICG R15 在肝硬化患者肝切除预后的判断中具有重要作用。吲哚菁绿经静脉注射后由肝细胞摄取，当肝脏血流减少时，ICG 滞留增加，急性排斥反应发生时，肝脏血流减少，肝细胞摄取 ICG 减少，ICG R15 增加。ICG 清除试验可作为一项方便且有效的指标，具有良好临床应用可行性，并且可作为常用判断预后的指标，用来协助判断肝移植术后受者的预后状态。肝移植术后受者可常规行 ICG 清除试验，较高 ICG R15 值提示该受者术后发生 EAD 的风险较高，应积极予以纠正，以期改善这类受者临床预后。

二、原发性移植肝功能不良或无功能评估

移植肝功能不良（poor graft function，PGF）是移植肝功能衰竭的常见原因，其发生是不可预测的，最严重者称为原发性无功能（primary nonfimction，PNF）发生率在 5%～10%，病因至今不明。

PGF 发生可能同以下因素有关：①与供体有关的因素：如"边缘"供体、脂肪肝、供体年龄过大、某些未知疾病等；②与手术及冷、热缺血时间相关的因素：如热缺血时间超过 8min、冷保存时间过长、保存温度过低或过高、门静脉或肝动脉血栓形成、再灌注损伤、氧自由基释放等；③与受体相关因素：如免疫反应、药物毒性、内毒素释放等。其临床表现可以从潜在肝功能不良到完全肝功能衰竭，不同程度昏迷、肾功能衰竭伴乳酸血症、持续凝血功能异常、胆汁分泌量减少或无胆汁生成、AST 和 ALT 迅速升高。PGF 诊断是排他性的，没有绝对客观指标，需结合临床、实验室和病理组织学资料。PNF 可直接导致术后早期死亡、败血症、不可逆转神经系统损害和多器官功能衰竭等发生，唯一解决办法是在发生脑水肿和脑疝之前立即行再次移植。

三、肝梗死评估

没有肝功能衰竭但有明显转氨酶升高可能是节段性肝梗死造成的。当移植肝恢复灌注时可以发生节段性的血管闭塞，造成局部缺血和梗死。因为肝脏有极好的代谢、分泌代偿能力，因此节段性的肝梗死不影响肝功能的明显变化，但可以表现为明显的转氨酶增高，通过 B 超、CT 或 MRI 可以明确诊断。部分肝梗死可形成肝脓肿，因此对有节段性肝梗死的患者应延长抗生素的使用时间。

四、超急性排异反应和急性排异反应评估

移植肝的超急性排异反应非常少见，其表现常为术后早期原发性移植肝无功能，基本上是不可逆转，前列腺素治疗也无效。其机制可能是手术前已存在受体内具有细胞毒性补体结合抗体的直接作用。其诊断需要依靠在移植肝动脉或胆管内找到 IgM 和补体 Ciq。目前已知 ABO 血型不合移植会增加超急性排异反应发生率，而阳性细胞毒性交叉反应与超急性排斥反应也有关联。

急性排斥反应多发生在移植肝功能恢复后，在术后 1 周至 1 月内较为多见，极少数也可发生在 1 周，处于重症监护时期。早期表现为发热、突然精神不适、萎靡，肝区和

上腹胀痛，肝区触诊有压痛，肝质硬；超声波提示肝体积迅速增大，继而迅速出现黄疸、胆汁量锐减、色淡、稀薄；血清胆红素、谷草转氨酶、谷丙转氨酶、碱性磷酸酶和）γ-谷氨酸转肽酶升高，还可看到 IL-2 受体、α2-微球蛋白也升高。但这些指标和症状都不具有特异性，确诊须作细针穿刺活检（FNAB）。典型组织学表现为汇管区存在活化淋巴细胞（大单核细胞、小淋巴细胞、浆细胞）浸润，并伸向肝实质和中央静脉周围，及由其引起的胆管上皮和静脉（门静脉和小叶中心静脉）的内皮损伤，还有间质性水肿和肝小叶中央周围淤胆。对于确诊急性排斥反应的患者，通过调整免疫抑制药 FK506 或 CSA 的剂量仍未见缓解者，必要时结合患者的具体情况可以考虑予以糖皮质激素冲击治疗，常可逆转急、性排斥反应。

（丁 梅 刘伟华）

第三节 肝移植术后各系统管理

一、呼吸系统管理

呼吸系统的管理是肝移植术后首先遇到的重要问题。与其他腹部手术不同，肝移植患者对药物代谢能力较差，往往不能立即从麻醉中恢复，其呼吸功能也难在短时间内稳定。多是在未清醒状态下带着气管插管和辅助呼吸气囊返回 ICU 病房，当肝移植患者从手术室回到 ICU 病房，自主呼吸一般尚未恢复，需要完全靠呼吸机继续进行机械通气辅助呼吸支持，因此，呼吸机治疗和呼吸系统并发症的处理在这一期间显得尤为重要。

1.呼吸机的支持治疗 呼吸机的最初工作模式通常是控制/辅助（A/G）或者是同步间歇指令通气（SIMV），PEEP 4～8cm H_2O，FiO_2 40%～60%，宜用最低有效吸入氧浓度来维持血氧饱和度 96%以上。术前肺功能正常的肝移植患者，术后麻醉完全恢复后，撤机过程虽然是可以迅速完成，但是，应至患者神志完全恢复，呼吸功能正常，血气分析检查中各项指标正常后，可根据患者情况（尤其是耐受气管插管情况），继续辅助呼吸数小时后再考虑撤除呼吸机。如此，不仅可以减少患者的呼吸肌作功，减少其体能消耗，保证其身体组织的氧供，还可以利用较高 PEEP，一定程度上减轻肺间质水肿减轻或延缓其发生时间，从而减少肺部并发症。

麻醉苏醒早期患者自主呼吸功能不健全，多数患者虽然会出现呛咳和呕吐反射等难以耐受气管插管的情况，但不宜过早地拔除气管插管。特别是术前有肝性脑病患者，其麻醉苏醒缓慢，需要更长的时间，并且可能有一段易激惹期，临床表现为意识模糊、烦躁、不合作，不能误认为患者已经苏醒而拔除气管插管。此时若撤掉呼吸机拔管，不但不能使患者安静，反而会导致呼吸系统并发症或需要再次气管插管。出现上述难以耐受气管插管时应给予镇痛和镇静药物，直至自主呼吸功能完全恢复。可选择的镇静镇痛药物有咪达唑仑、丙泊酚、右美托咪定和阿片类药物交替静脉注射或持续静脉泵注，维持患者处于浅睡眠状态，必要时可使用吗啡。待患者完全清醒后，应考虑尽早撤机拔管，撤机后密切观察 1h 左右，主要观察患者呼吸是否平稳、呼吸频率及血氧饱和度，并行动脉血气分析（ABG）检测。

撤机标准：①麻醉恢复，神智清楚，合作，咳嗽有力，呕吐反射正常；②循环稳定；③呼吸肌有力；④ABG 结果正常：$FiO_2 \leq 0.5$，$PaO_2 \geq 60mmHg$，$PaO_2/FiO_2 > 200mmHg$，$PaCO_2 \leq 45mmHg$，$pH > 7.35$（不存在代谢性酸碱平衡紊乱）；⑤$RR < 30$ 次/分，$VT > 5mL/kg$，肺活量（VC）$> 10 \sim 15mL/kg$，最大吸气压力（MIF）$\leq -25cm\ H_2O$（保证拔管后患者排痰有力）。整个撤机过程应在有严密血流动力学和 ABG 监测下进行。拔管后吸入湿化氧气，30min 后测定 ABG，同时监测血流动力学及呼吸频率。若患者出现烦躁、呼吸频率增快、潮气量降低、心率、血压升高等表现时，应停止撤机过程，同时寻找患者不能耐受撤机的原因。撤机后氧疗：撤除呼吸机后，继续给予患者持续低流量湿化氧吸入是十分重要的，同时应密切监测其呼吸、循环及神志的改变。维持 PaO_2 大于等于术前水平，$SpO_2 > 95\%$。

手术顺利时，如无苏醒延迟情况（如术前重度肝性脑病等），麻醉清醒过程一般不超过 12~24h，一般认为尽早拔管可以减轻肺炎的发生，但过早撤机和拔管易引起吸入性肺炎或因呼吸恢复不佳而二次插管。若患者呼吸功能在短期内不能恢复，估计暂时不宜撤离呼吸机时，应加强气管导管的护理，如定期排痰、湿化气道、雾化吸入、翻身拍背等。因患者免疫力差，机械通气和长期卧床易导致肺部感染，因此若呼吸机辅助呼吸超过 7 天以上，可酌情考虑气管切开。

2.拔管后管理

（1）术后镇痛：术后充分镇痛也非常重要，根据病情经肌肉或静脉给予镇痛药物。它可以有效地减轻因呼吸幅度加大带来的切口疼痛，进而利于患者主动呼吸、排痰。

（2）保持呼吸道通畅（物理性预防）：①变换体位及背部叩击：术后定期进行翻身、叩背是非常有必要的。有节奏的振动肺部有利于痰液松动脱落而排出，防止肺不张、坠积性肺炎等。对肝移植术后麻醉已清醒、血压平稳患者。给予抬高床头 30°卧位.可有利于呼吸。每 2h 翻身及背部叩击 1 次，具体方法：操作者握空拳用掌心拍击患者背部，从下往上、有节奏地、从轻到重地拍击，每次持续 30s 到 1min。②呼吸锻炼：肝移植患者体质弱，清除呼吸道分泌物的能力下降，再加上腹部伤口疼痛，往往不敢行深呼吸和有效咳嗽，痰液难以排出。指导患者采用腹式呼吸锻炼，并进行有效的咳嗽，腹式呼吸为深呼吸，可增加潮气量，预防肺不张，减少痰液淤积，预防肺部感染。

3.术后常见肺部并发症的处理　肺不张是肝移植后的常见并发症。肺不张常发生在拔除气管插管后，患者自主呼吸较弱、怕痛不敢咳嗽致使分泌物不能有效清除、腹水和胸水限制呼吸运动、腹部术区腹带包扎和多根引流管的存在使腹式呼吸减弱等因素导致肺通气量减少。避免过早拔管可预防术后肺不张，如果是已拔管患者，则鼓励患者主动咳嗽，做吹气球锻炼，充分促进肺复张，直至患者精神状态转好、自主呼吸稳定和咳嗽反射良好。定期复查胸片、肺部超声或肺部 CT 能早期发现肺不张，肺不张一旦发生，容易继发肺部感染，必须积极处理。

胸腔积液较为常见，多为右侧，其中 1/3 伴有左侧胸腔积液，通常术前即存在，术后可重新生成，或是膈下手术的一种反应，膈肌缺损胸膜-胸膜传导也是这种渗出的来源。血气胸较少见，常是术中有创操作所致。少量积液通常对呼吸影响不大，3～4 天后开始渐少，1 周左右多基本吸收，无需特别关注；大量积液会限制呼吸运动，需要穿刺放胸水，减轻对肺的压迫，但要注意避免穿刺出血，因为肝移植术后早期凝血差，全身情况差，胸腔穿刺出血会影响病情恢复。

ARDS 在肝移植术后发生率并不高，其相关因素包括：大量输血、晶体输注、术中低血压、手术时间过长、肝功能衰竭、弥散性血管内凝血、感染和使用环孢素等，其中术中大量输血与术后肺功能不全关系的争议时间最长，目前相信 ARDS 的发生是综合因素所致。很可能 ARDS 发生率不高与术中使用大量类固醇有关。因为动物试验表明，事先使用皮质类固醇可以改善机体对创伤的反应而预防 ARDS。术前为重型肝炎，伴有肝性脑病，存在肺部感染者入住 ICU 后立即给予吸痰，弥散功能差者要加用 PEEP，保持液体适度负平衡以及针对肺损伤的药物治疗，如乌司他丁和大剂量沐舒坦，均有资料显示可以治疗急性肺损伤。当然更重要的是合理使用呼吸机等综合措施，一旦发生 ARDS 死亡率极高。

二、心血管系统管理

心血管系统并发症是肝移植术后常见和严重的并发症之一，并有较高的死亡率。合适的受体选择，维持出入量及凝血机制的平衡是降低术后心血管并发症的关键。心血管系统管理包括如下内容。

1.心律失常　心律失常是肝移植术后常见的并发症，甚至可导致死亡。术前的仔细评估，术后维持水电解质、酸碱平衡稳定，对于既往有心脏病史及术前心电图异常的患者应加强监测和评估，并给予预防性措施如安置临时心脏起搏器以防止术中及术后心血管意外的发生。

窦性心动过速在发热、血容量不足、贫血、甲亢、呼吸功能不全、低氧血症、低钾血症、心衰等心脏疾患时极易发生，亦可无明显诱因，多见于手术后年轻患者，可能同年轻人交感神经兴奋性较高，迷走神经张力降低有一定关系。治疗上主要是去除诱因，如补足血容量、纠正贫血、纠正低氧、低钾血症等，对于无明显诱因的通常不需要特别处理可自动恢复，必要时可以适当地给予药物，如应用镇静剂、β-受体阻滞剂或盐酸胺碘酮等。

室性早搏是肝移植术后另一常见的心律失常，正常健康人群以及各种不同心脏病患者的室性早搏，其临床预后各不相同。因此临床医生在处理室性早搏时，必须立足于患者本身，对于术前不存在心脏疾病患者，可考虑漂浮导管位置不对刺激心肌所致，应调整漂浮导管位置予以纠正。对拔除导管后仍存在频发室性早搏，必要时可药物治疗，如利多卡因或胺碘酮静脉推注或持续泵入。

心动过缓在部分肝移植患者术后早期也比较常见，尤其常出现在术前有重度黄疸的患者，其原因不明确，但不会影响循环系统的稳定。如果没有组织灌注的影响，无需特殊处理。心率小于 42 次/分或伴有血流动力学障碍的心动过缓可用阿托品、654-2 或异丙肾上腺素进行治疗。

2.高血压　术后高血压的原因可分为原发性和继发性，前者多是术前已存在高血压，对于这类患者可采用常规方法控制血压在正常范围；对于由于疼痛、通气不足、血容量过多、肾功能不全或药物毒性作用的高血压主要是去除诱因给予对症治疗，如给予有效的疼痛管理、保证足够的通气；对于由免疫抑制药如环孢素、激素等引起的高血压应首选钙离子通道阻滞剂；对于顽固难以控制的高血压，可考虑经静脉泵入硝酸甘油或硝普钠调控血压。当存在病理性凝血异常时，高血压则必须尽快予以纠正，因为持续高血压会增加颅内出血的危险。联合应用钙离子通道阻滞剂、β 受体阻滞剂和利尿剂是最好的。血管紧张素转换酶抑制剂也非常有效，但与环孢素联合应用时，会导致高血钾。肝移植术后大量补液是发生心血管系统并发症的危险因素之一，肝移植术后应尽早实现适当的液体负平衡，可有效预防高血压的发生。

三、肾功能管理

随着肝移植术后时间的延长，肾损伤发生率随之升高。肾功能不良是肝移植术后病死率增高的一项独立指标。肾脏对缺血缺氧敏感、对低灌注耐受性差，合适的有效循环血量是保护肾功能的前提。移植术中、术后血流动力学变化及免疫抑制剂使用等也可能造成移植术后出现急性肾功能障碍。

肝脏移植术后并发肾脏功能不全，临床上可以表现为轻度的血肌酐和尿素氮增高，也可以表现为少尿 [<0.5mL/(kg·h)] 或者无尿。其发生可能与术前存在肝-肾综合征、手术中出血较多、无肝期阻断下腔静脉以及多种药物的损害有关，因此保护肾功能比肾功能损害后的治疗更为重要。

治疗措施为：①保证血容量和平均动脉压，保证肾脏的灌注；②应用扩张肾血管的药物：小剂量多巴胺可以扩张肾血管，增加肾脏的灌注和肾小球滤过率。前列腺素 E_1 也可以扩张肾血管，达到肾保护作用。此外，有报道发现多巴酚丁胺可以增加肾脏对肌酐的清除；③根据对利尿剂的反应使用适量利尿剂，保证每日尿量大于 500mL；④停用或减量应用肾毒性的药物。大多数少尿、氮质血症是自限性的，经过内科保守治疗，肝脏功能恢复后逐渐缓解，尿量增多，血尿素氮、肌酐水平下降。有少数患者发生急性肾小管坏死，出现进行性少尿、氮质血症以及电解质、酸碱平衡紊乱，对利尿剂反应差。一旦发生，提示预后不佳。可行血液净化治疗，根据血流动力学的情况选择血液透析或持续性血液滤过。常规治疗无效，不能耐受血液净化治疗或效果欠佳者只能考虑肾脏移植。

四、凝血功能管理

多数准备接受肝移植的患者存在凝血功能障碍，表现为 PT、APPT 延长，因子Ⅱ、

Ⅷ、Ⅸ、Ⅹ、Ⅶ、Ⅴ、纤维蛋白原和血小板下调。Ⅶ因子通常正常。许多患者还有纤维蛋白裂解增强的表现。如无活动性出血，术前可暂不处理。在术中，根据出血情况、血凝状态的化验结果以及 TEG 图（血栓弹力图），应用新鲜血浆、血小板、全血和其他制品进行纠正：

术后早期亦可出现凝血机能障碍。肝移植受者术后早期通常呈现低凝状态，其主要原因有：①术中大量出血，凝血因子消耗；②术中肝素化影响尚未消除；③肝脏缺少合成凝血因子的底物以及合成能力不足；④脾功能亢进尚未改善，血小板数量减少。术后移植肝功能逐步恢复，供肝复流 12～36h 后，凝血异常逐步获得纠正。术后第 1 天肝脏合成凝血因子的功能得以恢复，但生成抗凝因子的功能恢复相对滞后，通常约在术后 2 周回归正常水平。凝血紊乱非同步恢复、肝病所致内毒素血症、全身炎症反应、免疫抑制剂使用以及术后 5～7d 血小板计数回升等诸多因素是导致肝移植术后高凝状态的综合原因，血管内血栓形成是肝移植术后最主要、最危险的并发症，高危期内应密切监测移植肝血流状态。

早期预防、早期诊断与早期干预血管内血栓形成有助于减少移植物功能丧失，提高围术期管理水平与诊疗成效。PT、APTT 如延长至二倍正常值，应予纠正。肝移植术后应适当使用抗凝剂以防止血栓再形成。术后维持轻度低凝状态，并根据监测结果科学、适度地使用抗凝血药物如血小板解聚剂（如低分子右旋糖酐）、小剂量肝素或者阿加曲班，避免血栓并发症。严重持续凝血功能障碍，通常提示移植肝原发性无功能或原发性移植肝功能不全。术后腹腔内出血，有时量很大但只表现为血球压积下降和腹围增加，需密切监测血红蛋白、红细胞压积、血压、心率、引流液的质和量，超声检查有助诊断腹腔内出血。如血红蛋白经积极输血仍无法纠正，或循环不稳定，确定存在腹腔内大量积血时，需在抗休克同时剖腹探查。随着肝移植手术和麻醉技术的提高，手术时间明显缩短，术中出血量也明显减少，不输血肝移植案例在不断增多。由于无肝期和手术时间的缩短，凝血因子合成恢复，以及凝血因子丢失减少，在一定意义上减少了凝血功能障碍发生。因此提高手术和麻醉技术，对于凝血功能障碍防治具有重要作用。

五、水、电解质和内环境管理

由于肝移植手术复杂，出血量多，对全身血流动力学影响大，同时终末期肝病患者存在特殊病理生理学特征，如部分患者为慢性肝硬化，且合并门脉高压，会增加门脉毛细血管滤过压，进而抑制白蛋白合成，从而降低血浆胶体渗透压，增加组织间液。此外，当机体处于终末期肝病时，代谢抗利尿激素、醛固酮的功能比较弱，很容易造成水钠潴留症状。术后液体管理既要求能保证容量需求又需要能有效减少组织水肿，因此术后避免过量输注液体和尽早实现适当的负平衡是降低术后容量相关并发症发生率和死亡率的重要措施。近年来，基于加速康复外科理念的提出，在临床实践中逐步引入目标导向性补液、限制性补液等方案，并取得了不错的临床效果。

肝移植患者由于术中出血、手术创面的不同，液体丢失和体液在"第三间隙"的积聚，术后早期（24～36h）常会出现有效循环血量的明显减少，以心率快、血压低、中心静脉压低和肺动脉楔压低为主要表现，可合并少尿 [<0.5mL／(kg·h)]，如出现血压和/或心率波动较大，中心静脉压和肺动脉楔压显著低下，提示有血容量严重不足或出血的可能，需严密观察腹腔引流量、腹围、血细胞比容和血流动力学情况。如为活动性出血，应尽早探查止血。如术后血容量不足，应积极予以扩容治疗，并适当使用一定量的血管活性药物维持循环稳定。

液体补充原则为补充累积损失量、额外损失量、生理需要量。但肝移植患者病情严重，手术创伤大、时间长、液体的进出量多，均对患者的生理干扰非常大，尤其是原发病为慢重肝患者，大量体液丢失在第三间隙，因此必须结合临床表现和各项检查结果来决定补液量多少，适当控制补液速度和补液量。如患者术后全身炎症反应综合征（SIRS）反应轻、生命体征平稳，通常补液速度可控制在（100±20）mL/h，维持 CVP 在 5～10cmH$_2$O，保持尿量不少于 0.5mL／(kg·h)，术后早期 24 小时的出人量负 500～1000mL，有利于术前第三间隙的体液重新回到血管内、对于年老体弱及术前或术中心功能不全的患者，在维持肾脏充分灌注的基础上，补液速度和补液量可以进一步控制。补液成分为晶体和胶体，以胶体为主，胶体的补充需根据胶体的丢失情况、肝功能情况等补充。常用的胶体包括血浆、人工胶体和人血白蛋白等。

补液过程中需要注意电解质平衡，移植后最常见的电解质异常是高钠血症、低钠和低钾血症。患者由于术前肝功能障碍，存在代谢紊乱和水钠潴留，体内钠负荷较高，术后由于大量利尿，而导致浓缩性高钠血症及低钾血症。患者可因高钠血症致血渗透压增高，引起患者出现精神症状。另外，患者亦可存在稀释性低钠血症。肝移植术后低钠血症一般无需急于纠正，一些患者低钠血症过快纠正可能引起桥脑中央髓鞘溶解症而产生精神症状，一般通过限液、利尿即可逐步纠正低钠血症。当血钠过低时可以考虑予以输入适量的钠盐，将血钠水平维持在正常水平，定期监测血钠回升情况。移植术中，一般将血钾维持在正常偏低水平，以防止复流后的血钾突然升高，加之术后的利尿，故术后的低血钾较为多见，但多数患者可以耐受这种状态，可根据所测得的血钾水平及肾功能情况适当补钾。移植后血钾过高原因可能为肾功能障碍、原发性肝无功能、暴发性肝坏死、术中、术后早期血糖高，使用大剂量胰岛素使血钾进入细胞内，当应激状态减轻，胰岛素用量减少后细胞内钾释放入血。处理办法为限制钾摄入，输入胰岛素和高糖，静脉输入钙剂，并予以利尿，纠正伴随的酸中毒，必要时进行血液透析。

肝移植术后代谢性碱中毒较常见，可能的原因有：术中无肝期输入较多的碳酸氢钠、利尿和大剂量激素导致低钾低氯性碱中毒；胃肠减压中氢离子的丢失；输入的血液制品中某些枸橼酸盐转变为碳酸氢根；肝功能恢复延迟等。代谢性碱中毒对机体的影响有：机体大多数酶在碱性环境中活性低下，不利于恢复；代谢性碱中毒因代偿可抑制患者呼吸功能，肺通气过低出现二氧化碳潴留，氧合曲线左移，不利于组织对氧的摄取。轻度代谢性碱中毒通常无需处理，可以随着肝功能恢复逐渐得到纠正。对于较为严重代谢性碱中毒患者，可予以对症处理，如限制碳酸氢钠输入、补钾、补充精氨酸、维生素 C，必要时可静脉给予 0.1% 稀盐酸。

六、消化系统管理

肝移植患者术前常合并营养不良。即使是稳定期肝硬化病员，肝功能分级为 Child A 级，其蛋白质消耗较健康人增加近 20%。McCullough 等研究表明晚期肝病病人肝源性蛋白质-能量营养不良（protein-energy malnutrition，PEM）发病率为 18%～65%，其中中重度 PEM 者占 70%～80%。部分患者还合并有肠源性内毒素血症、低蛋白血症、大量腹水等，非常容易并发肠道功能障碍，甚至是肠功能衰竭。肝移植手术一方面可以解决肝脏代谢紊乱，改善机体内环境，有利于胃肠道功能恢复；另一方面，肝移植手术创伤巨大，包括长时间腹腔暴露、手术操作和麻醉药物应用，无肝期胃肠道淤血，移植肝缺血再灌注损伤，大量输血输液以及皮质激素冲击治疗等，这些因素常常又加重患者的肠道功能障碍。术后机体表现为糖代谢紊乱，肝蛋白质合成下降，分解增加，氮丢失明显，胃肠道存在不同程度肿胀和黏膜屏障功能损伤。因此，对于肝移植患者进行积极的营养支持显得非常必要。

规范化的肠内营养（具体详见第四节）可以提前胃肠功能完全恢复时间、降低腹泻发生率等方面具有重大意义。血清蛋白因其简便易行，结果直观，作为营养评价的检测指标，其测量过程中人为干扰因素少而得到广泛应用。肝移植术后个体化早期肠内营养的实施现代营养观点认为肠内营养不仅仅是提供热量，还包括了利用管道进行治疗，有中心将术后免疫抑制剂通过空肠管于术后 12h 内注入，可能避免了通过口服入胃，而由于胃功能尚未恢复导致患者不适，出现呕吐或误吸，不利于药物吸收。一般单纯肝癌患者移植术后胃肠功能恢复较快，术后 10～12h 采用百普力 20mL/h 由微量泵匀速注入，观察无不适，逐渐加量至 60mL/h，在此期间若肛门排气，鼓励患者经口进食，达到营养量需求 60% 时，停肠内营养。术前 MELD 评分≥15 分，在患者生命体征稳定后开始肠内营养，一般在术后 24h 左右，先采用百普力 10mL/h 由微量泵匀速注入，观察无不适，逐渐加量至 60mL/h，在此期间患者出现腹胀、腹痛等情况给予分析原因、减量或暂停肠内营养。同时，每 4 小时用 25～30mL 温开水冲洗管道，防止管道阻塞。如果术后 3 天尚未达到营养量需求时，加肠外营养支持。肝移植术后大约 1～3 天处于高分解应激期，不需要太高的热量支持，如果补充过量的氮，使移植肝的负担加重，甚至可能导致肝功能损害。此期间应注意维持生命体征平稳和促进内环境的稳态。第 3 天后进入代谢合成期，营养需要量增加，此期应加入脂肪乳和氨基酸补充能量，根据患者耐受情况，采用序贯营养支持，最后过渡到完全经口进食。对于肝移植患者术后，肠内营养具有良好保护肠黏膜屏障的作用，减轻淤胆时胆盐、胆色素对肝细胞的损害，可增加肝脏血流，刺激肠激素分泌，从而使肝脏对营养物质的耐受性提高。

（孙　英　刘伟华）

第四节　肝移植术后营养支持

一、肝移植患者围术期营养状态特点

肝脏是人体最大和最关键的代谢器官，在整合碳水化合物、脂肪、蛋白质和维生素代谢的多种生化途径以及脂质运输和胆汁的分泌和排泄方面发挥着关键作用，所有这些都与肌肉和蛋白质代谢有关，是保持营养状况良好的关键。肝移植患者术前因病肝代谢功能障碍，常导致机体的糖、蛋白质、脂肪代谢紊乱。蛋白质能量营养不良（protein energy malnutrition，PEM）是晚期肝病的主要特征，由于炎症、肝脏合成障碍和蛋白质分解的增加，以及糖原储存量低，氨基酸糖异生增加。PEM 可显著增加手术风险，增加肝移植患者的短期和长期死亡率，显著降低移植物存活率。此外，术后营养不良使患者容易出现并发症，如呼吸功能受损、伤口愈合延迟、对机械通气的依赖性延长、感染性并发症的发生率增加进而增加抗生素的使用、血液制品的使用，延长住院时间、增加重症监护病房入住率、移植成本大大提高。

肝移植术后的营养状况主要取决于移植物功能，如果同种异体移植失败或被排斥，营养紊乱将持续存在。但即使移植肝功能良好，由于在术中经历了缺血再灌注损伤，术后早期移植肝脏功能尚未完全恢复，还不能正常进行营养代谢，再加上因手术创伤、应激、使用激素和免疫抑制剂等原因，机体处于高分解代谢状态，更加重了营养障碍，增加感染率与死亡率，影响到肝移植的结局。因此，需要在此期间优化营养摄入，以促进伤口愈合和肝细胞恢复。

二、营养状态评估

1.术前营养状态的评估　目前还没有对肝移植患者营养状态评估的金标准，可以通过体格检查、生化和免疫指标及生物阻抗等指标进行综合评估。

（1）人体测量指标，如体重指数、中臂肌肉围度、肱三头肌皮褶或肩胛骨下皮肤褶皱厚度也被用作为肝病患者营养评估的一部分。

（2）血清白蛋白经常作为评估肝脏功能的一个重要指标。然而，它有很长的半衰期（17～21天），并且由于在临床实践中经常使用外源性白蛋白补充剂，使血清白蛋白水平不能敏感地或动态地反映早期肝损伤。前白蛋白的半衰期较短（2～3天），使其成为肝脏合成功能受损的更敏感指标。肌酐/身高指数、24小时尿氮和3-甲基组氨酸排泄量可视为身体肌肉质量的间接测量。

（3）体细胞质量（BCM）被定义为除骨矿物质的细胞内水和不含脂肪的质量之和，是人体代谢最活跃的部分。BCM包括新陈代谢活跃和富含蛋白质的细胞，被认为是衡量营养状况一个高度可靠的参数。

（4）免疫能力被认为是对营养状况的功能测试，可能受到脾亢、异常免疫反应性和酒精滥用的影响，淋巴细胞总数、CD8细胞计数低，皮肤无能试验反应异常；迟发性皮肤超敏反应（≥两次或两次以上皮试的5mm硬结）是营养不良的建议参数。

2.术后移植肝功能评估　移植肝脏功能的评价主要通过临床症状、血液生化检查、血气、糖利用状况、AKBR和肝脏超声多普勒检查等，必要时可通过肝组织活检来了解。

1）临床症状：移植肝功能恢复良好时患者精神状态良好，反之，如移植肝脏功能不良时，都表现为持续性的嗜睡、全身倦怠、精神差、不配合等，术前肝功能不全的症状持续存在，甚至加重，还可出现发热、呕吐、腹泻、腹痛、胆汁稀少、黄疸加重，出现大量胸腹水等。

2）血液生化指标与移植肝功能

（1）血清转氨酶进行性升高：多因肝细胞破裂，胞浆内的转氨酶大量释放进入血液而致提示肝细胞出现急性坏死，常与肝血流灌注不良、急性排斥反应、肝炎有关。

（2）血清总胆红素、直接胆红素、碱性磷酸酶、谷氨酰转肽酶：升高时多提示胆汁引流不畅，常与胆道梗阻、急性排斥反应有关。

（3）血清直胆、血清白蛋白、前白蛋白下降：多与肝细胞功能不良有关，由于前白蛋白半衰期仅1～9d，因此检测血清前白蛋白水平可以及时反映肝细胞合成蛋白的能力，具有重要参考价值。

（4）动脉血酮体比（AKBR）：与肝脏功能密切相关，术后AKBR的变化可以准确地反映移植肝脏功能的恢复状况。AKBR>1时提示肝功能恢复良好；AKBR<0.7时，提示肝功能衰竭或无功能。

（5）持续的代酸、高血糖、高血钾症均提示肝功能恢复不良。

三、肝移植后早期的营养支持

1.营养支持的原则与时机　肝移植术后营养需要量很高，术后早期足够热量的摄入对避免感染性并发症和促进伤口愈合至关重要，但肝移植早期由于长时间手术和缺血再灌注及冷保存等原因不可避免地将不同程度地造成肝细胞损伤加之术中无肝期机体代谢产物的蓄积及术后大量影响肝细胞功能药物的应用移植肝脏处于超负荷状态，所以肝移植术后早期的移植肝脏对于能量代谢能力是有限的，过多地补充营养不仅不利于患者的恢复而且可能诱发肝功能衰竭这一阶段的营养在营养素的成分、数量和补充方法上均有其特殊性。

补充营养一般遵循两个原则即根据肝的代谢及肝功能状况补充营养和尽早从胃肠道进食。此外，营养支持还应考虑到肾脏损伤程度以及蛋白质和其他营养物质在腹水、胆汁、胸膜渗出液和抽血的丢失，通过肠道吸收的营养物质与丢失相比是否平衡。

2.营养支持策略

1）水、电解质：术后按每天40～50mL/kg补充足够的水分，如有胃液大量丢失和腹腔渗出液较多时应全量补充额外丢失的部分。由于环孢菌素A（CSA）或FK506的水钠潴留作用和大量利尿及补充葡萄糖、胰岛素后的低K$^+$常致电解质失衡。术后控制的重点是防止高钠和大量利尿后的低钾血症。血液主要离子每天应按下列标准补充：钠3～4mmol/kg，钾2mmol/kg，氯3～4mmol/kg，镁0.4～1.0mmol/kg。大量利尿及输血后常表现为代谢性碱中毒多可通过补充氯和钙纠正。

2）热量（或能量）：肝移植术后急性期营养治疗的目标是确保足够的蛋白质和热量，以避免蛋白质分解。理论上肝移植患者一般每天需补充125.5KJ/kg热量，术后早期由于肝功能还未完全恢复，一般只能补充80%，患者才能耐受，糖与脂肪乳剂各补充50%热量，脂肪乳剂最好使用中长链及较低浓度（如20%）这样对肝脏负担小。随着肝功能的逐渐恢复，热量补充应逐步增加。通常在术后第2周始可按同龄健康人补充热量，其中70%～80%的热量通过糖类补充20%～30%的热量可由脂肪提供。恢复饮食后可辅助低脂饮食。

（1）葡萄糖：肝移植术后能量的主要来源为葡萄糖，但在移植的最初几个小时内，线粒体呼吸受损，三羧酸循环不活跃，因此移植肝脏对葡萄糖的利用减少。过多输注葡萄糖容易产生高血糖。葡萄糖补充速度须依据肝细胞能有效利用的程度确定，过多葡萄糖会加重移植肝脏的负担甚至诱发肝昏迷。所以在肝脏移植早期输注的葡萄糖量最好在5～6g/（kg·d）。在肝功能恢复的初期按0.2～0.3g/（kg·d）补充，并可经微量泵持续静脉输入胰岛素将血糖控制在5.5～8mmol/L，在术后第2天可按0.4～0.5g/（kg·d）的速度补充葡萄糖。之后按0.12～0.15g/（kg·d）输注葡萄糖液以提供必要的热量。一般多选用50%和10%的葡萄糖，尽可能24h均匀输入，然后根据肝功能的变化及血糖、尿糖水平调整葡萄糖的量。

（2）脂肪：脂肪是营养补充中的一个重要能源成分，除可提供热量外也补充了人体必需的脂肪酸。由于移植器官为肝脏，脂肪乳的应用目前仍有争议。有医师担心术后输注脂肪乳剂会增加肝脏的负担，影响网状内皮系统功能，引起胆汁淤积等。所以不少学者不主张肝移植术后常规应用脂肪乳剂。事实上，肝脏移植后早期，若供肝功能发挥良好，肝脏对脂肪代谢并无大的障碍，肝脏移植患者仍可使用脂肪乳剂。有研究报告给以葡萄糖、脂肪乳剂合剂补充能量有利于肝功能改善和肝再生，建议输入的脂肪种类应为中链和长链混合的脂肪乳剂，脂肪补充每日用量可以1g/kg为宜，总量不超过供应热量的40%。

（3）氮：有学者认为术前营养不良、手术应激、免疫抑制治疗、肝肾功能障碍或机体炎症反应综合征使移植后短期内分解代谢持续存在而且移植后蛋白质分解代谢立即增加，每天氮丢失于术后第4天达到相对稳定，约15g/d，并持续数天。氮的补充主要通过输注氨基酸和人血白蛋白或血浆进行，治疗时应根据不同情况加以选择。氨基酸的补充需根据肝肾功能状况确定，在肝功能尚可的情况下，以补充平衡氨基酸为主，如肝功能差则补充支链氨基酸。在肾功能正常状态下，术后第2天始可按0.5g/（kg·d）补充氨基酸制剂；1～2d后逐步增加到1.0g/（kg·d）或40g/d以支链氨基酸制剂首选。

（4）支链氨基酸（AAA）：在应激状态下不经肝细胞代谢，可直接在骨骼肌中代谢，既有节氮的作用，又不增加肝的负担，还可促进肌肉和肝蛋白质的合成。肝移植患者适合输注含较高支链氨基酸的氨基酸制剂。补充富含支链氨基酸的营养可显著改善肝移植术后的营养状况和代谢性疾病，缩短术后代谢分解期。

（5）谷氨酰胺（Gln）：是肠道的主要功能物质，肠道对Gln的摄取远超过其他氨基酸。尤其在感染、创伤等应激状态情况下，Gln是细胞合成多种生物大分子的重要供体，因此是肠黏膜细胞的条件必需氨基酸。应用Gln可在多层面上促进移植肝患者的功能恢复和改善受者营养状态，其主要通过以下途径实现：对肝缺血-再灌注损伤的保护，改善肝移植患者的免疫功能，促进移植肝的细胞增生，抑制肝细胞凋亡，促进蛋白质合成和正氮平衡。

（6）外源性蛋白质补充：术后即刻，蛋白质分解代谢显著增加，为确保血浆蛋白水平，控制胸水和腹水，减轻肝脏负担常需补充一定量的人血白蛋白和球蛋白。补充数量根据前一日和当日的血浆蛋白水平制定，一般每天按$1\sim2g/kg$补充人血白蛋白以维持血浆蛋白水平维持在40g/L以上，总蛋白在70g/L以上。为维持必要的免疫能力每天至少补充$5\sim7.5g$人血球蛋白。补充球蛋白时尽可能选择常见病毒特异性免疫性球蛋白。

3）维生素及微量元素：肝功能不良时，维生素活化能力下降，需补充大于健康人剂量的多种维生素包括硒、维生素A、维生素E和维生素C等抗氧化营养物质。为促进造血功能，需补充足够的铁剂、叶酸和VitB$_{12}$。补充叶酸、维生素B$_{12}$、钙、磷和维生素K等可以改善凝血功能障碍。临床上，锌缺乏常表现出嗅觉和味觉的改变，补充锌不仅可改善症状，还可以改善葡萄糖代谢。维生素D具有调节免疫的作用，有利于诱导肝移植的免疫耐受。总之，肝移植术后维生素及微量元素的补充对于改善凝血功能、加快受者机体各器官功能的恢复以及降低排斥反应发生率等有重要作用。

4）免疫营养：免疫营养相关理论最早源于Senkal的研究，其发现术后给予精氨酸、鱼油和核苷酸类物质，可有效降低胃肠道手术患者术后感染率。近年来，多名学者就免疫营养运用于肝移植术后患者进行了深入研究，给肝移植患者免疫营养制剂，可加速术后康复，降低术后感染并发症。

3.营养支持途径

（1）肠外营养：肠外营养是指通过静脉输入营养液的方式为患者机体提供营养，肠外营养主要应用在无法进食或者严重胃肠道疾病的情况下，提供基础能量以维持患者的生命需求。多数待移植患者处于营养不良状态，早期的营养支持和营养状态改善有利于患者尽快恢复。待移植患者早期胃肠淤血，吸收消化能力下降，而术后胃肠功能无法迅速恢复，此时肠外营养能够满足患者对于营养需求及不同营养成份的需要。但是，肠外营养相关肝脏疾病被认为是在应用肠外营养时最常发生并且最为严重的并发症。$40\%\sim60\%$的婴幼儿及85%的新生儿在长期应用肠外营养时出现肝脏胆汁淤积。全肠外营养的应用可导致患者硫胺素缺乏，出现畏光、眼震等视觉障碍。肝移植术中和术后大剂量免疫抑制药物的应用导致机体免疫低下，术后长期静脉穿刺可出现局部感染或静脉炎，导致败血症发病率升高刀。脂肪乳中的亚油酸经代谢转化为花生四烯酸，促进炎症因子的释放，其过量摄入引起肝脏慢性炎症，导致胆汁淤积和肝纤维化。多种并发症发生率升高导致临床上不再主张以肠外营养为主治疗方案。

（2）肠内营养：肠内营养不仅具有能改善门静脉血流的作用，而且能够促进胃肠道血流供应，增加肠蠕动，改善肠道的淤血状态，调节胃肠道激素的分泌，从而维持肠道的完整性，保护肠道的机械、化学、生物、免疫屏障功能，促进胃肠道功能的恢复，预防肠道菌群移位，减少细菌感染的发生。因此在营养方式的选择上，提倡术后开展肠内营养，有利于移植肝功能的恢复。

术后肠内营养开始的时间、方式很关键。术后肠内营养开始的时间各家报道不一，有早至术后3h，也有术后3d才开始。临床上肠内营养开始的时机应选择在生命体征和机体内环境稳定后，一般是在术后12～24h开始实施。以鼻饲无渣饮食为主，促进肠道功能的恢复，维护胃肠道屏障功能。初始鼻饲流量建议设定为20mL/h，若无明显胃肠道不适建议隔天逐步调大流量至50mL/h，逐渐向经口饮食过渡。经口饮食时可使用香料等调味剂提高食欲增加进食量。同时进行定期营养评估及相关标志物检测，若经口或鼻饲饮食营养物质摄入量低于需要量60%时，则需要肠外营养介入。

肠内营养液可根据患者耐受性选择氨基酸型、短肽型、整蛋白型、纤维型，同时注意补充提供谷氨酰胺。当患者胃肠道无特殊不适后改为流食，逐渐添加米汤、鱼汤、牛奶、炖蛋清等。按由少到多、由低浓度到高浓度、循序渐进的原则，使肠道能更好地适应，同时逐渐减少肠外营养的量。一般术后6～7d，非肠外营养能量达到4184～6276kJ的供给，就停用肠外营养。

（3）肠外联合肠内营养：肝移植术后早期，受手术应激影响，此时胃肠功能尚未恢复，患者不能进食，宜采用全胃肠外营养。术后1～2d，患者胃肠功能开始恢复，此时宜尽早使用肠内营养，同时辅以部分肠外营养，并使患者尽快过渡到完全肠内营养。采用肠内营养+肠外营养逐步过渡到完全肠内营养的方式，发挥了肠内营养的优点，保护肠黏膜屏障，减少肠源性感染，同时又保证了患者能量的供给。

四、小儿肝移植的营养支持

如需要肝移植的患者是小儿，术前虽无肝功能不全，但经手术的应激和移植肝的热缺血、冷缺血以及灌洗保存，移植到受体后肝脏的功能包括解毒作用、合成代谢都会受到影响于是肝糖原贮存下降、糖异生明显增强、糖代谢紊乱、合成白蛋白等的功能下降、分解代谢增强，机体处于较大的负平衡状态。在这种情况下必须予以能量和氮的补充，而且术后至少7～10d，供氮量为0.12～0.24g/kg，氮卡比为1g：（80～125）kcal（1kcal=4.184kJ），可按临床反应而定。儿童合成代谢比分解代谢要高，生长所需的蛋白质很多，在肝病营养缺乏时更显著。小儿由苯丙氨酸转化为酪氨酸的苯丙氨酸羟化酶活性较低，由蛋氨酸转化为胱氨酸的硫醚酶活性也较低，这两种必需氨基酸的用量要考虑。

（窦晓婧　刘伟华）

第五节 肝移植术后早期并发症及处理

一、出血

多发生在早期，以腹腔内或胃肠道出血多见。

1.腹腔内出血 多见于术后 48 小时内，发生率 8%～20%，病死率为 0～20%。常见的原因为：①患者原有凝血功能障碍；②门静脉高压症；③既往有腹部手术史，致腹腔内广泛粘连；④肝切除术中第三肝门小静脉撕裂；⑤减体积供肝断面出血；⑥腹腔内严重感染，致肝动脉、门静脉破裂；⑦病肝切除时结扎了右肾上腺静脉，导致右肾上腺出血和梗死；⑧约 6% 患者在经皮肝穿刺活检后出现大出血，尤其是伴有血小板减少或血小板收缩功能不良者；⑨血压突然波动。为避免术后腹腔内出血，在手术中和术后早期，应严密监测凝血功能，动态监测凝血酶原时间、部分凝血活酶时间、血小板计数等，必要时针对性补充凝血因子，改善凝血功能。对术中活动性出血部位应采用缝扎止血。供肝植入前，应对肝窝、下腔静脉等位置进行彻底细致的止血。在肝动脉重建前，应对所有的静脉进行彻底检查，确定无出血后再进行动脉吻合。在胆道重建前亦应全面检查彻底止血。对减体积供肝断面上所见到的活动性出血应逐一结扎，喷涂纤维蛋白胶也可减少创面毛细血管的渗血。

2.胃肠道出血 发生率约为 8.9%。多数发生在肝移植后 3 个月内，消化性溃疡、胃炎、十二指肠炎是常见原因，术后使用大剂量激素和应激性溃疡也是诱发因素。伴有胃底、食管静脉曲张者于术前注射硬化剂，也可导致食管、胃底溃疡出血。急性脾静脉或门静脉栓塞所致的曲张静脉急性出血多见于术后早期。Roux-Y 吻合口出血是肝移植术后胃肠道出血的另一原因。诊断确立后，应给予 H_2 受体抑制剂和质子泵抑制剂。

二、循环和呼吸系统并发症

心血管系统并发症是肝移植术后常见的并发症之一，其发病率高达 70%，与之相关的病死率可高达 21%。心血管系统并发症主要包括以下几种：心肌缺血性疾病（包括心绞痛、心肌梗死）、心力衰竭、高血压、肺动脉高血压等。术前患者心功能的评估、合适的病例选择、维持凝血机制以及围手术期出入量的平衡是减少术后心血管并发症发生的关键。治疗方面应根据不同疾病的病理采用相应的治疗方案。

肝移植术后发生呼吸衰竭的主要原因是：①肝移植后，几乎所有患者均有不同程度的右侧横膈上抬和活动受限；若并发胸腔积液，横膈活动障碍更重。②切口疼痛使呼吸活动受限。③营养不良可致呼吸肌无力。伴肺部严重感染，则咳嗽无力、气道阻塞、肺不张。④因门静脉高压解除、肺血流动力学发生改变，导致肺的通气血流比例失调。⑤心源性、肺动脉高压和急性呼吸窘迫综合征引起肺水肿，肺摄氧功能减退。⑥术前脑病、移植术后早期麻醉药物代谢减慢或有脑水肿存在致呼吸中枢抑制。治疗主要是及时处理胸水、腹水，适度止痛，促进胃肠功能恢复和加强营养，控制液体出入量。必要时，辅以利尿剂、血管扩张剂和增强心肌收缩等药物。术后出现高血压和肺动脉高压时，扩血管治疗必须防止肺动脉压过低而引起肺灌注不足，导致肺通气血流比例失调。胸腔积液以右侧为主，一般中等以上积液或有肺受压症状，可采用单腔静脉留置导管留置引流。

三、急性肾功能衰竭

肝移植术后早期急性肾功能衰竭与术中出血量、术后出血、血压下降、肾毒性药物的使用等有关。尤其术中出血是造成急性肾功能衰竭的常见原因。若术中血流动力学不稳定，出现低血压，则肾脏得不到有效灌注，肾小球滤过率下降，发生肾小管坏死，出现急性肾功能衰竭。

肝移植患者术后联合使用呋噻米和小剂量多巴胺常能有效增加尿量，改善肾功能。术后出现急性肾功能衰竭须尽早行肾脏替代治疗。治疗过程力求平稳。其中，连续性肾脏替代治疗持续时间长，对循环系统和血流动力学影响小，清除毒素效果好，病人也易耐受。此时，应用他克莫司（FK506）时要先确保肝功能恢复，再考虑肾功能。但要减少FK506 剂量，血药浓度要低于单纯肝移植术后要求达到的浓度。若过晚应用 FK506，出现急性排斥则更棘手。治疗过程中，应维持水、电解质及酸碱平衡，避免液体量大进大出，避免心功能衰竭、肺水肿、脑水肿的发生。肝功能基本恢复后，加强肠外、肠内营养力度有利于肝功能的进一步恢复，避免菌群移位，减少系统性感染的发生。待肾小管修复后，肾功能会逐步恢复。术后应避免使用肾毒性药物，尤其是万古霉素、氨基糖苷类抗生素。反对长期、大量使用甘露醇利尿。对术前合并肾功能不全或术后出现肾功能衰竭的病人，术后先使用霉酚酸酯和甲泼尼龙，推迟使用钙调磷酸酶抑制剂（calcineurin inhibitors，CNIs），常规使用抗 IL-2 受体单抗诱导。

四、神经、精神系统并发症

神经、精神系统并发症在肝移植术后比较常见。神经系统并发症的发生率为 8%～47%，常见表现为癫痫、脑血管意外、脑白质病、中枢神经系统感染等。其中脑血管意外发生率较高且后果严重，与患者凝血机制异常、术后高血压及脑血管基础病变等因素有关。主要是根据不同的病理改变采取相应治疗措施。精神系统并发症包括失眠、抑郁、兴奋、烦躁、幻视、幻听、谵妄甚至昏迷，发生率为 30%～40%，通常与以下因素有关：术前合并肝性脑病的患者；手术时间以及无肝期时间延长，对脑细胞造成功能性损害；免疫抑制剂；术后感染；皮质激素；在监护期间，陌生的环境、长时间的隔离，对术后经济问题以及预后的顾虑亦可导致症状的发生。高危因素和相关机制中，CNIs 的神经毒性作用已成为共识，其发作与血药浓度的相关性不高，在正常的治疗浓度下也有可能产生神经毒性，但这种神经毒性是可逆的，可随着药物剂量的减少或停用而改善或消失，由 CNIs 更换为雷帕霉素取得了满意的疗效。若精神症状严重，可使用镇静、抗抑郁药物，降低免疫抑制剂的用量可以得到改善。

五、血管并发症

血管并发症是肝移植术后常见且严重的并发症之一，往往导致移植物的丢失及患者的死亡。

1.肝动脉狭窄和血栓形成　肝动脉狭窄一般发生在吻合口处或钳夹处，与血管吻合技术和钳夹损伤有关，报道发生率在 4.1%～7.8%。可采用经皮腔内吻合口血管扩张成形术治疗部分患者效果不佳，继发肝动脉栓塞及肝内脓肿形成，导致肝功能恶化需行再次肝移植。肝动脉血栓形成是最常见且最严重的血管并发症，成人发生率为 1.6%～8%，儿童为 2.7%～20%。常见的原因有：吻合技术不当、血管内膜条件较差、肝脏流出道受阻以及术后血液的高凝状态等。术后常规多普勒超声监测有利于早期诊断，一旦明确诊断应及时行肝动脉取栓和重新吻合，对于已发生肝内脓肿及胆道缺血坏死和胆漏的患者，积极给予抗感染、护肝、支持对症治疗，等待再次肝移植。对于术后晚期发生的肝动脉栓塞，由于移植肝脏的侧支循环已经建立，如不影响肝脏功能可给予抗凝药物治疗或无需特殊处理。

2.门静脉狭窄和血栓形成　随着手术技术的成熟，门静脉狭窄及血栓形成已较为少见，但对于术前肝硬化门静脉高压严重的患者，由于门静脉血流缓慢部分患者甚至有血栓形成，术后出现门静脉血栓形成的风险较大。对于这部分患者术后适当的抗凝治疗是必要的。轻度门静脉狭窄通常无临床症状，无需特殊处理；重度门静脉狭窄或血栓形成临床表现为肝功能异常及门静脉高压，可采用介入溶栓和手术取栓、分流等治疗，对上述治疗无效、肝功能持续恶化的患者需再次肝移植。

3.肝静脉狭窄和闭塞　较为少见，几乎均与术后患者血液高凝状态有关。肝静脉部分闭塞临床症状较轻甚至无症状，患者一般能够耐受无需特殊处理；对于完全闭塞者往往需行再次肝移植。

4.下腔静脉狭窄和血栓形成　是肝移植少见的并发症，发生率低于 1%。常见于背驮式肝移植时供体血管过长或吻合技术问题造成扭曲，目前许多中心采用改良的背驮式手术方式，此种并发症已十分少见。介入治疗效果较好，极少数患者需要手术治疗。

六、胆道并发症

肝移植术后胆道并发症分为胆漏和胆道梗阻两方面。尽管随着手术技术的提高、器官保存及胆道灌洗的重视以及药物使用的进步，胆道并发症有所减少但其仍是影响肝移植近期疗效和长期生存率的一个重要并发症，据文献报道发生率为 10%～30%。

1.胆漏　胆漏包括吻合口漏、非吻合口漏和 T 管拔除后胆漏。吻合口漏一般由于吻合技术不当引起，早期确诊的，通过漏口修补或重新吻合可获得较好预后；非吻合口漏包括减体积肝移植、劈离式肝移植、活体肝移植供肝断面的渗漏和供肝迷走胆管断端漏，这类胆漏一般漏出量较少，经充分引流多能自愈，严重者需手术探查，查明胆漏部位，予以修补或结扎断端。T 管拔除后胆漏通常较轻多能自愈，严重者可经瘘道放置导管引流或经 ERCP 放置鼻胆管引流，如果无效则需手术治疗。目前大多数中心已放弃了常规放置 T 管引流，此种胆漏已少见。另外，由于术后肝动脉狭窄或血栓形成，导致的胆道缺血坏死而发生的肝门部胆漏，唯一的治疗方法是实施再次肝移植术。

2.胆道梗阻 胆道梗阻包括吻合口狭窄、肝内胆管狭窄、胆泥或胆石形成以及乳头功能紊乱，临床表现为梗阻性黄疸和胆管炎症状。吻合口狭窄多由手术技术缺陷引起，轻度狭窄可通过药物治疗达到消炎利胆效果；较重的狭窄可行经内镜球囊扩张放置支架或经皮肝胆道球囊扩张加金属支架，介入治疗效果不佳者可手术行胆管空肠吻合，经以上治疗仍无效。肝功能进行性恶化的病例应行再次肝移植术。肝内胆管狭窄多由肝动脉栓塞、供肝热缺血时间过长、胆道灌注不充分胆汁残留、ABO 血型不合、巨细胞病毒（CMV）感染及排斥反应等因素引起，此类狭窄药物及介入治疗效果均不佳，往往需行再次肝移植。胆泥或胆石形成常伴随胆道缺血或胆道狭窄出现，利胆药物及 ERCP 治疗可取得较好效果。乳头功能紊乱主要与手术切断了供应乳头的血管和支配括约肌的神经有关，治疗可经 ERCP 行乳头切开或手术改胆总管端端吻合为胆管空肠吻合效果较好。

七、免疫排斥反应

排斥反应是所有器官移植均会面临的常见并发症，尽管肝脏属"免疫特惠器官"，其移植术后排斥反应的发生率及严重程度均较肾脏移植为轻，但排斥反应仍是肝移植术后的常见并发症，占肝移植死亡原 10%～20%。肝脏移植中的排斥反应有超急性、急性和慢性排斥反应。

1.超急性排斥反应 较为罕见，预后极差。其是由抗体介导的体液免疫反应，可在移植物复活后数分钟至数小时内发生，导致移植物呈弥漫性小血管栓塞，进而引起移植物功能衰竭。表现为原发性移植肝无功能且不可逆转。血浆置换可清除循环中的抗体，对超急性排斥反应有一定治疗作用。

2.急性排斥反应 较为常见，是由受者体内产生的杀伤细胞所介导的免疫反应。在免疫抑制治疗下，其发生率在 50%左右。急性排斥反应多在术后 6 天至 6 周内发生，以术后 2 周内最为常见，极少数可发生在移植术后 2～3 天，6 周后发生的急性排斥反应多与血液中免疫抑制剂浓度降低有关。急性排斥反应的临床特征为发热、嗜睡、移植肝肿痛、白细胞增多、胆汁颜色和量的改变等。常规肝功能检查无特异性改变，穿刺活检可提供明确的证据。治疗急性排斥反应的原则是：①所选药物应为不需要经过被排斥或失去功能的肝脏激活可产生疗效的制剂；②血浆有效浓度可以维持适当的时间，这样不仅可保证足够的抗排斥作用，而且可降低激素类药物的副作用。目前，临床多采用皮质激素类药物为主，一般分逐渐减量的大剂量冲击系列疗法和间歇性大剂量疗法两种。前者采用首次大剂量甲基强的松龙（1g）静脉滴注，以后在 7 日内每 6 小时静脉滴注 1 次，剂量逐次递减至基础水平。对激素耐药者，可用 FK506 作为补救治疗，成功率达 60%以上。初次用药剂量为 0.01～0.05mg/kg，持续静脉输注应维持在 24 小时以上。允许口服者的初次剂量为 0.10～0.20mg /（kg·h），分 2 次服。以后用量依 FK506 的血药浓度调整，一般维持在 10～25μg/L 的水平。FK506 不宜与环孢菌素 A（CSA）共用，二者必须共用时，应于停用 CSA24 小时后再换用 FK506。

3.慢性排斥反应　发生率 1%左右。早期患者多无明显的临床表现，仅出现 AKP、γ-GT 持续升高，并逐渐出现黄疸。病理学上表现为进行性血管结构破坏，血管内膜增厚，甚至管壁纤维化、闭塞；随之出现小叶间胆管破坏或消失。急性排斥反应中出现的典型汇管区炎性细胞浸润在慢性排斥反应中少见。在病变后期，移植肝内胆管消失，又称为胆管消失综合征，此时，一般需再次肝移植。近年来，FK506 的使用使部分慢性排斥反应得以逆转。

八、感染

肝移植术后感染发生率非常高，主要是由于：肝移植患者术前全身状况差；术中组织失活、体液积聚、出血等；术后机体皮肤、黏膜屏障遭受损害，如静脉穿刺、气管插管、导尿管、腹腔引流管、T 管等；术后多伴有低蛋白血症，导致胃肠道及全身组织水肿、肠黏膜屏障功能受损，肠道正常菌群移位；加上术后免疫抑制剂的应用，这些因素使得肝移植术后各种病原体感染的机会大大增加。

1.细菌感染　肝移植术中挤压胃肠道、术后制酸剂使用及缺血损伤引起枯否细胞损伤是肝移植术后细菌感染的内在原因；术后各种引流管的放置，不合理的使用抗生素及各种检查引起的污染可直接导致细菌感染。胆道、呼吸道、腹腔是肝移植术后常见的感染部位。治疗原则与一般外科感染相同，应强调对细菌的正确估计和抗生素的准确使用。感染发生后应减少免疫抑制剂的用量。

2.真菌感染　绝大多数为念珠菌感染。念珠菌来自口腔和肠道的内源性正常菌群，常在术后肝功能障碍或长期使用广谱抗生素时致病，死亡率很高。因此，要定期行口腔分泌液、痰液、尿液的真菌培养。肝移植术后 30 天以内，在早期预防性应用抗生素的同时，应给予制霉菌素和两性霉素 B10mg/d 经胃管注入，开始进食后改口服。真菌感染诊断明确后应停用广谱抗生素，给予抗真菌药物治疗，同时 CSA 与激素的剂量要减少到最小。

3.病毒感染　CMV 感染是肝移植术后的常见并发症之一，常于术后第 3～8 周发生，以 5 周最多见，发生率为 29%；术后应用 OKT3 治疗者发生的危险性增加。CMV 通过感染供体器官或血制品传染给受者，是肝移植术后 CMV 感染的主要原因。临床主要表现为感染性疾病综合征，包括发热、全身不适、关节痛、白细胞减少和血小板减少，以及 CMV 性肺炎、肝炎、胃肠道疾病和视网膜炎等。其机制为免疫系统抑制，此可以解释 CMV 感染常合并其他机会性感染如真菌、肺囊虫感染。CMV 感染可促进 MHC-II 类抗原的表达，诱导排斥反应，据报道与胆道消失综合征的发生亦有关。阿昔洛韦是病毒 DNA 聚合酶的竞争性抑制剂，可口服给药，是理想的预防 CMV 感染的药物。更昔洛韦通过抑制 DNA 聚合酶及其与脱氧鸟苷三磷酸竞争充当病毒生物合成的终结剂，是目前最引人注目的预防巨细胞病毒感染的抗病毒药物。更昔洛韦预防巨细胞病毒感染的疗程为 2 周，CMV 感染者的疗程需延长至 90 天。

乙肝病毒感染多系术前带菌状态的继续,少数情况下可因输血甚至供肝引起。术前乙肝带菌者接受肝移植后,乙肝抗原滴度减低,甚至有一段转阴期,但 3 个月以后患者通常又成为带菌者。患者中的一部分可长期存活,仅表现轻度的肝功能损害,部分可发展成慢性肝炎,尤其是术前 HBeAg 或(和)HBV-DNA 阳性者,术后肝炎复发率达 83% 以上,且最终出现肝硬化甚至肝功能衰竭。乙肝复发多出现在移植术后 6~8 周,患者可无症状或出现恶心、呕吐、黄疸等症状,甚至发生肝功能衰竭。有时临床症状难以与排斥反应鉴别,此时须行肝穿刺活检。

由于免疫抑制剂的应用,肝移植术后感染的临床症状和体征以及常规实验室检查常不典型,从而难以早期、及时、准确诊断并给予对症药物控制感染。这是目前造成肝移植病人术后早期死亡的一个重要原因。故对于肝移植术后感染的控制重在预防,具体包括:①尽早将终末期肝病病人送至肝移植中心。病情过晚将显著增加术后感染的机会,并影响手术疗效。术前存在感染尤其是存在多重耐药菌株感染者,原则上不手术,积极控制感染后再决定是否手术。②进一步强化术后护理。术后保持各引流管通畅,尽早拔除各种侵入性管道,恢复腹腔的密闭性。③围手术期预防性应用广谱抗生素。术后促进胃肠道功能恢复,早日行肠内营养,减少细菌移位的发生。④术后对各种体液作连续培养,为病原学诊断和药物调整提供依据。⑤加强肝移植病房管理,减少院内感染。⑥建立移植中心细菌感染流行病学资料库,及时总结菌株、耐药情况以及敏感抗生素变化,指导临床用药。⑦对有严重感染倾向者,减少甚至停用免疫抑制剂。

九、免疫抑制剂相关性代谢并发症

代谢并发症常发生在术后中晚期。常见的有高血压、糖尿病、高脂血症、肥胖症、高尿酸血症、低镁血症、骨病等。相关药物包括神经钙调素类药物(CSA、FK506)和激素,其中激素的应用与这些并发症发生关系很大,越来越多的学者已经倾向于早期撤除激素甚至不使用激素的免疫抑制方案。研究表明,85% 的患者可以安全地撤除激素,并不增加急性排斥反应和晚期移植物失功的发生,但在这部分患者中应使用单克隆抗体免疫诱导,预防早期急性排斥反应的发生。另外,采用个体化的免疫抑制方案,减少免疫抑制剂剂量,可以减少术后中晚期代谢并发症的发生。

十、原发性移植肝无功能

原发性移植肝无功能是指肝脏移植术后 90 天内发生的肝脏功能衰竭,而无相关并发症(如肝动脉栓塞)发生及组织学排异反应;其中约 10% 患者需在术后 3 个月内行再次肝脏移植或因此而死亡。移植肝脏在切取与植入手术任一环节处理不妥都会给机体带来不利的影响,从而导致原发性移植肝无功能发生。其临床特点为肝性脑病、胆汁分泌减少、凝血功能障碍、进行性肾脏和多器官功能衰竭;肝脏活组织学检查表现为无血管并发症的肝细胞坏死。由于刚完成移植的肝脏功能不佳或没有功能,会给机体带来严重的后果，因此术者应尽量查找病因并及时处理；同时尽快判断其恢复的可能性，以决定是否行急诊再移植手术。

（窦晓婧　刘伟华）

参考文献

[1]黑子清.肝脏移植麻醉学[M].中山大学出版社，2006.

[2]沈中阳，陈新国.临床肝移植[M].北京：科学出版社，2011.

[3]吉斐，韩明，张志衡，等.吲哚菁绿清除试验在肝移植后肝功能评估中的价值[J].中华器官移植杂志，2016，37（3）：139-143.

[4]郑树森，沈恬，徐骁等，中国肝移植受者肾损伤管理专家共识（2017 版）[J].中华移植杂志（电子版），2017，11（3）：130-137

[5]张华鹏，张嘉凯，胡博文，等.成人肝移植受者围术期凝血功能管理专家共识（2021版）[J].实用器官移植电子杂志，2021，9（2）：89-94

[6]NEOFYTOS D，FISHMAN JA，HORN D，et al. Epidemiology and outcome of invasive fungal infections in solid organ transplant recipients[J].Transpl Infect Dis，2010，12（3）：220-229.

[7]DE CARVALHO L，PARISE ER，SARNUELD. Factors associated with nutritional status in liver transplant patients who survived the first year after transplantation[J].Gastroenterol Hepatol，2010，（25）：391-396.

[8]邓侠兴.肝移植术后营养支持[J].外科理论与实践，2004（03）：249-251.

[9]KOFFRON A，STEIN JA. Liver transplantation: indications，pretransplant evaluation，surgery，and posttransplant complications[J]. Med Clin North Am. 2008，92（4）：861-88.

[10]徐艳，张勤，何重香，等.小儿肝移植的围术期管理研究进展[J].实用器官移植电子杂志，2021，9（5）：421-426.

第八章 特殊技术的应用

第一节 静脉-静脉转流技术（VVB技术）与肝移植

一、静脉-静脉转流技术（VVB技术）的概念

静脉-静脉转流技术（venous-venous bypass，VVB），是通过体外循环泵，经股静脉将下腔静脉和门静脉的血引出，经过腋静脉、锁骨下静脉或颈内静脉回流到上腔静脉。

二、静脉-静脉转流技术（VVB技术）的历史背景

自1963年Starzl首次报道经典原位肝移植（conventional liver transplantation）以来，肝移植技术不断提高和改善。1983年Griffith等首次介绍了由离心泵和肝素涂层的导管组成的体外静脉-静脉转流（VVB）系统。

静脉转流技术的应用曾是肝移植史上的一个里程碑，对肝移植的发展起到了一定的推动作用。经典原位肝移植把病肝连同肝后下腔静脉一并切除，同时要阻断下腔静脉的血流，这可导致部分患者出现严重血流动力学和代谢功能紊乱。无肝期静脉转流可以减轻体循环及门静脉系统淤血，解决了无肝期肠道及下腔静脉血液回流问题，从而维持血流动力学稳定。从早期转流效果不佳的单纯股静脉-颈静脉转流，到后来的下腔静脉（经大隐静脉或股静脉）和门静脉-腋静脉（或锁骨下静脉）"Y"型转流；以及从早期的开放式全身肝素化到1983年泵转流和肝素化导管的应用；从切开置管，到现在B超引导下经皮肤穿刺置管，都标志着转流技术的不断提高与完善。

经过多年发展，虽然目前对经典原位肝移植时是否使用VVB仍未达成共识，但是，随着移植麻醉监测和管理水平的提高，肝移植技术的改进以及手术技术的提高，在进行经典原位肝移植时，即使不使用VVB，患者后期生存率亦有很大提高。自1968年Calne等提出背驮式肝移植（piggyback liver transplantation）以来，此项技术得到了不断地发展和完善。背驮式肝移植术只部分阻断下腔静脉，保证了一定的回心血量，因而大部分肝移植手术选择性地免除了VVB的应用。另外，VVB的严重副作用（达10%～30%）也限制了VVB的应用。

三、静脉-静脉转流技术（VVB技术）的优点

1.可以改善因阻断门静脉及下腔静脉所致的回心血量减少，增加心输出量，使MAP及CVP升高，从而增加血流动力学的稳定性，改善无肝期全身各脏器的灌注。

2.可以改善腹腔脏器的静脉回流，减轻下肢及胃肠道淤血水肿，改善酸中毒及高钾血症。

3.能减少输血输液、降低代谢障碍、减少输液相关肺水肿的发生。

4.可以利用水箱变温装置维持患者体温稳定。

四、静脉-静脉转流技术（VVB 技术）的缺点及并发症

应用 VVB 技术虽然可使腔静脉回流部分缓解，但是静脉回流仍不可能达到未阻断时水平，VVB 只能改善血流动力学状况，并不能完全防止心输出量下降。并且 VVB 并发症的总体发生率达 10%～30%。在常规或选择性应用 VVB 的情况下其发病率分别为 13.4% 和 18.8%。

VVB 拔管时可导致空气或血栓栓子栓塞肺动脉的严重并发症。其他副作用还包括：体温过低、管道内血液凝固、血管血栓形成、淋巴囊肿、血肿、插管所致血管和神经损伤、伤口感染和裂开、血管缝合线感染、经皮插管所致血胸以及手术和热缺血的时间延长等。由于应用 VVB 必须全身肝素化，因此会增加术中出血的风险。还有文献指出使用 VVB 与术中红细胞输入量增加、纤溶蛋白溶解、溶血、管道内血小板黏附凝血有很大的关联性。

五、静脉-静脉转流技术（VVB 技术）的转流途径

经左侧股静脉和右颈内静脉（或左颈内静脉）分别插管，在无肝期经门静脉置入插管和左股静脉插管经由 Y 型管汇合后引流血液经离心泵转流后泵入右/左颈内静脉，形成 VVB 回路（图 8-1）。

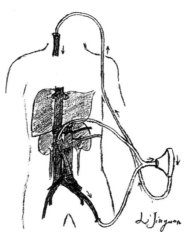

图 8-1　肝移植 VVB 的转流途径

六、静脉-静脉转流技术（VVB 技术）应用的争议

1.静脉-静脉转流技术（VVB 技术）与经典原位肝移植

在经典原位肝移植手术过程中，尽管完全阻断下腔静脉和门静脉造成静脉回心血量减少和心脏输出量减少可高达 50%，会导致血流动力学不稳定。如果患者的心脏功能正

常，那么其代偿机制，如心率加快、血管阻力增加等，能部分克服这个问题。此外，在肝脏再灌注时，通过合理使用血管升压药、严格容量控制等措施，亦可在不增加容量负荷和肺水肿的情况下维持心脏前负荷和血流动力学的稳定。而且，由于大部分患者在肝移植时均有肝硬化且其侧支循环非常丰富，腔静脉阻断造成的血流动力学不稳定状态是非常微弱的。因此，有部分移植中心认为行经典原位肝移植时不使用 VVB 患者的病死率和发病率并未增加，并且有临床研究报道在不使用 VVB 行肝移植的患者预后结果更好。

VVB 对心脏有保护作用的说法亦存在着争议。应用 VVB 时心脏的输出量仍然是减少的，并且增加了全身血管阻力，没有或几乎没改变心脏的充盈压。

VVB 对肾功能保护作用亦同样存在争议。如果患者术前肾功能正常，在不使用 VVB 的情况下完全阻断下腔静脉并不会造成肾功能的紊乱。对于术前存在肾功能损害的患者是否应用 VVB 仍有不同观点。有部分移植中心认为经典原位肝移植使用 VVB 时，再灌注综合征（PRS）和输注新鲜冰冻血浆是引起肾功能衰竭的主要危险因素。但是也有大量临床病例显示，不使用 VVB 的患者术中、术后肾功能并无实质性变化，并且患者的短期生存率也没实质性改变。

在肝移植术中，维持大脑的血液供应，尤其是在暴发型肝功能衰竭（FHF）患者，应提倡经典原位肝移植使用 VVB。75%的暴发型肝功能衰竭患者在经典原位肝移植时会存在不同程度的脑水肿。其假设的诱发因素是：大脑的血供应不足，为了维持血流动力学的稳定，液体代偿机制启动造成了大脑液体过多和脑细胞的水肿。另外，当肝脏进行再灌注时，二氧化碳释放使大脑血管舒张亦进一步增加了大脑的压力。因此，一些外科医生建议：当患者有暴发型肝功能衰竭时应常规使用 VVB。尽管如此，随着监测技术的改进和治疗水平的不断提高，在这类患者仍可通过合理的麻醉监测管理，在不使用 VVB 的情况下，同样可以维持大脑的血液供应。

另外，VVB 的使用与再灌注综合征有很大关联。患者不使用 VVB 时再灌注综合征的发生率是 3.7%~3.8%，使用 VVB 时再灌注综合征的发生率将提升到 30%。因此，目前普遍认为不使用 VVB 有利于减少再灌注综合征的发生。

2.静脉-静脉转流技术（VVB 技术）与背驮式肝移植 背驮式肝移植技术，因其保留了受者的下腔静脉，备受外科医生推崇。目前，已有部分移植中心行背驮式肝移植时采用短暂的门静脉分流技术取代 VVB 技术。患者在行背驮式肝移植术时，在不使用 VVB 的情况下，虽然可因腔静脉阻断造成细菌移位以及复杂的液体管理，导致肺炎、肺水肿、肺不张、胸腔积液等高风险并发症，但均可通过精确液体治疗和电解质稳定的维护、在循环中进行血液透析、使用液体加温输注设备等方法进行控制，且对肾脏功能、正常体温的维持、血液和电解质平衡都起到很好的保护作用。虽然背驮式肝移植可导致肝静脉并发症的发生，但是 Belghiti 通过改良背驮式肝移植术式（做个大的侧侧端吻合）而达到解决吻合口狭窄和血栓形成目的。另外，流出道的并发症还可通过外科方法或者介入放射学方法解决。背驮式肝移植的优点可概概括为：①不用 VVB；②没有大量液体的输入，使血流动力学更加稳定；③对肾功能影响小；④减少了热缺血时间、手术时间；⑤减少了血液制品的输入；⑥缩短了在重症监护室的时间及住院天数；⑦降低手术和住院费用；⑧术后深静脉血栓形成的发生率低；⑨再次实行肝移植术较为方便。

目前，无论采用经典原位肝移植还是背驮式肝移植，在不使用 VVB 的情况下，患者均能取得良好的结果。如果没有技术禁忌证和无法估计的缺血期，那么背驮式肝移植是不错的选择。只有在极特殊的病例，不用 VVB 患者生命会受到威胁时，例如暴发型肝功能衰竭或者严重的门静脉高压，才考虑 VVB 的使用。

七、静脉-静脉转流技术（VVB 技术）的适应证

不同的移植中心对是否常规使用 VVB 存在很大差异。大概可以归结为以下三类：①部分移植中心不推荐使用 VVB。他们认为所有患者都可采用背驮式肝移植而无需使用 VVB；②部分中心则在外科条件容许的情况下，仅选择非常特殊的患者（例如暴发型肝功能衰竭、严重门脉性高压、容量负荷过重）或预料术中不能忍受下腔静脉完全阻断所致变化的病例使用 VVB；③提倡在经典原位肝移植时常规使用 VVB。目前各中心对于VVB 适应证的选择如下。

1.试验性血流阻断后血流动力学不稳定 无肝期心输出量下降 50%以上可使围术期并发症发生率和病死率增高。因此，大多数中心将试验性血流阻断后血流动力学不稳定作为 VVB 的适应证，但具体的应用标准各中心间差异很大。我中心将肝脏血流阻断 5min后 MAP 下降 30%以上或心脏指数下降超过 50%作为应用 VVB 的标准。然而，由于各个中心应用 VVB 的标准不同（心输出量下降和/或 MAP 下降）以及试验性血流阻断前的处理方式不同（补液和/或应用正性肌力药物），使得目前各个中心发表的文献之间很难进行比较得出确定性结论。无肝期血流阻断前补液或输注血液制品可以缓解因血流阻断而造成的心脏前负荷突然下降，因而对试验性血流阻断的标准有很大影响。此外，采用试验性血流阻断来决定是否行 VVB，这必然要中断肝脏移植手术来进行 VVB，这也是大多数外科医师所不愿意接受的，从而在一定程度上限制了其应用。

2.心肌缺血或心功能不全，且需要应用大剂量血管活性药物维持循环稳定 伴有心脏功能受损的疾病，如肺动脉高压、心肌梗死后心室功能受损、缺血性心脏病及心肌病等也是实施 VVB 的适应证。肺动脉高压患者，若在无肝期输注大量液体来纠正血流动力学变化，可能会导致急性右心室功能不全，在移植肝脏血流复流后会使低血压进一步恶化。心肌病患者左心室功能受损，对无肝期急性 SVR 增高代偿能力有限，不能像心功能正常患者那样增加足够心排血量来进行代偿。无肝期低血压的心脏代偿机制，如 SVR 增高和心率增快会加剧冠状动脉粥样硬化性心脏病患者的心肌缺血。因此，VVB 对于这些不能耐受无肝期的血流动力学变化的患者是有益的。

3.肾功能不全或肾功能衰竭 大多数移植中心对于肾脏功能受损的患者采用 VVB，目的是防止因无肝期血流阻断造成的肾功能进一步恶化，并在一定程度上减少移植术后肾脏支持治疗的使用几率。目前已经明确的术后肾功能不全影响因素，包括术前存在肾功能不全、术中严重的血流动力学紊乱、应用肾损害药物（如免疫抑制剂、抗生素）以

及术中大量输注血液制品。因此，通过 VVB 减轻血流动力学紊乱，维持 MAP，改善肾脏灌注压，从而在肝脏移植过程中对肾功能进行保护有一定作用。

4.暴发性肝功能衰竭导致脑水肿　暴发性肝衰竭患者多伴有脑水肿，而肝脏移植过程中诸多因素均可减少脑血流灌注，从而导致神经系统并发症。暴发性肝衰竭患者由于缺乏足够的侧支循环，无肝期血流阻断可导致显著的血压下降，使大脑血流灌注减少。为了维持血流动力学稳定而大量输液，可造成容量负荷过度，影响大脑血流流出，加重脑水肿。移植肝脏血流复流后产生的大量酸性代谢产物及 CO_2，可以使脑血管扩张，加重颅内高压。因此，术中应用 VVB 来维持无肝期血流动力学稳定，可减轻因脑水肿所引起的神经系统并发症。然而，通过血管活性药物的合理应用以维持循环稳定及采取积极的脑保护措施，也可以在不使用 VVB 技术时得到很好的脑保护。而且，VVB 在移植肝脏血流复流后可产生更高的血二氧化碳分压及血氢离子浓度，更易加重脑水肿。

5.严重的门静脉高压　存在严重的门静脉高压患者采用 VVB 可以降低门静脉压力，并可减轻因门静脉阻断造成的肠系膜血管床淤血。门静脉阻断后高门脉压力可由心输出量下降及内脏血管收缩轻度代偿，此外肝硬化患者存在的侧支循环静脉也可对高门脉压力起到一定代偿作用。因此，当门静脉压力较高而缺乏有效的侧支循环时，以及在肝周存在大量曲张静脉，使肝脏切除过程中大量出血时，应用 VVB 是一个较佳选择，但目前尚缺乏关于 VVB 与门静脉压力间的相关文献研究报道。

6.病肝切除困难，难以预计失血量　受体病肝切除过程中影响出血量的因素包括门静脉高压、肝病所造成的凝血功能障碍以及腹部手术史等。如果术前评估患者手术复杂，术中将面临大量失血造成的血流动力学不稳定、凝血功能受损的等风险时，积极应用 VVB 技术可得到很好的保护作用。

八、我院静脉-静脉转流技术（VVB 技术）应用的具体方案

目前，我中心已建立了完备的转流方案及流程，具体实施步骤及关键技术如下：

1.VVB 物品准备

（1）15FR 肝素化股动脉插管 2 根。

（2）16-20FR 非肝素化静脉插管 1 根。

（3）体外循环套包。

（4）离心泵系统。

2.VVB 操作步骤

（1）安装预充体外循环管路。

（2）麻醉诱导结束后左股静脉、左颈内静脉分别穿刺置入 15FR 肝素化股动脉插管、肝素盐水冲管，经三通连接输血器持续输注液体。

（3）连接体外循环套包管路。

（4）无肝期根据门静脉置入 16-20FR 非肝素化静脉插管，经 Y 形管接入主管道与离心泵相接，逐渐提高转流流量至 1L/min 以上。

3.VVB 转流方法

（1）无肝期提高离心泵转数，使流量达到 1L/min 以上，缓解下肢和胃肠道淤血。

（2）开放前 5min 逐渐降低流量停止转流，预防再灌注早期右心前负荷增加所造成的右心衰竭（图 8-2）。

4.VVB 抗凝策略

（1）采用肝素化管路，可有效减少血栓形成，减少肝素用量，甚至行短时间无肝素转流。

（2）转流前查活化凝血时间（ACT），必要时静脉注射肝素 0.5mg/kg，使 ACT 维持在 150～200s。

5.VVB 并发症的预防及处理

（1）术前完善血管超声检查，明确血管条件，必要时行切开置管。

（2）插管内肝素盐水预充，持续输注液体，防止血栓形成，术中定时监测 ACT，必要时予以肝素抗凝。

（3）保证患者血容量充足，防止引流不畅、转流流量不足。

（4）待凝血功能恢复后拔除静脉插管，严格压迫止血。

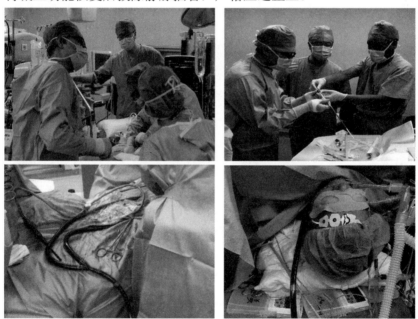

图 8-2　肝移植术中 VVB 转流建立

九、结语与展望

总之，无论采用经典原位肝移植还是背驮式肝移植，多数情况下都无需在 VVB 帮助下进行，并可取得良好结果。尽管有学者认为既使在合并肾功能障碍以及严重肝功能衰竭的患者仍可在无需 VVB 辅助的情况下顺利完成肝移植，但对术前肾功能已受到明显损害及重症肝衰特殊病例，为了保持无肝期肾脏与脑血流灌注，肝移植时仍可考虑在 VVB

辅助情况下进行。其次在合并严重心脏功能受损及重度肺动脉高压患者行肝移植手术时，多数学者仍推荐应积极使用 VVB 技术，以保障手术顺利进行及改善预后。

（李津源　李晓丹）

第二节　体外膜肺氧合技术（ECMO 技术）与肝移植

一、体外膜肺氧合技术（ECMO 技术）ECMO 的定义

体外膜肺氧合（extracorporeal membrane oxygenation，ECMO）是以体外循环系统为其基本设备，采用体外循环技术进行操作和管理的一种辅助治疗手段。ECMO 是将静脉血从体内引流到体外，经膜式氧合器氧合后再用血泵将血液灌入体内。临床上主要用于呼吸功能不全和（或）心脏功能不全的支持。ECMO 使心脏和肺脏得到充分休息，有效地改善低氧血症，避免了长期高氧吸入所致的氧中毒，避免了机械通气所致的气道损伤，心脏功能得到暂时的辅助支持，增加心输出量，改善全身循环灌注，保证了循环的稳定，为心肺功能的恢复赢得了时间。

二、体外膜肺氧合技术（ECMO 技术）的原理

ECMO 是走出心脏手术室的体外循环技术。其原理是将体内的静脉血引出体外，经过特殊材质人工心肺旁路氧合后注入患者动脉或静脉系统，起到部分心肺替代作用，维持人体脏器组织氧合血供。

ECMO 的基本结构：血管内插管、连接管、动力泵（人工心脏）、氧合器（人工肺）、供氧管、监测系统。临床上常将可抛弃部分组成套包，不可抛弃部分绑定存放，并设计为可移动，提高应急能力。

（1）氧合器（人工肺）：其功能是将非氧合血氧合成氧合血，又叫人工肺。ECMO氧合器有硅胶膜型与中空纤维型两种。硅胶膜型膜肺相容性好，少有血浆渗漏，血液成分破坏小，适合长时间辅助。例如支持心肺功能等待移植、感染所致呼吸功能衰竭。其缺点是排气困难，价格昂贵。中空纤维型膜肺易排气，2～3 日可见血浆渗漏，血液成分破坏相对大，但由于安装简便仍首选为急救套包。如需要，稳定病情后可于一至两日内更换合适的氧合器。

（2）动力泵（人工心脏）：作用是形成动力驱使血液向管道的一方流动，类似心脏的功能。临床上主要有两种类型的动力泵：滚轴泵、离心泵。由于滚轴泵不易移动，管理困难。在急救专业首选离心泵作为动力泵。其优势是安装移动方便，管理方便，血液破坏小；在合理的负压范围内有抽吸作用，可解决某些原因造成的低流量问题；新一代的离心泵对小儿低流量也易操控。

（3）肝素涂抹表面（HCS）技术：在管路内壁结合肝素，肝素保留抗凝活性，这就

是肝素涂抹表面（HCS）技术。目前常用的有 Carmeda 涂抹。HCS 技术的成功对 ECMO 技术有强大的促进作用。使用 HCS 技术可以使血液在低 ACT 水平不在管路产生血栓，减少肝素用量、减少炎症反应、保护血小板及凝血因子。因此 HCS 可减少 ECMO 并发症延长支持时间。

三、体外膜肺氧合技术（ECMO 技术）模式的选择

主要分为两种方式：V-V 转流与 V-A 转流。

1.V-V 转流 经静脉将静脉血引出经氧合器氧合并排除二氧化碳后泵入另一静脉。通常选择股静脉引出，颈内静脉泵入，也可根据患者情况选择双侧股静脉。原理是将静脉血在流经肺之前已部分气体交换，弥补肺功能的不足。V-V 转流适合单纯肺功能受损，无心脏停跳危险的病例。可在支持下降低呼吸机参数至氧浓度≤60%、气道压≤40cmH$_2$O，从而阻断为维持氧合而进行的伤害性治疗。需要强调 V-V 转流是只可部分代替肺功能，因为只有一部分血液被提前氧合，并且管道存在重复循环现象。重复循环现象是指部分血液经过 ECMO 管路泵入静脉后又被吸入 ECMO 管路，重复氧合。

2.V-A 转流 经静脉将静脉血引出经氧合器氧合并排除二氧化碳后泵入动脉。成人通常选择股动静脉；新生儿及幼儿由于股动静脉偏细选择颈动静脉；也可开胸手术动静脉置管。V-A 转流是可同时支持心肺功能的连接方式。V-A 转流适合心功能衰竭、肺功能严重衰竭并有心脏停跳可能的病例。由于 V-A 转流 ECMO 管路是与心肺并联的管路，运转过程会增加心脏后负荷，同时流经肺的血量减少。长时间运行可出现肺水肿甚至粉红泡沫痰。这也许就是 ECMO 技术早期对心脏支持效果不如肺支持效果的原因。当心脏完全停止跳动，V-A 模式下心肺血液滞留，容易产生血栓而导致不可逆损害。如果超声诊断下心脏完全停止跳动＞3 小时则应立即开胸手术置管转换成 A-A-A 模式。两条插管分别从左、右心房引出经氧合器氧合并排除二氧化碳后泵入动脉。这样可防止心肺内血栓形成并防止肺水肿发生。

ECMO 方式的选择是要参照病因、病情，灵活选择。总体来说 V-V 转流方法为肺替代的方式，V-A 转流方法为心肺联合替代的方式。心脏功能衰竭及心肺衰竭病例选 V-A，肺功能衰竭选用 V-V 转流方法，长时间心跳停止选 A-A-A 模式。而在病情的变化过程中还可能不断更改转流方式，例如在心肺功能衰竭急救过程中选择了 V-A 转流方法，经过治疗心功能恢复而肺还需要时间恢复。为了肺功能的快速恢复，转为 V-V 模式。不合理的模式选择则可能促进原发症的进展，降低成功率，正确的模式选择可对原发症起积极作用，提高成功率。

四、体外膜肺氧合技术（ECMO 技术）应用于肝移植术的适应证

肝移植患者如合并以下情况，可考虑建立 ECMO 来支持呼吸和（或）循环功能，为患者安全度过围术期提供保障。

（1）围术期突发急性心肌梗死。

（2）恶性心律失常。

（3）失代偿性心力衰竭。

（4）重度肺动脉高压。

（5）肺栓塞

（6）突发心跳骤停。

肝移植围术期患者任何时期发生肺和（或）心脏功能衰竭，甚至呼吸心跳骤停，应该在传统急救的同时及早实施 ECMO 干预（图 8-3）。严重的心功能衰竭不但会减少组织器官血供，更严重的是随时会有心跳骤停的可能。ECMO 可改善其他器官及心脏本身的氧合血供，控制了心跳骤停的风险。在 ECMO 实施同时可实施主动脉内球囊反搏（IABP）可减轻心脏后负荷，改善冠脉循环，改善微循环，减轻肺水肿，促进心功能恢复。同时主动脉内球囊反搏（IABP）可作为脱离 ECMO 系统的过渡措施。在支持期间要密切关注心脏活动情况，如若治疗无效果可考虑心脏移植。这类病例多数无其他脏器损害，器官移植的效果也很好。呼吸功能衰竭是 ECMO 支持实施最早成功率很高的病种。大多数不用类似于抢救呼吸骤停那样十万火急，但仍要争分夺秒。因为大多数严重呼吸功能衰竭病例随时有心跳骤停的可能。一旦出现心跳骤停或其他器官损害则势必影响愈后。治疗原则还是尽快建立稳定的生命支持，缩短器官缺氧时间。

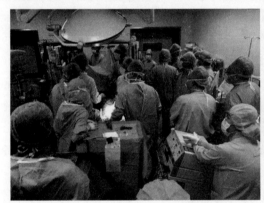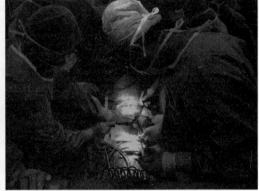

图 8-3　肝移植术中心跳骤停，紧急建立 ECMO 辅助

五、体外膜肺氧合技术（ECMO 技术）应用于肝移植术的禁忌证

1.小儿 ECMO

（1）绝对禁忌证：体重低于 1kg，胎龄不足 30 周的新生儿；致死性染色体异常（如 13 或 18 三体）；无法控制的出血；不可逆转的脑损伤。

（2）相对禁忌证：颅内出血；新生儿极早产或低出生体重（＜34wk）。胎龄或＜2.0kg）；不符合移植条件的患者出现不可逆性器官衰竭；ECLS 前延长插管和机械通气（＞2 周）。

2.成人 ECMO

（1）绝对禁忌证：不可恢复的器质性心脏病变，不适合移植或 VAD，高龄，慢性器官功能障碍（肺气肿、肝硬化、肾功能衰竭），依从性差（经济、认知、精神或社会限制），没有足够组织灌注的长期心肺复苏。

（2）相对禁忌证：抗凝、高龄、肥胖的禁忌证。

六、体外膜肺氧合技术（ECMO 技术）应用于肝移植术的并发症

1.出血

表现：手术切口、插管部位伤口出血，肺出血，胃肠道出血，脑血管意外。

原因：外科操作；凝血因子消耗；血小板减少，血小板功能下降；肝素用量过大；纤维蛋白溶解亢进；DIC。

处理：局部压迫、结扎、电烙；降低 ACT；补充血小板（＞100x103/L）。

用冷沉淀或 FFP，试用 EACA。

预防：外科处理活动性出血；维持凝血成分：FFP、PLT、白蛋白；维持肝素抗凝；减少凝血因子消耗；减少不必要的穿刺；保护呼吸道和消化道黏膜完整；避免脑缺氧。

2.溶血

表现：无明显出血情况下 HCT 进行性下降；出现血红蛋白尿；血钾升高；血浆中游离血红蛋白浓度（正常为 10～40mg/L）水平持续上升。

原因：非生物表面的人工材料对血液的损伤；血流剪切力；离心泵头内血栓形成；静脉血引流不良，静脉负压过大；延长辅助时间，增加流量及提高 HCT 均可加重溶血程度。

预防与处理：更换膜肺、泵头或全套管道；碱化尿液、使用呋塞米或甘露醇，使尿量＞3mL/（kg·h）；选择口径较大的灌注插管；控制引流负压。

3.神经系统并发症

表现：脑水肿；癫痫；脑梗；脑出血（颅内出血）；脑死亡。

原因：低氧、高碳酸血症、酸中毒、缺血、低血压、高血压、感染、凝血异常、血小板减少、静脉高压、脑外伤史、全身肝素化、胶体或高渗液输注过快等。

预防及处理：掌握适应证；维持凝血功能稳定；维持循环及气体交换的稳定；避免血栓形成；及时利尿、脱水；脑监测；终止 ECMO。

4.急性肾功能衰竭

表现：尿少（每小时＜0.5mL/kg）或无尿；尿比重＜1.016 或固定在 1.010 左右；BUN＞50mg/dL（18mmol/L），Cr＞5mg/dL（442μmol/L）；尿蛋白、细胞及各种类型的管型；电解质和酸碱平衡紊乱。

原因：ECMO 前有肾功能不全；微栓栓塞；溶血；感染；毒性代谢产物；药物副作用。

预防处理：维持血流动力学的稳定，保证有足够的肾灌注；利尿药；持续肾脏替代治疗（CRRT）、持续血液超滤（CH）、血液透析治疗，肾移植。

5.末端肢体缺血、坏死

表现：下肢皮肤出现花斑，皮温低；足背动脉搏动减弱或消失，肢体肿胀；发生骨

筋膜室综合征，下肢缺血，坏死。

原因：多发生于较长时间的 ECMO；股动脉插管侧下肢肢体远端灌注不良；血管较细，插管选择过粗；插管局部血肿形成。

预防及处理：适当抗凝；股浅动脉顺行插管连接股动脉插管侧孔增。

加远端灌注；切开减压；截肢；ECMO 期间密切观察插管侧肢体的末梢循环。

七、体外膜肺氧合技术（ECMO 技术）在肝移植术临床应用现状

目前 ECMO 已成为肝移植围术期难治性低氧血症或心血管衰竭公认的抢救疗法。V-V ECMO 主要是肝肺综合征（HPS）和肝移植后难治性低氧血症患者的公认抢救策略。V-A ECMO 支持心肺功能，可用作肝移植继发于右心衰竭或出现大量肺栓塞后心血管衰竭的抢救治疗。诸多研究表明，接受 ECMO 的肝移植受体存活率为 30%～40%。越来越多的病例报告记录了术前 ECMO 支持的患者进行肝移植的成功结果。对于近期且可逆性病因为严重、急性呼吸和/或心血管衰竭的患者，结局似乎更优越。ECMO 在肝移植中的作用越来越大，现在包括术前在 ECMO 支持下再次移植以及在肝切除术期间心血管衰竭进行 ECMO 治疗的可能性。

ECMO 应用于具有严重、急性心脏和/或呼吸衰竭的可逆性病因，这些病因对常规通气和复苏治疗无效。ECMO 的准备情况或不便不应决定或限制其使用。V-V ECMO 主要用于肝移植后严重、急性、可逆性呼吸衰竭，最常见的病因是 HPS。HPS 患者肝脏移植后释放的血管介质可能导致不适当的肺血管收缩，并恶化通气-灌注不匹配和低氧血症。ECMO 可以维持氧合，直到肺内分流改善。此外，重症肺炎和急性呼吸窘迫综合征已被认为是导致肝移植 VV-ECMO 治疗的触发因素。V-A ECMO 主要用于继发于大量肺栓塞、心内血栓、右心衰竭或空气栓塞的肝移植再灌注后可逆性心血管衰竭，也可用于减少围手术期肝脏充血，也有报道用于继发于肝移植后脓毒性休克的心血管衰竭。理想情况下，ECMO 插管应在心血管衰竭后 20 分钟内和心肺复苏（CPR）的前 10 分钟内进行，在心血管衰竭后 60 分钟内，结局是可以接受的。一项系列报道，开始心肺复苏术后 41.5 分钟开始 VA-ECMO 的生存率为 25%。

1.插管放置 应在超声引导下进行插管置入术，以避免异体移植物中的肝静脉流出道阻塞。在肝移植受者中，最常报告的 V-V ECMO 配置是右颈内插管和股静脉插管。双插管 V-V ECMO 可以帮助防止周围血管塌陷和增加下腔静脉（IVC）内负压，以促进肝脏引流。插管的尖端必须有足够的间隔以防止再循环，这可以通过多普勒判断或膜前血气分析来检测。V-A ECMO 最常见的配置是股动脉插管和对侧股静脉插管。用于 V-V ECMO 的双腔 ECMO 套管（阿瓦隆）具有移动的风险，导致肝静脉充血。这种类型的套管进入右颈内静脉，近端和远端孔的位置分别向右心房提供含氧血液并从 IVC 返回脱氧血液。鉴于这种定位，这种类型的 ECMO 插管可以迁移到右心室或供体肝后 IVC。此外，ECMO 灌注师、麻醉医师和移植外科医生之间需要仔细协调，以防止肝切除术和同种异体移植术植入期间的空气栓塞，特别是当患者正在接受 V-A ECMO 治疗时。

2.抗凝管理 通常需要全身性抗凝治疗来防止 ECMO 回路凝血，但对于肝移植后 ECMO 患者的抗凝治疗尚无共识。因为与肝移植相关的凝血功能障碍会改善，抗凝血可能会缩短作用时间。围手术期肝移植患者通常会出现明显的凝血功能障碍，这可能会干扰对全身性抗凝治疗的效果。虽然在大多数肝移植围术期 ECMO 患者中使用全身性抗凝治疗，但没有任何报道出血事件增加，但有个别报道中 57%的患者需要再次手术治疗全身性抗凝后出血和冲洗。也有报道记录了患者在几周内没有进行抗凝治疗的 V-V ECMO，没有明显的不良反应。Romano 等人报道了一例患者在肝移植再灌注后进行 V-A ECMO 发生心内血栓，该患者术中应用抗凝血药物，并停止抗凝治疗 3 天。

此外，卒中在 ECMO 患者中并不罕见，与 V-VECMO 相关的神经系统并发症更多。VA-ECMO 患者中，神经系统并发症估计为 13%。V-V ECMO 与 5%的脑出血风险相关。必须仔细权衡卒中患者抗凝血的风险和益处，但目前没有简单的管理策略。

3.液体管理 一些研究报道了在接受连续肾脏替代治疗（CRRT）的患者中，肝移植后 ECMO 的结有所改善。在非肝移植中接受 ECMO 治疗的患者出现急性肾损伤的情况并不少见，这既是由于循环衰竭是一过性低氧血症。同时，慢性肝功能衰竭患者可能会经历肝肾综合征形式的进行性肾功能不全，因此也有急性肾损伤的风险。因此，在接受 ECMO 支持的肝移植患者中使用肾脏替代疗法并不少见，并且可能反映了整体危重症的状态。在接受 V-A ECMO 支持的患者中，动脉流入插管通过降主动脉提供逆行血流。因此，需要减少后负荷以确保远端灌注，特别是对于新的、可能脆弱的移植物，并且容量优化对于改善结局可能很重要。

4.移植物功能 受 ECMO 影响，评估肝功能检查和肝移植后受者的移植物功能的恢复情况可能具有挑战性。一项针对 V-A ECMO 的 80 名患者系列报告，65%的患者在 ECMO 插管后肝功能异常指标早期升高，2/3 的患者在 5 天后恢复正常。47%的患者 AST 和（或）ALT 可升高到 1000UI/L 以上。可逆性胆汁淤积也与 ECMO 的使用有关，ECMO 持续时间是胆汁淤积的独立危险因素。潜在机制包括：由于缺乏与 V-A ECMO 相关的常规生理性搏动血流而引起的胆汁淤积，回路诱导的溶血导致胆红素负荷过大，使肝脏的排泄功能不堪重负，或仅由脓毒症或急性疾病引起的胆汁淤积。相比之下，一项报道发现肝脏实验室值，除了胆红素升高外，ALT、AST 和碱性磷酸酶仅轻度升高或在正常范围内。

5.免疫抑制 免疫抑制已被确定为 ECMO 相关死亡率的独立危险因素，同时，ECMO 相关死亡率最常见是由感染引起。因此，普遍共识建议接受 ECMO 治疗的患者应避免过度免疫抑制。有研究认为，接受实体器官移植的 ECMO 患者的减少免疫抑制，根据活检和肝功能检查调整免疫抑制剂量，避免类固醇冲击来治疗中度排斥反应。尽管患者在插管时也接受了经验性抗生素治疗，然而其患者发病率和死亡率的主要来源仍然是多药耐药微生物的机会性感染。

八、体外膜肺氧合技术（ECMO 技术）用于肝移植术的发展前景

尽管 ECMO 仍然是一种侵入性治疗，但对于常规通气和复苏失败的肝移植受者，可将其视为一种挽救性疗法。患者的存活率高达 38%。随着专门的专家团队的出现，只需一分钟通知即可到达，并且床边建立 ECMO 不太复杂，ECMO 已成为诸多移植中心大的可行选择。对于发生急性心肺衰竭的肝移植受者，应立即考虑 ECMO。

（李津源　芦树军）

第三节　人工肝技术与肝移植

一、人工肝技术的定义

人工肝脏是借助体外机械、化学或生物性装置，暂时及部分替代肝脏功能，从而协助治疗肝功能不全、肝衰竭或相关疾病的方法。由于人工肝以体外支持和功能替代为主，故又称人工肝支持系统。

二、人工肝技术的意义

人工肝支持系统就是治疗肝衰竭有效得方法之一，其机制就是暂时替代肝脏得部分功能。由于肝细胞有强大得再生能力，通过人工肝支持，有可能恢复肝脏得功能。人工肝就是一个体外得机械、理化或者生物装置，通过它模拟肝脏得解毒功能，清除各种有害物质，补充必需物质，改善内环境，暂时替代了已衰竭肝脏得部分功能，为肝细胞再生及肝功能恢复创造条件，或者为肝移植等待时机。

三、人工肝技术的方法

包括生物型与非生物型，生物型人工肝尚处在科研与探索阶段，由于需要大量人工培养得肝细胞持续有效得工作，生物型人工肝还没有达到临床广泛大量应用的状态。非生物型人工肝已在国内广泛使用并被证明就是确实有效得方法，成为目前治疗肝衰竭急需、必备得治疗方法之一。其治疗模式有血浆置换（plasma exchange，PE）、血浆胆红素吸附（plasma bilirubin absorpsion PBA）、血液灌流（hemoperfusion，HP）、分子吸附再循环系统（MARS）[白蛋白透析（albumin dialysis AD），其中包括单次白蛋白通过透析（SPAD）、连续白蛋白净化系统（CAPS）等方法]、血浆透析滤过（plasmadiafiltration，PDF）等。血液滤过（hemofiltration，Hr）、血液透析（hemodialysis，PD）、连续性血液透析滤过（continuoushemodiafiltration，CHDF）等在广义上也可列为人工肝治疗的范围。其中血浆置换就是非生物型人工肝中最基本最有效得方法。根据患者肝衰竭的原因与情况，选择血浆置换单独应用或联合其他治疗模式来进行。

以下以非生物型人工肝血浆置换为主要方式进行介绍。

四、人工肝技术的适应证

国内外各医学中心对于人工肝支持治疗的适应证及应用时机掌握并不完全统一，目前随着人工肝技术的不断进步，建议积极应用，尽可能发挥其最佳作用。符合以下指征可考虑应用人工肝支持：

（1）肝功能衰竭：各种原因所致的急性、亚急性和慢性肝衰竭进展期均可考虑人工肝治疗。以早、中期应用为好（原则上凝血酶原活动度 20%～40%，血小板＞$50×10^9$者为宜），晚期重型肝炎和凝血酶原活动度＜20%者也可以进行治疗，但并发症多见，应慎重。

（2）肝功能不全：肝脏损害与肝功能不全表现明显，如有严重或快速上升的黄疸，明显恶心、乏力等症状，临床诊断虽然未达到重型肝炎和肝衰竭标准，但综合判断有明显向肝衰竭发展倾向者，一旦内科药物治疗效果不明显，应考虑配合人工肝治疗。

（3）肝移植围手术期的治疗：患者虽然处于肝衰竭晚期，甚至有感染、肝性脑病、肝肾综合征等并发症，人工肝可作为暂时改善机体状态的措施，为肝脏移植手术争取时间或改善术前条件。肝脏移植后的无功能期和其他并发症（如胆管损伤的严重黄疸、排斥反应）等可酌情配合人工肝及相关血液净化治疗。

（4）其他：内科药物治疗效果欠佳的顽固高胆红素症（肝内胆汁淤积、术后高胆红素血症等）以及临床医生认为适合人工肝治疗的其他疾病。

五、人工肝技术的相对禁忌证

（1）患者伴有严重活动性出血或弥漫性血管内凝血者。
（2）对治疗过程中厂用血制品或药品如血浆、肝素与鱼精蛋白等严重过敏者。
（3）呼吸循环功能衰竭者。
（4）心脑梗死非稳定期者。
（5）妊娠晚期。

六、人工肝技术的并发症

（1）过敏反应：包括血浆过敏反应、血浆代用品过敏反应、肝素与鱼精蛋白过敏反应。一般表现为荨麻疹、眼面部血管神经性水肿，严重得有低血压、休克、呼吸困难、支气管痉挛、心血管症状、胃肠道症状等过敏反应表现。

（2）低血压与血液灌流综合征。

（3）出血：进行人工肝治疗得患者多有凝血功能障碍，再予药物抗凝，部分患者可出现插管处、消化道、皮肤黏膜、颅内出血等并发症。

（4）凝血：接受人工肝治疗者若抗凝药物用量不足，易出现凝血，表现为灌流器凝血与留置管凝血等。

（5）深静脉血栓形成：患者出现腿围增粗、下肢肿胀疼痛时，应及时行下肢深静脉

B超检查，确定有无血栓形成。

（6）继发感染：包括与人工肝治疗放置临时性插管有关得感染与血源性感染，包括细菌感染，病毒感染（尤其就是 HCV 与 HIV 感染）。

（7）失衡综合征：指在透析过程中或透析结束后不久出现得以神经、精神系统为主要症状得症候群，常持续数小时至 24h 后逐渐消失。轻度失衡时，患者仅有头痛、焦虑不安或恶心、呕吐，严重时可有意识障碍、癫痫样发作、昏迷甚至死亡。失衡综合征发生率一般为 4%～20%。此类并发症多见于肾功能衰竭患者，但在肝衰竭患者中有一部分合并急性肾功能衰竭，这类患者在进行透析治疗时可出现失衡综合征。

七、人工肝技术的作用与功能

（1）血浆置换：将患者含有毒性物质与致病因子的血浆分离出去，同时用正常人的血浆或其他替代液与自身血细胞混合后重新回输体内的方法。

（2）血液灌流：临床上常用的血液净化方法之一，它是将患者的血液引出体外分离血浆送入血液灌流器中，利用吸附剂将血液中的外源性和内源性毒物、药物以及代谢性产物吸附并清除，从而达到净化血液的目的。

（3）血液透析：将患者的血液与透析液借助透析器中的透析膜，通过弥散、对流和吸附清除毒素，通过超滤和渗透清除体内过多的水分。

（4）血液滤过：新的血液净化技术，模仿人体肾单位的滤过和重吸收功能，清除过多的体液和中、小分子有害物质，维持电解质平衡和内环境稳定。

（5）分子吸附再循环系统：选择性吸附和清除白蛋白结合毒素，吸附率高，不良反应少。

（6）连续性血液净化：包括所有缓慢连续清除水分和溶质的治疗方法，与血浆置换联用可改善患者意识状态、减轻黄疸及脑水肿，纠正水、电解质紊乱及酸碱失衡，调节免疫状态。

（7）特异性胆红素吸附：应用血浆灌流器对胆红素有特异性的吸附作用，对胆汁酸有少量的吸附作用而对其他代谢毒素则没有作用或吸附作用很小。

八、人工肝技术在肝移植围术期的应用

人工肝在肝移植患者围术期发挥着非常积极的作用，不但可以作为肝移植的过渡治疗，更能改善移植后期患者的预后。目前笔者所在中心在我中心在肝移植围术期的单中心应用情况如下人工肝的应用主要包括以下几种类型。

1.移植前期准备

（1）晚期重症肝炎往往已发展为肝功能衰竭，且可能合并 MODS 多脏器功能衰竭，肝移植是唯一有效的治疗方法。患者在等待肝脏移植的过程中，可以行人工肝支持治疗，有助于改善内环境及肝功能，保护其他脏器功能，从而为肝移植创造条件。

（2）术前发生肝性脑病的患者，需要积极应用人工肝技术，以利于清除血氨、假性

神经递质、硫醇等有害物质，改善脑内能量的代谢，促使肝昏迷患者苏醒。

2.肝移植后期术后治疗

（1）肝移植术后，如发生移植脏器肝无功能，需要积极应用人工肝技术协助治疗，减轻移植脏器肝负担，清除毒素，调节内环境，不但有利于移植脏器存活，更有利于预防肝移植术后 MODS 多脏器功能衰竭的发生。

（2）肝移植后如出现严重酸碱失衡等电解质紊乱、高胆红素血症、凝血功能障碍等，亦可通过人工肝治疗得到改善。

（3）肝移植后出现急性排斥反应时，移植肝功能受到破坏恢复延迟，需要在使用免疫抑制剂等的同时行人工肝治疗，去除抗原及免疫复合物，帮助度过排斥反应期器，有利于移植肝功能的恢复。

九、人工肝技术临床应用中应该注意的问题

（1）术前准备：①心理护理，消除或减轻患者心理紧张与焦虑情绪，努力把患者从心理危机中解救出来。观察病情，治疗前详细询问病史，了解患者得病情及病程进展。监测体温、脉搏、呼吸、血压与心率。饮食指导、体位指导，做好卫生宣教。

（2）治疗时必须集中精力，观察治疗仪的运行情况，发现问题要迅速处理，的没有及时发现或者处理不及时，有可能造成滤器管路凝血，导致治疗失败。特别重要的就是要避免空气进入患者血液内，造成空气栓塞。常见的故障原因及处理方法有：①停电，治疗时碰到突然停电，需用人工转动血泵，维持血流量100～130mL/min，尽快查找原因恢复供电，如半小时内不能供电，应终止治疗。②气泡报警应检查动静脉壶以上管路有无气泡或动静脉壶血液平面就是否太低，然后作相应处理。③静脉压观察静脉压增高的原因有回路不畅，肝素量不足，管道受压、成角、扭曲、阻塞等。静脉压下降的原因有管道脱落与血压下降等。在查明原因后作相应处理。④动脉压观察动脉压增高多为动脉管道血流不畅。应减少血泵流量或调整穿刺位置或方向或检查就是否有血浆分离器阻塞及不必要的钳子夹在回路上。⑤温度调节大量较冷血浆置换入患者体内，可产生畏寒、寒战。预防方法：血浆袋外加热至37℃，治疗时管路适当加温到38～39℃、⑥跨膜压观察跨膜压高多为肝素剂量不足或血流速度太快所致。处理方法：加大肝素量，减慢血流速度，用等渗盐水冲洗加以调节。

（3）血浆置换操作时须注意以下几点：①正确保存与融化血浆与蛋白制品，冰冻血浆应在37℃水浴中摇动融化，水温不宜过高，否则会引起蛋白凝固。备好的血浆应在6h内使用，天气炎热为4h内。②严格执行三查七对，应以同种血型为原则，并查对血浆标签上的时间，包装有无破损。③及时处理过敏反应，轻者如皮肤瘙痒，可使用抗过敏药物；重者如血压下降、恶心、呕吐、发冷，应立即停止输注血浆，并给予吸氧，地塞米松5mg静脉推注或非那更注射液12、5mg肌内注射。经处理无效得患者停止血浆置换。

（4）预防出血：进行人工肝治疗的患者多有凝血功能障碍，再予药物抗凝，部分患者可出现插管处、消化道、皮肤黏膜、颅内出血等并发症。①插管处出血临床表现为插

管处渗血、皮下出血或血肿，严重者可危及生命。原因有插管时误伤了动脉或深静脉，留置导管破裂或开关失灵，留置管与皮肤结合部松动、脱落等。一旦发现出血应及时加压包扎，必要时使用止血药物。②消化道出血临床表现为呕血、血便、黑便、严重者可很快出现烦躁、疲乏、恶心、口渴、皮肤苍白、湿冷、脉细速、血压下降、紫绀与少尿等症状。急诊胃镜检查可见胃粘膜弥漫性出血。故术前应常规用预防性制酸剂治疗，出血倾向明显或大便潜血试验阳性患者术中应尽量少用或不用肝素，或采用体外肝素化。一旦发生消化道大出血，应正确估价出血量，及时给予扩容、制酸剂止血等治疗。③皮肤黏膜出血临床可表现鼻出血、皮肤瘀点、瘀斑。预防处理措施同上。④颅内出血最严重的出血性并发症，往往出血量大，患者易出现脑疝而死亡。需请脑外科紧急处理。

（5）预防凝血：接受人工肝治疗者若抗凝药物用量不足，滤器预冲不良，易出现凝血，表现为滤器凝血与留置管凝血等。应采取加大肝素用量。①滤器凝血临床表现为跨膜压（TMP）急剧上升，随之动脉压也逐渐升高，而 TMP 过高，将对血细胞造成机械性破坏，以致人工肝治疗后血细胞明显下降，尤其以血小板为甚，或由于 TMP 超过警戒值而无法继续进行人工肝治疗，应采取等渗盐水冲洗，加大肝素用量或更换滤器等。②留置管凝血肝素浓度不够或用量不足可导致留置管凝血。临床上表现为在进行人工肝治疗时血流不畅。故在留置管封管时，肝素用量要适当大些，并根据留置管得长度给足剂量，

（6）认识深静脉血形成：人工肝治疗后患者出现腿围增粗、下肢肿胀疼痛时，应及时行下肢深静脉 B 超检查，确定有无血栓形成。如形成血栓，应立即拔除导管，提高患肢，并请血管外科会诊。

（7）预防及处理低血压：人工肝治疗中若出现血压降低，应判断原因，常见的原因有血容量不足，血浆过敏反应以及其他原因所致，根据可能的原因作处理。①低蛋白血症患者在人工肝治疗术前或术中血浆、白蛋白或其他胶体溶液，维持患者血浆渗透压。②严重贫血患者在人工肝治疗前应输血治疗。③患者在人工肝治疗前不宜空腹、饥饿，宜先进食水与食物。④药物或血浆过敏者预先给予抗过敏治疗。⑤纠正酸碱平衡、水电解质紊乱。⑥治疗心率失常。⑦接受人工肝治疗患者术中需密切观察血压、心率变化。⑧一旦发现血压较低或临床症状明显（脸色苍白、出汗），如非心源性原因所致应立即输入生理盐水以补充血容量，但补液量不宜过多，酌情控制，经补液治疗后血压仍不上升者，应立即使用升压药物。如有心率失常及时处理。⑨血液灌流综合征，可预先服用抗血小板凝聚药物如潘生丁、阿司匹林，可防止血小板与活性炭得黏附。前列腺素作为肝素得辅助抗凝聚剂，对行血液灌流治疗的肝性脑病患者特别适用，可以减少灌流时低血压、血小板减少等并发症得发生，或改用血浆灌流可减少其发生概率。

（8）预防与控制继发感染：①与人工肝治疗管路有关得感染放置临时性插管（锁骨下或颈内静脉、股静脉）得患者出现发热，若找不到明显的感染灶，应作血培养并及时将留置管拔掉，剪下导管头部送培养。若不及时拔除感染得导管，用可能导致严重的细菌感染并发症（如败血症等）。在获得血培养结果报告前可用复合青霉素、头孢菌素、氨基甙类、氟喹酮类、万古霉素等抗菌药物治疗。但抗菌药物的选择不是绝对的，要根据

患者所在地区常见菌种的药物敏感性而定。患者如发生细菌性心内膜炎，不仅要拔除置管，而且选用敏感抗菌药物治疗至少 4 周。②人工肝治疗患者的血源性感染人工肝治疗，尤其就是血浆置换，需要大量的异体血浆，易发生血源感染。随着我国对 HBV 检测的重视与检测技术得成熟，加之绝大多数进行人工肝治疗的患者为 HBV 感染者，所以血源感染的危险更着重于 HCV 与 HIV 感染。

（9）处理过敏反应：①血浆代用品血浆代用品在人工肝治疗中应用日趋广泛，初补充血容量外，还作为自身输血与血液稀释的替代品。在使用过程中，人体可能会出现各种反应，其中部分就是过敏反应。而大多则就是过敏样反应（又称类过敏反应），即与抗原抗体反应无关，血液中检测不到 IgE 抗体及其她免疫活性物质，而临床表现为荨麻疹、呼吸困难、心血管症状、胃肠道症状等类似过敏反应。目前临床上常用得血浆代用品包括右旋糖酐、明胶溶液与羟乙基淀粉（HES），其中明胶溶液又包括血代与血安定。在使用血浆代用品过程中出现低血压、休克与支气管痉挛等症状的患者，应立即采取积极有效的治疗措施。迅速开放静脉通路输注大量液体，恢复血容量、纠正动脉缺氧，若有呼吸道阻塞，应立即静注肾上腺素 5μg/kg。对于较顽固得支气管痉挛，应给予氨茶碱。必要时予以开放气道机械通气。严重低血压时。可给予多巴胺、肾上腺素或去甲肾上腺素。其他一些对治疗过敏样反应有效的药物包括可的松、异丙肾上腺素、阿托品等。心跳与（或）呼吸骤停的患者，必须立刻进行心肺复苏术。②肝素与鱼精蛋白得过敏反应同血浆代用品的过敏反应。③新鲜冰冻血浆的过敏反应大多发生在输血后期或即将结束时，一般表现为荨麻疹、眼面部血管神经性水肿，常在数小时后消退。可予以抗过敏药物对症处理，较严重者应停止输注血浆，其他措施同血浆代用品过敏反应处理。

（10）透析失衡综合征：指在透析过程中或透析结束后不久出现得以神经、精神系统为主要症状的症候群，常持续数小时至 24h 后逐渐消失。轻度失衡时，患者仅有头痛、焦虑不安或恶心、呕吐，严重时可有意识障碍、癫痫样发作、昏迷甚至死亡。此类并发症多见于肾功能衰竭患者，但在肝衰竭患者中有一部分合并急性肾功能衰竭，这类患者在进行透析治疗时可出现失衡综合征。轻度失衡者不需终止透析，适当对症处理及改进透析方式可使症状改善。有明显失衡症状时应停止透析并及时抢救。治疗措施包括：①静脉注射 50%高渗葡萄糖 40～60mL 或 3%盐水 40mL；②症状明显者给以 20%甘露醇 250mL 脱水，并给予其他减轻脑水肿的措施；③发生抽搐时静脉注射安定 10～20mg，其止痉效果可维持 30～60min④血压过高或有心律紊乱者应给予降压及纠正心律紊乱治疗。

（11）人工肝治疗后患者的监测及处理：人工肝治疗后，仍需对患者进行严格认真的观察及护理，包括①生命体征的观察，由于人工肝治疗有血液动力学的改变与化学物质的交换，对于患者的血压、心率等有持续的效应，在人工肝治疗后仍需持续观察。②人工肝治疗时患者可能有各种各样的反应与副作用，经过处理后仍可能有持续作用，或者有反复，仍需在人工肝治疗后持续观察与处理。③血液生化学指标、凝血功能指标等的监测。④深静脉留置管的护理。

（李津源 芦树军）

第四节　人工肾技术与肝移植

一、人工肾的定义

人工肾是一种替代肾脏功能的装置，又称为血液透析，是将血液引出体外，利用透析、过滤、吸附、膜分离等原理排除体内过剩的含氮化合物、新陈代谢产物或逾量药物等，从而调节电解质平衡，然后再将净化的血液引回体内。是一种能代替部分肾功能，清除血液中有害物质，纠正体内电解质与维持酸碱平衡的体外血液透析装置。主要用于治疗肾功能衰竭和尿毒症。

二、人工肾的工作原理

主要是根据半透膜原理，将患者血液与透析液引入透析器中，血液与透析液被透析器中的透析膜（半透膜）分隔在两侧，反方向流动，利用各自不同的浓度和渗透压互相进行扩散和渗透，血液内多余的有毒物质可向透析液中扩散，透析液中的有用离子物质向浓度高的一侧渗透，经过透析的血液回流进患者体内，循环往复，达到清除血液中的代谢废物和毒物，调节血液中水、电解质及酸碱平衡的目的，达到治疗效果。

由于在透析的过程中，透析液的渗透浓度接近或高于患者血浆中的渗透浓度，因此，有时需在透析液一侧增加负压，可有效地增加体内水分的排出，该过程为超滤作用。血液透析主要通过超滤作用达到排除体内过多水分的目的。在透析过程中，渗透、扩散、滤过和超滤等作用同时进行。

三、人工肾的应用范畴

人工肾主要用于急性肾功能衰竭及慢性肾功能衰竭治疗，特别是慢性肾功能衰竭，还可以用于急性中毒和其他一些疾病，如肝性昏迷、肝肾综合征、肝硬化、顽固腹水、高尿酸血症、高胆红素血症、严重水和电解质紊乱、酸碱失衡等使用常规疗法无效时，亦可考虑应用血液透析治疗。

随着新技术的发展和临床治疗的需要，血液透析的概念已演化为血液净化，治疗对象从最初单一肾脏病领域发展到临床各个科室。现在的血液净化技术包括血液透析、血液滤过、血液透析滤过、血液灌流、血浆置换、连续性肾脏替代治疗、腹膜透析等。它的作用已远远超出了当初单纯清除血液中有害物质的概念，而是同时具有维持其他重要器官功能及调整机体内环境平衡的作用。

由透析基本原理发展的各种治疗模式，已延伸应用于肝衰、胰腺炎、高脂血症、多脏器功能衰竭等病症的治疗。针对某些毒物不能由透析膜透出情况，均可考虑采用血液灌流、血液滤过等方法。

血液灌流是利用体外循环灌流器的吸附作用清除血液中的毒素及代谢废物；血浆置换是将患者的异常血浆非选择性地分离后弃去，然后将血浆的有形成分以及所补充的平衡液和白蛋白输回体内，以清除大分子物质。但存在治疗费用高，有病毒（肝炎）传染的可能等缺点。

四、人工肾的分类与作用

根据作用机制的不同，人工肾大致可以分为血液透析、血液滤过、血浆置换、免疫吸附、血液灌流和腹膜透析。

（1）血液透析：是将患者血液与透析液同时引入透析器，在透析膜的两侧逆向流动，利用两种液体中溶质的浓度梯度和压力梯度，通过弥散、对流原理清除体内代谢产物及毒素，通过超滤清除体内潴留的水分，同时调节电解质和酸碱平衡。

血液透析治疗可合并多种急性并发症，如低血压、肌肉痉挛、恶心、呕吐、头痛、胸痛、皮肤瘙痒、发热、失衡综合征、溶血、空气栓塞等。

（2）血液滤过：是模仿正常人肾小球滤过的原理，以对流方式清除体内过多的水分和尿毒症毒素。当患者血液被引入血液滤过器，血液内除蛋白质及细胞等有形成分外，水分和大部分中小分子溶质被滤出，以达到清除潴留于血中过多的水分和中小分子溶质的治疗目的。为了补偿滤出液和电解质，保持机体内环境的平衡，必须在血液滤过器后或前补充相应的置换液。与血液透析相比，血液滤过更近似生理状态，因此具有对血流动力学影响小、中分子物质清除率高等优点。血液滤过可用于极危症患者的连续性肾脏替代治疗，有可用于终末期肾病的维持性治疗。由于血液滤过叫血液透析对小分子毒素清除效率下降，近年来更多地采用了联合对流与弥散的治疗模式血液透析滤过。

血液滤过的适应证：血液滤过适合急慢性肾衰竭患者，特别是伴有以下情况者：常规透析易发生低血压；顽固性高血压；常规透析不能控制的体液过多和心力衰竭；严重继发性甲状旁腺功能亢进；尿毒症神经病变；心血管功能不稳定、多器官衰竭及病情危重患者。

血液滤过的禁忌证：血液滤过无绝对禁忌证，但出现如下情况时应慎用：药物难以纠正的严重休克或低血压；严重心肌病变导致的心力衰竭；严重心律失常；精神障碍不能配合血液净化治疗。

（3）血浆置换：是一种用来清除血液中大分子物质致病因子的血液净化方法，这些大分子物质包括自身抗体、免疫复合物、异常球蛋白等。其基本过程是将患者血液经血泵引出，经过血浆分离器，分离血浆和细胞成分，去除致病血浆或选择性地去除血浆中的某些致病因子，然后将细胞成分、净化后血浆以及所需补充的置换液输回体内。血浆置换包括单纯血浆置换和双重血浆置换。单重血浆置换是利用离心或膜分离技术分离并丢弃体内含有高浓度致病因子的血浆，同时补充同等体积的新鲜冰冻血浆或新鲜冰冻血浆加少量白蛋白溶液。双重血浆置换是使血浆分离器分离出来的血浆再通过膜孔径更小的血浆成分分离器，将患者血浆中相对分子质量远远大于白蛋白的致病因子如免疫球蛋白、免疫复合物、脂蛋白等丢弃，将含有大量白蛋白的血浆成分回收至体内，它可以利用不同复合物、抗体、抗原等致病因子，调节免疫系统，清除封闭性抗体，恢复细胞免疫功能及网状内皮细胞吞噬功能，使病情得到缓解。

血浆置换的适应证：风湿免疫性疾病；免疫性神经系统疾病；消化系统疾病（重症肝炎、严重肝衰竭、肝性脑病、胆汁淤积性肝病、高胆红素血症等）；血液系统疾病；肾脏疾病；器官移植（器官移植前去除抗体、器官移植后排斥反应）；自身免疫性皮肤疾病、药物中毒等。

血浆置换的禁忌证：相对禁忌证包括：对血浆、人血白蛋白、肝素等有严重过敏史；药物难以纠正的全身循环衰竭；非稳定期的心肌梗死、脑卒中；颅内出血或重度脑水肿伴有脑疝；存在精神障碍而不能很好配合治疗者。

（4）免疫吸附：是将高度特异性的抗原、抗体或有特定物理、化学亲和力的物质与吸附材料结合制成吸附剂，利用抗原抗体的生物化学反应理论，选择性或特异性的清除血液中的致病因子，从而达到净化血液、缓解病情的目的。该疗法是在血浆置换的基础上发展起来的新技术，优点是对血浆中致病因子清除的选择性更高，而血浆中的有用成分的丢失范围与数量更小，同时避免了血浆输入所带来的各种不良影响。

适应证包括：肾脏和风湿免疫系统疾病；神经系统疾病；血液系统疾病；肝衰竭（重症肝炎、严重肝衰竭，尤其是合并高胆红素血症患者）；器官移植排斥反应重症药物或毒物的中毒等。

（5）血液灌流：通过吸附罐内的吸附剂吸附毒物、药物及其代谢产物，以达到治疗目的。

（6）腹膜透析：是利用腹膜的特性，通过弥散、对流和超滤的原理，清除体内潴留的代谢废物和多余的水分都，纠正酸中毒及电解质代谢紊乱，是终末期肾病患者主要的肾脏替代治疗方法之一。

适应证包括：急慢性肾衰竭，高容量负荷，电解质代谢紊乱或酸碱平衡失调，药物和毒物中毒等疾病以及肝衰竭的辅助治疗，并可进行经服给药、补充营养等。

五、人工肾的适应证

（1）急性肾功能衰竭：①无尿或少尿 48 小时以上，伴有高血压、水中毒、脑水肿之一者；②高钾血症；③代谢性酸中毒纠正无效。

（2）慢性肾功能衰竭，并伴有下列情况者：①出现心力衰竭或尿毒症性心包炎；②难以控制的高磷血症，临床及 X 线检查发现软组织钙化；③严重的电解质紊乱或代谢性酸中毒；④明显的水钠潴留；⑤严重的尿毒症。

（3）急性药物或毒物中毒：毒物能够通过透析膜而被析出且毒物剂量不大与毒物作用速度不太快的可进行透析，应争取在服毒后 8~16 小时以内进行，以下情况应行紧急透析：①经常规方法处理后，病情仍恶化，如出现昏迷，反射迟钝或消失，呼吸暂停，难治性低血压等；②已知进入体内的毒物或测知血液中毒物浓度已达致死剂量；③正常排泄毒物的脏器因有原发疾病或已受毒物损害而功能明显减退；④合并肺部或其他感染。

（4）其他：难治性充血性心力衰竭和急性肺水肿的急救；肝胆疾病，如肝功能衰竭、肝硬化顽固性腹水、完全性梗阻性黄疸患者的术前准备；水电解质紊乱，如各种原因稀释性低钠血症与高钾血症等。

六、人工肾在肝移植围术期的应用

血液净化技术在 20 世纪中叶就被用来治疗暴发性肝炎患者。目前主要用血浆置换或加血液灌流延长肝衰患者等待供肝的时间或为供肝植入改善内环境，用肾脏替代疗法治疗肝移植前后伴急性肾衰患者，取得满意的效果。

患者行血浆置换的入选指征包括重型病毒性肝炎或其他原因引起的肝功能衰竭、晚期肝病、内科治疗无效的高胆红素血症和 3/4 期肝性脑病等。排除标准包括疾病晚期不可逆的循环或呼吸衰竭、脑水肿伴脑疝、有活动性出血、DIC 状态、对血浆、肝素、鱼精蛋白高度敏感和白细胞计数＜500/mL 等。终止治疗的标准为获得供体、脑病好转到 2 期、败血症和发热温＞39℃。

终末期肝硬化失代偿患者多发生肝肾综合征（HRS），HRS 是指慢性肝病患者出现进展性肝衰竭和门静脉高压时，以肾功能不全、内源性血管活性物质异常和动脉循环血液动力学改变为特征的综合征，该综合征在急性肝衰竭患者也可发生，多为缓进型（Ⅱ型），也可快速发展为急进型（Ⅰ型），以快速进展的肾功能减退为特征。失代偿性肝硬化患者 5 年内Ⅰ型 HRS 的发生率为 40%，急性肝衰竭患者肾衰竭的发生率为 40%～85%，如果没有特殊治疗，Ⅰ型 HRS 的病死率接近 100%，肝移植是治疗Ⅰ型 HRS 肾衰竭的唯一有效手段，但术后 1 个月内死亡率仍达 25% 以上。研究表明，HRS 与肝病的严重程度有关，年龄大、MELD 评分高、胆红素值高、肌酐水平高、血小板计数低、尿少等均与并发症发生率及死亡率相关。血液透析可清除体内过多的水分和溶质，能有效排出代谢产物、毒素和炎性介质等，是治疗急性肾衰竭、系统性炎症反应综合征（systemic inflammatory response syndrome，SIRS）、多器官功能障碍综合征（MODS）的有效方法。

由于肝移植手术时间较长，患者术中易出现低血压，同时有无肝期、术后排斥反应、感染等危险，易出现水、电解质和酸碱平衡紊乱，高胆红素血症，肾功能衰竭，凝血功能障碍等。特别是术后急性肾功能衰竭大大增加了患者手术后恢复的困难，此时 CRRT 能有效地改善肝移植术后患者早期的生理紊乱状况，但预后较差，有报道称肝移植术后行 CRRT 患者 1 年生存率仅为 41.2%，与 Sanchez 等报道的 41.8% 相似。

七、人工肾临床应用需要注意的问题

（1）严格按照操作流程检查机器及管路，避免管路内气泡或治疗过程中管路脱开。

（2）穿刺置管过程应严格无菌操作。

（3）治疗过程中应严密监测生命体征变化。

（4）根据血浆成分、酸碱平衡和抗凝需求个性化选择透析液和置换液。

（5）维持管路通畅，避免凝血。

（6）严密监测管路压力及压力差。

（李津源　李晓丹）

第五节　球囊漂浮电极心脏临时起搏技术与肝移植

一、球囊漂浮电极心脏临时起搏技术研究进展

在过去的几年中，起搏器治疗已经有了长足的发展。今天的起搏器具有巨大的可编程性，包含数以千计的组件，并能够进行完全的无线通信，使医生能够在患者在家时监控设备，而无需任何患者互动来启动传输。从第一个不考虑内在活动仅向心脏提供起搏脉冲的简单起搏器到今天允许在由心房自身冲动触发的同时实现左心室和右心室的同步收缩的可高度编程起搏器已经取得了进展。

迄今为止，已经为单腔（VVI）起搏器植入的患者开发了两种无导线起搏器变体：Nanostim 无导线心脏起搏器（LCP；Abbott）和 Micra 经导管起搏系统（TPS；Medtronic）。Nanostim 无导线心脏起搏器已于 2013 年获得 CE 批准，并且由于早期的电池耗尽和对接按钮脱落而导致重大回调之后，正在等待食品药品管理局（FDA）的批准。Micra 经导管起搏系统于 2015 年获得 CE 批准，随后于 2016 年获得 FDA 批准。该起搏器本身通过导管安装系统输送，并连接到右心室心肌。这些起搏器是可回收的，预计使用寿命长达 8 至 10 年。起搏电子设备包含在管状装置内。起搏发生在心肌固定位置和起搏器本身之间。这些起搏器目前仅适用于心室起搏。他们没有房室同步起搏的能力。

Micra 经导管起搏系统（TPS）提供了一种新颖的起搏治疗方法，相对于传统的静脉起搏因其可以避免使用静脉导线和脉冲发生器的皮下囊袋而具有显著的临床优势，静脉导线和脉冲发生器的皮下囊袋是严重的术前和术后并发症（例如血肿，皮肤糜烂，囊袋感染，气胸，心脏压塞和导线移位）的来源。由于 Micra 经导管起搏系统（TPS）只能进行右心室起搏，当前使用无铅设备进行永久性单心室起搏的适应证包括不能从房室（AV）同步中受益的心房性快速性心律失常，预期的起搏阈值低、基线活动水平低的窦性心动过缓，预期寿命有限和血管通路受损等患者主要包括永久性房性心律失常患者，无需恢复房室同步性；那些血管功能不全，无法放置静脉系统的患者；感染风险高的患者；预期起步不频繁的患者；以及预期寿命有限的患者。

当前心外起搏的标准是使用皮肤电极，其能量会因骨骼肌刺激而导致严重不适。临时静脉心脏内起搏受限于需要数字造影检查的电极位置以及由于并发症风险而导致的下床活动不良。Quast ABE 等正在开发一种新颖的，完全心外膜起搏系统，该系统可提供心动过缓起搏治疗，同时避免与需要血管内，心内膜或心外膜接触的起搏系统相关的风险和并发症。这种心外起搏系统（Atacor Medical，Inc，San Clemente，CA［AtaCor］）使用

定制研发的输送工具，通过左肺心脏切口上方的肋间间隙（ICS）在前纵隔内包含导线。可以连接到外部或永久脉冲发生器系统。在具有挑战性的临床情况下，例如急性临时起搏，设备感染，儿童，先天性心脏病和静脉阻塞，这种新颖的方法有可能成为可行的起搏选择。对于由于其他干预措施（例如经导管主动脉瓣置换）或时间紧急、无数字造影检查的紧急心血管情况而需要短暂或永久起搏的患者，这种方法也可能提供一种有利的选择。研究描述了新型起搏系统的可行性，该系统可在不进入血管或心包腔的情况下进行心脏起搏。分析 CT 图像提供的证据表明，胸骨下起搏器导线的放置适用于各种解剖学变化和病史，包括肺部疾病，先天性心脏病以及起搏器和 ICD 植入者。此外，可以使用无需数字造影检查的定制递送工具将胸骨下引线安全快速地快速有效地放入前纵隔。此外，一项人体研究表明，在所有受试者中，胸骨下起搏是可能的，而不引起伴随的骨骼肌刺激。该新颖技术的意图是首先开发一种可以不需要在循环系统内放置任何装置的方式提供临时起搏。临时起搏是这种新技术的合乎逻辑的初始临床指征，因为它可以利用市售的临时脉冲发生器，并且仅限于存在医疗监督的医院使用。初步工作表明，这种心外起搏器导线技术将比目前可用的静脉临时起搏器导线更快安放，而无需进行数字造影检查，也没有血管或心脏内放置的风险。

自从第一个心脏起搏器被植入以来的 60 年里，已经取得了长足的进步，使该设备变得更高效，植入更容易，可高度编程，更容易监控，节省时间和资源，这些改进使更多的患者从这项技术中受益。临时起搏是一项在诊断心律失常、治疗难治性症状性心动过缓或各种心动过速以及防治围术期心血管意外、保证围术期安全等方面广泛应用的实用性技术，主要用于评估心电情况、维持机体血流动力学稳定，提高麻醉和手术的耐受性和安全性，并为后续治疗赢得时间，在确定合适的临时起搏策略时，必须考虑以下变量：①患者自身传导系统的完整性；②病情的严重程度；③预计的临时起搏时长；④完整的血管通路；⑤术者的水平和设备的可用性。随着对心律失常机制认识的不断深入，起搏设备的不断改进，临床植入技术的不断成熟，临时心脏起搏在心血管疾病中的应用将不断扩展，越来越多的患者将从中获益。

二、球囊漂浮电极心脏临时起搏技术在肝移植围术期的应用

1.临时起搏技术实践 心脏起搏器是一种植入于体内的电子治疗仪器,通过脉冲发生器发放由电池提供能量的电脉冲，通过导线电极的传导，刺激电极所接触的心肌，使心脏激动和收缩，从而治疗心律失常所致的心脏功能障碍。自从第一个心脏起搏器被植入以来的 60 多年里，已经取得了长足的进步，随着医学技术、电子技术、材料与能源技术的发展，起搏设备不断更新，起搏技术日益成熟以及起搏对血流动力学影响的认识完善，使得起搏器的适应证不断扩展，目前不只用于症状性心动过缓的治疗，已逐步扩展到心肌病包括肥厚性心肌病，病毒性心肌炎等、充血性心力衰竭、颈动脉窦过敏综合征、长Q-T 综合综合征、神经源性晕厥等疾病的治疗以及心律失常患者在围术期的保护性应用。

临时心脏起搏器已广泛应用于治疗各种病因导致的一过性缓慢型心律失常，植入永久心脏起搏器前的过渡性治疗，心脏骤停患者的心脏复苏，缓慢性心律失常患者进行外科手术时围术期的保护性起搏等。临时起搏技术自临床应用以来，大大降低了危重患者的死亡率，已成为一项起效快、效果稳定、并发症少且操作相对简便的实用性技术。

临时心脏起搏器有以下几种常见的植入路径：经皮无创起搏、经静脉临时起搏、经食道心脏起搏和经胸心肌或心外膜心脏起搏。临时起搏器的植入路径的选择需根据患者病情的紧急情况、心脏传导系统异常点、需要起搏心腔、血管通路条件、需要的可获得的设备及技术条件以及术者的操作水平等进行合理选择。

临时起搏技术是通过将临时起搏电极植入到右心房或者右心室，并连接体外起搏信号输出装置从而实现顽固性心动过缓或心脏停搏患者心脏保持较为正常心动频率，维持患者血流动力学的治疗手段。球囊漂浮起搏电极是在传统起搏电极的末端添加一个可以反复充气/放气的球囊，通过血流对这个球囊的"推动"作用完成电极植入，从而实现了该技术能够在床旁安全、顺利实施，如图8-3。2000年以后国内陆续有学者报道：经静脉植入球囊漂浮电极可在床旁安全、迅速、有效实施临时心脏起搏，并将本技术应用于围术期心动过缓患者的治疗。

近年来，终末期肝病患者行肝移植手术成功率以及 5 年生存率取得了令人瞩目的进步。然而，术前终末期肝病患者自身病理生理改变加上肝移植手术时间长、创伤大、患者生命体征波动剧烈等特点对于患者围术期安全保障提出了巨大挑战，其中移植术中心跳骤停（intraoperative cardiac arrest，ICA）对患者危害最为严重。ICA 发生几率约为 3.7%，发生 ICA 的患者术中死亡率为 31.6%，术后 30 天和 1 年内死亡率分别为 43.9%和 52%，远高于未发生 ICA 患者的 2.6%和 9.3%。

2.肝移植患者应用临时起搏技术适应证 对于拟行肝移植手术的终末期肝病患者，如有下列情况之一，应积极植入临时心脏起搏器作为预防性或治疗性起搏，以提高麻醉和手术的安全性。

（1）窦房结功能障碍。

（2）有症状的 1 度房室传导阻滞，无症状的永久性或间歇性Ⅱ度Ⅱ型和Ⅱ度Ⅰ型房室阻滞。

（3）无症状的双束支或三束支阻滞。

（4）心动过缓伴快速心律失常需药物治疗。

（5）迷走神经高敏状态或颈动脉窦高敏综合征。

（6）心动过缓伴心功能不全或心绞痛者。

（7）动态心电图（DCG）记录到长 R-R 间期>2s。

（8）阿托品试验阳性。

（9）频发性室性早搏，经药物治疗无效。

（10）术前应评估患者能否耐受肝移植特有的无肝脏和新肝缺血-再灌注状态时发生严重心律失常甚至心跳骤停的风险，可通过预防性植入心脏临时起搏电极预防 ICA 的发生。

3.球囊漂浮电极技术操作步骤　对于符合上述临时起搏适应证的肝移植患者,应在患者入手术室后完成临时起搏电极植入后再实施麻醉诱导,防止全麻诱导诱发顽固性心动过缓或心跳骤停。术中临时起搏电极植入的操作步骤如下。

（1）患者选择中心静脉（颈内静脉、锁骨下静脉、股静脉）入路,应用 Seldinger 法穿刺术,植入 6F 动脉鞘管。

（2）选择 5F 顶端球囊漂浮电极,尾端与配备的注射器相连,体外检查气囊是否漏气。

（3）在体外将电极尾部的正负极与心脏临时起搏器相连,将起搏器感知灵敏度调至 2～3mV,起搏电压 5V,起搏频率设定为高于患者自主心率 20 次/min。

（4）根据体表穿刺点至胸骨右缘第四肋水平距离评估到达右心房距离。

（5）经动脉鞘放入球囊漂浮电极,根据体表测量距离推进电极顶端超出鞘管时,由助手开启临时起搏器,向顶端球囊注入 1.0mL 空气,术者继续向内送入漂浮电极,当出现心室起搏时立即放气,稳住电极,并继续向前推送起搏电极 2～3cm,术中需连续监测并记录Ⅱ导联体表心电图,直至获得稳定的心室夺获后固定电极,见图 8-4。

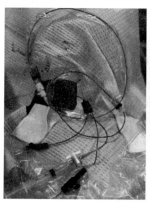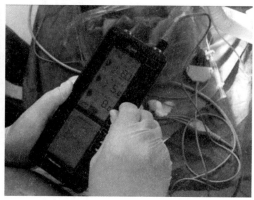

图 8-4　临时起搏器

4.临时起搏器植入的并发症　临时心脏起搏器植入的并发症分为即刻并发症、中期并发症和晚期并发症。并发症发生率主要与术者的操作水平、起搏器导管的保留时间以及术后起搏系统的护理等密切相关,并发症的总发生率为（1%～6%）,需要及时识别和处理。

（1）即刻并发症:通常与起搏器植入过程有关,可能包括气胸和血胸、口袋血肿、膈肌刺激、心脏穿孔和导线移位。中心静脉穿刺引起的相关并发症包括局部血肿、动脉穿刺、气胸和血胸。心肌穿孔的发生率相对较低,可能由于临时起搏电极导线质地较硬加上患者心脏心肌变薄,置入过程中可能导致右室游离壁、室间隔穿孔,一旦发生穿孔,可在 X 线和心电监测下逐渐退出电极导线,再次调整导线位置,同时做好行心包穿刺甚至手术修补的准备。导线移位为临时起搏最常见并发症,一般发生于患者搬运过程中。心电图表现为不起搏或间歇性起搏,通常需要重新调整电极位置。膈肌刺激通常是由于起搏电极植入位置过深,刺激膈神经引起患者顽固性呃逆或自觉腹部跳动感,可将导管电极退出少许,症状消失即可。

（2）中期并发症：包括感染、静脉血栓形成或栓塞、口袋部位疼痛或不适、三尖瓣机械损伤导致的三尖瓣返流。穿刺局部处理不妥或电极导管放置时间过长，可引起局部或全身感染。一般症状较轻，应用抗生素或拔除导管后感染即可控制。

（3）晚期并发症：包括感染，导线断裂，起搏不良。导线质地较硬，柔韧性差，长期机械应力导致的导线不完全断裂。由于组织生长导致的起搏阈值或阻抗增加导致起搏功能不良。临时起搏器导线一般留置时间较短，发生远期并发症的概率很低。

临时起搏器的放置总体上是安全的，低的并发症发生率与先前报道的发生率相当；然而，与临时静脉起搏相关的心包填塞的发生率略有增加。临床医生应该注意临时静脉起搏置入的这些不常见但严重的并发症，应该积极寻求和实施能避免和减轻心包填塞和其他并发症的方法和途径。完善术前准备，规范术中操作，加强术后对患者的宣教，可降低并发症的发生率。

（李津源　元绍婷）

参考文献

[1]LIU YJ，LI T. An excerpt of International Liver Transplant Society Practice Guidelines：diagnosis and management of hepatopulmonary syndrome and portopulmonary hypertension（2016）[J].Clin Hepatol，2016，32（10）：1838-1842.

[2]HOGEN R，SEDRA AH，METAMED A，et al.The Evolving Role of Extra-corporeal Membra ne Oxygenation in Liver Transplantation. Curr Opin Organ Transplant. 2021，26（3）：333-338

[3]龙村，侯晓彤，赵举.体外膜肺氧合[M].北京：人民卫生出版社.2016.

[4]FANG ZA，NAVAEI AH，HENSCH L，et al.Hemostatic management of extracorporeal circuits Including cardiopulmonary bypass and extracorporeal membrane oxygenation.Semin Thromb Hemost. 2020，46（1）：62-72.

[5]黄伟明.ECMO 实用手册[M].北京：人民卫生出版社.2014.

[6]EKNOYAN G. The artificial kidney：past，present，and future[J]. Minerva Chir，2008，63（4）：293-299.

[7]中华医学会感染病学分会肝衰竭与人工肝学组. 非生物型人工肝治疗肝衰竭指南（2016 年版）[J].中华临床感染病杂志，2016，9（2）：97-103.

[8]BEURSKENS NEG，BREEMAN KTN，DASSELAAR K J，et al. Leadless cardiac pacing systems：current status and future prospects [J]. Expert Review of Medical Devices，2019，16（11）：923-30.

[9]QUAST ABE，BEURSKENS NEG，EBNER A，et al. Feasibility of An Entirely Extracardiac ，Minimally Invasive ，Temporary Pacing System [J]. Circ Arrhythm

Electrophysiol, 2019, 12 (7): e007182.

[10] VAN REES JB, DE BIE MK, et al. Implantation-related complications of implantable cardioverter-defibrillators and cardiac resynchronization therapy devices: a systematic review of randomized clinical trials [J]. J Am Coll Cardiol, 2011, 58 (10): 995-1000.

第九章　器官保护及科研进展

第一节　移植肝损伤发生机制

肝移植目前已被广泛接受,是治疗终末期肝病的有效手段,长期存活率接近 90%。然而,仍有 5%～15% 的患者因原发性移植肝无功能而导致移植肝功能衰竭而不得不进行二次肝移植。目前,原发性移植肝无功能已成为继排异反应之后引起再移植的第二大原因。移植肝损伤是一个多因素联合作用的结果,肝移植供体选择(循环死亡捐献、脑死亡捐献、边缘供肝、亲体供肝)、受体基础疾病(原发疾病,并存疾病)、术中及术后管理等环节都可能会影响移植术后整体生存状况。而术中肝缺血再灌注过程导致的损伤至关重要,现就移植肝损伤相关机制的研究进展进行分析。

一、受体因素

肝移植术后器官损伤的风险取决于移植受体和器官捐献者的全身功能状态。终末期肝病患者术前多存在凝血功能异常。据统计,肝硬化患者深静脉和门静脉血栓形成的发生率高达 30%,大大增加了肝移植术后移植物无功能的风险。5%～7% 的受者在肝移植术后会形成肝动脉血栓。这主要由于肝硬化患者术前即合并低白蛋白血症,导致体内的凝血系统与纤溶系统紊乱,继而出现高凝状态;与此同时,肝硬化患者肝实质内阻力增加,肝血管易形成湍流,抗凝因子产生随之减少;此外,血管内皮中促进血小板聚集和凝血的血管性血友病因子(von willebrand factor, VWF)和肝星状细胞(hepatic stellate cells, HSC)来源的金属蛋白酶 ADAMTS13 产生出现失衡也是造成肝内血管血小板聚集和微血栓形成的重要原因。

二、供体因素

为了解决目前移植供体严重缺乏状态,大量边缘供肝被逐渐应用于肝移植。常见的边缘供肝主要包括脂肪变性供肝、高龄供肝、小体积供肝、心脏死亡器官捐献供肝等。尽管边缘供肝的应用扩大了供肝的范围,但相较于正常肝脏,其发生缺血再灌注损伤的风险更高。目前常用的老年供肝或脂肪供肝对热缺血、冷保存及再灌注损伤更敏感,显著增加移植物功能障碍风险。本中心通过给予大鼠高脂饮食(45%脂肪热能)喂养 12 周建立大鼠脂肪肝模型,观察大鼠脂肪肝缺血再灌注 6h 的肝脏组织病理学损伤情况,发现缺血再灌注组大鼠血清 ALT 和 AST 明显升高,肝组织病理损伤加重,Suzuki 评分升高,氧化应激水平显著升高,炎症因子明显增加。

长时间冷缺血会加重缺血再灌注损伤，是移植肝术后功能延迟恢复的重要危险因素。目前供肝主要在减缓细胞呼吸的低温溶液中保存，随着缺血时间积累，储存液中的三磷酸腺苷（adenosine triphosphate，ATP）逐渐耗尽，当血流再灌注时肝脏内细胞呼吸恢复正常，可能导致代谢前体大量缺乏，造成冷保存损伤。此外，供体年龄增加同样也是移植肝损伤的危险因素之一。与年轻供肝相比，70 岁以上供肝在经历同样的冷缺血时间下所致肝脏损伤更严重。由于老年供肝通常体积较小、总血流量少，其发生严重缺血再灌注损伤的风险更高。研究表明，老年肝脏线粒体功能减低，它们在冷保存和热再灌注期间更容易消耗 ATP，造成活性氧和细胞死亡激活介质产生增加。脂肪变性肝脏中免疫系统激活导致中性粒细胞和巨噬细胞在脂肪沉积区域的积累，这些特殊免疫细胞类型的激活促进活性氧的产生，使其对缺血再灌注损伤的耐受性变差，术后出现移植肝功能不全风险也更高。

三、围术期缺血再灌注损伤与移植肝损伤

缺血再灌注损伤指因手术过程使组织器官经历了一定时间的缺血后恢复血流灌注，血流的再灌注不仅没有使缺血器官的功能和结构得以恢复，反而导致代谢紊乱、功能障碍及结构破坏，进一步加重脏器损伤进展。肝脏缺血再灌注损伤进程分为四相：Ⅰ相：缺血缺氧阶段，血流中断后肝细胞处于缺氧状态，细胞以无氧代谢为主，细胞损伤主要由代谢紊乱和 ATP 耗竭所引起。细胞内代谢紊乱、钙超载、线粒体受损，进而导致活性氧大量产生，是缺血再灌注损伤最重要的始发因素。Ⅱ相：再灌注早期，缺血缺氧环境诱导的代谢产物和活性氧等均可以活化巨噬细胞，使其释放大量的炎性因子和趋化因子，如 IL-6、TNF-α、TGF-β 等，引起肝脏炎症反应。Ⅲ相：再灌注晚期，此时中性粒细胞在肝脏炎性部位积聚、活化，引起炎症级联反应，导致肝窦状内皮细胞和肝细胞死亡。缺血再灌注损伤的持续存在会诱发细胞凋亡、坏死、自噬等多种细胞死亡方式。Ⅳ相：修复期，被激活的肝星状细胞以及免疫细胞在缺血再灌注损伤急性期过后，促进肝脏从缺血再灌注损伤中恢复。而按照临床肝移植实际操作步骤可将移植肝缺血再灌注损伤分为热缺血损伤、冷保存损伤、复温损伤和再灌注损伤四个部分：

1. 热缺血损伤　肝脏在离体到冷灌注开始的这段时间叫热缺血期，由于血流量降低和氧缺乏会导致氧供不足，线粒体氧化还原反应受到抑制，使三磷酸腺苷合成减少，无氧酵解加快，产生乳酸、酮体堆积，导致代谢性酸中毒。细胞内 ATP 减少使细胞膜离子交换功能紊乱，降低 Na^+-K^+-ATP 的活性，导致细胞内 Na^+ 的堆积，使细胞产生肿胀和坏死。细胞膜通透性的变化、Na^+-Ca^{2+} 交换异常、酸中毒等多种因素增加了细胞内 Ca^{2+} 含量，钙超载在不可逆性损伤中起着关键作用。细胞质内 Ca^{2+} 水平的提高可加快黄嘌呤脱氢酶向黄嘌呤氧化酶转变，加快氧自由基产生。其次，钙超载可激活枯否细胞，产生大量毒性物质介导肝脏损伤。本中心通过建立大鼠原位肝移植模型发现，随着热缺血时间的延长，血清肝损伤标志物逐渐升高，移植肝组织丙二醛水平逐渐升高，超氧化物歧化酶水平降低，提示机体通过非酶系统产生氧自由基，攻击生物膜中的多不饱和脂肪酸引发脂质过

氧化形成，最终造成肝脏损伤。

2.冷保存损伤　虽然低温已被证明可以减缓细胞代谢和细胞耗氧量，从而维持线粒体的结构和功能，保持移植肝的功能，但长期的缺血和低温可造成 Na-K-ATP 酶损伤，进而导致钠和氯离子蓄积，引起细胞肿胀及肝损伤。另外，经典的冷保存损伤主要表现为细胞肿胀和组织水肿。与其他脏器相比，肝脏有其特殊的肝窦内皮细胞。低温能够导致肝窦内皮细胞高度活化，表达血小板及白细胞的受体，以便在接触血液时启动凝集反应，产生与异种移植非常类似的超急性血管性排斥现象。尽管供肝静态冷保存是目前维持供肝活性的常规贮藏方法。但是，与静态冷保存相比，机械灌注等新型供肝储存方式可有效降低冷保存损伤，提高移植物功能和成活率。

3.复温损伤　患者肝脏切除后，对供体肝脏采取血管重建时，温度逐渐恢复并且提高了肝脏各类酶的生物活性和代谢率，肝脏短时间内通过消耗大量肝糖原进行无氧糖酵解以实现自身能量代谢需求。然而，无氧糖酵解导致大量乳酸和酮体堆积，使得酸中毒加重，肝实质细胞损伤进一步加重。

4.再灌注损伤　热缺血再灌注损伤可造成营养消耗、三磷酸腺苷耗竭和无氧糖酵解，并促进细胞质中酸性环境的生成，通过抑制各类活性酶生成诱导线粒体损伤及肝细胞坏死。在热缺血和冷保存损伤的基础上，再灌注所致肝损伤主要表现为静脉周围肝细胞气球样变、肝窦内中性粒细胞浸润、胆汁淤积、肝细胞凋亡，以及不同损害水平的肝细胞脱落和坏死。研究表明，肝移植术后 2~3d 后，移植肝开始启动自我修复反应，肝细胞最初表现为有丝分裂增加、肝板增厚以及细胞核体积增加。坏死的小叶中央肝细胞会启动邻近Ⅱ带区域肝细胞有丝分裂，迅速扩增并重新构建正常小叶或恢复肝板基本结构。而严重缺血再灌注的修复反应通常会引起小胆管增生和门管区以及肝板结构变形，这些改变通常持续 1~2 个月或更长的时间。另外，缺血再灌注还激活了肝星形细胞，并造成中央静脉和汇管区纤维化。

5.肝内细胞共同作用参与移植肝损伤

（1）肝窦内皮细胞（liver sinusoidal endothelial cells，LSEC）：排列在肝脏的血管内皮细胞上，调节血管张力，从而控制血液流动，并将营养物质和氧气输送到肝细胞。在肝缺血损伤反应中，LSEC 黏附分子的表达上调在炎症激活和调节方面起重要作用。所以，LSEC 在减轻肝脏缺血损伤后保持平衡状态起主要作用。LSEC 在冷保存期间极易受到伤害，由于冷保存期间 ATP 耗尽，离子的活性和跨膜运输被破坏，导致细胞肿胀和线粒体功能障碍，再灌注后，受损的 LSEC 会造成进一步伤害。受损的 LSEC 导致 NO 产生减少，NO 储存的消耗以及血栓素 A_2 等血管收缩剂无拮抗活性，导致血管张力增加和肝血流量减少。活化的 LSEC 表达血管黏附分子如 P-选择素，允许血小板粘附和活化，血小板粘附在 LSEC 上诱导细胞死亡，并导致肝脏微循环充血和血栓形成。这些过程的累积效应使同种异体移植物中的缺血再灌注损伤恶化。

（2）枯否细胞（Kupffer，KC）：来源于胎儿肝脏的红系祖细胞，作为常驻巨噬细胞存在于肝血窦内，大约占肝细胞的 35%和整个机体巨噬细胞的 80%~90%。生理状态下，

KC 作为大量器官组织内暴露抗原耐受性反应的关键部分。在体内稳态的环境下，KC 作为肝脏的抗原递呈细胞，递呈 T 细胞并产生 IL-10。在肝脏损伤后，KC 活化促进炎症和损伤的形成。冷保存期肝能量代谢受到影响，ATP 合成降低、分解增加；另外，细胞内 Ca^{2+} 因无氧糖酵解和乳酸堆积所产生的酸性环境并促使 KC 处于预激活状态。再加上肝脏移植术中阻断门静脉导致肠淤血、肠壁通透性增加，损伤因子促使处于预激活状态的 KC 被激活，移植后 15min 几乎全部的 KC 被激活。在移植肝损伤期间，LSEC 和肝细胞的损伤相关的分子模式被激活，如高迁移率族 box-1、游离脂肪酸和热休克蛋白等。KC 可经过 Toll 样受体 3、4 和 9 来表达损伤信号，尤其是激活 TLR4，加重 KC 中的细胞因子驱向炎症表型。KC 在损伤期间分泌大量促炎细胞因子，其中包括 IL-1β、TNF-α、IFN-γ 及 IL-12。IL-1β 和 TNF-α 诱导中性粒细胞粘附分子 CD11b/CD18a（Mac-1）和 LSEC 上的细胞内粘附分子-1（ICAM-1）上调，促进中性粒细胞黏附和外渗到肝实质。促炎细胞因子驱动中性粒细胞释放活性氧，进一步导致组织损伤。缺血再灌注损伤中 KC 分泌 TNF-α 可诱导 LSEC 上 P-选择素表达增多，加快血小板黏附和活化。其次，它也加重了肝缺血再灌注损伤期间 KC 的趋化因子分泌，趋化因子 CXCL1，CXCL2 和 CXCL3 的释放可促使嗜中性粒细胞向受损肝组织迁移增多，导致嗜中性粒细胞对 LSEC 的募集和黏附，促进了 KC 的进一步激活。总之，以上各方面因素均可加重肝细胞损伤和移植肝再灌注损伤。

（3）肝细胞（hepatic cells）：在缺血损伤期间，由于氧供缺乏、营养底物运输破坏和剩余 ATP 耗费而导致呼吸链中断，所以线粒体由于缺乏氧、糖的供应无法满足 ATP 需求，使有毒物质积累如乳酸。另外，转运活性离子的蛋白受到影响，会产生细胞肿胀和细胞膜损害。虽然 ATP 副产物（如 AMP）的积累和 cAMP 依赖性蛋白激酶的激活可以防止肝脏缺血再灌注损伤，但最终细胞呼吸链的破坏会导致线粒体产生活性氧和组织损伤。再灌注后恢复氧气供应而呼吸链功能仍未恢复，导致线粒体功能受损而加剧活性氧的产生。

（4）中性粒细胞（Neutrophil）：如果将 LSEC 和 KC 称为肝脏缺血损伤的中枢调节因子，中性粒细胞则是产生损伤的关键环节。中性粒细胞作为对抗入侵病原体的第一道监视和防御防线，再灌注后以最快的速度募集到肝脏。肝损伤激活补体，加快趋化剂 C3a 和 C5a 的产生。中性粒细胞介导 C3a 和 C5a 再灌注后侵入肝脏，活化的 KC 分泌趋化因子，如 CXCL1 和 CXCL2（人 CXCL8），驱动趋化性将中性粒细胞带入肝，趋化因子-趋化因子受体相互作用导致整合素激活，并通过整合素 Mac-1 结合中性粒细胞，导致炎症反应。HMGB1 和受损肝细胞释放的 DNA 片段诱导中性粒细胞释放活性氧，通过 TLR9 激活 NF-κB 信号通路，增强其活性氧的产生和趋化因子（如 CXCL1 和 CXCL2）的分泌。中性粒细胞中 TLR9 的激活导致它们在肝损伤期间快速脱颗粒，TLR9 在中性粒细胞细胞表面的表达，导致 DNA 片段与 TLR9 更快结合。通过 TLR9 加速信号传导放大了肝脏缺血再灌注损伤后中性粒细胞引起的组织损伤。持续的组织损伤产生正反馈回路，中性粒细胞募集，迁移和组织浸润通过进一步释放组织损伤信号（如 DAMPS，DNA，趋化因子和细胞因子）来促进中性粒细胞募集，迁移和组织浸润。在肝移植中，调节中性粒细胞活性可能改善移植肝功能。

（5）嗜酸性粒细胞（eosinophils，EOS）：嗜酸性粒细胞在寄生虫感染相关的应答和过敏性疾病的发病机制中起重要作用。但是，关于嗜酸性粒细胞是破坏性效应细胞的看法正在发生改变。近期研究表明，EOS 通过释放抗炎细胞因子或直接抑制效应细胞缓解损伤。在肝脏损伤和修复方面，嗜酸性粒细胞和肝细胞通过 IL-4 受体来刺激肝细胞的毒性并介导肝损伤。最新研究表明，肝脏缺血再灌注后嗜酸性粒细胞先于中性粒细胞到达损伤部位，发挥肝脏保护作用。一项临床观察研究表明，EOS 在移植后 2-3h 就被迅速招募至移植肝脏受体中，在小鼠肝脏缺血再灌注模型发现 EOS 在缺血再灌注后 24h 内急剧增加，并伴随肝脏炎性介质释放增加。在肝脏生理条件下，仅能观察到少量的嗜酸性粒细胞浸润；当机体收到创伤、炎症等外界因素刺激时，如病毒性肝炎、同种异体肝移植排斥反应和药物性肝损伤时，EOS 在肝脏中显著聚集。Eotaxin-1（CCL11）和 Eotaxin-2（CCL24）作用于 CC 基序趋化因子受体 3（CCR3），是最有效的嗜酸性粒细胞化学诱导剂。体外和小鼠急性肝损伤模型，通过 IL-33/IL-4/CCL24 轴揭示了嗜酸性粒细胞巨噬细胞交叉募集到损伤肝脏中的关键作用。此外，巨噬细胞在肝脏缺血再灌注损伤后 EOS 募集到肝脏中起重要作用，IL-33 以巨噬细胞依赖型方式促进肝脏嗜酸性粒细胞募集，并间接促进巨噬细胞 CCL24 的产生。本中心临床研究发现，0～1 岁儿童肝移植术后早期嗜酸性粒细胞百分比水平对术后急性排斥反应发生具有一定的预测价值。术后早期嗜酸性粒细胞百分比水平可作为临床急性排斥反应发生的风险筛查指标，同时也可避免不必要的肝穿刺活检，有效避免不可逆损伤以及由侵入性操作引起的并发症。但是，目前的研究仍不清楚嗜酸性粒细胞在肝脏缺血再灌注损伤中的具体作用机制以及和肝脏固有免疫细胞之间的相互作用，未来需要大量的实验研究予以证实。

（6）肝星状细胞：肝星状细胞位于肝窦周围间隙，是肝纤维化的中心调节剂，HSC 通过抑制过度炎症反应减轻肝损伤。正常情况下，HSC 可引起反应性 T 细胞凋亡，促进调节性 T 细胞增殖，并分泌抗氧化剂以清除活性氧。然而，创伤刺激下导致 HSC 激活，可对肝实质恢复产生负面影响。TNF-α、NO 和 IL-6 在缺血再灌注损伤期间从 KC 释放激活 HSC，HSC 激活导致 MMP、趋化因子和炎症细胞因子的释放，细胞外基质（extracellular matrix，ECM）破坏，血小板和嗜中性粒细胞的进入，以及 HSC 的进一步激活，HSC 激活的长期后果是 ECM 的沉积和肝实质的纤维化。HSC 也有助于分泌内皮缩血管肽而损伤血管内皮细胞，在肝脏损伤模型中，通过启动 EPA、TGF-β 可一直刺激 HSC，使其持续保持活性。

6.分子水平机制

（1）酸中毒：缺血再灌注损伤导致体内缺血缺氧无氧代谢增加，导致体内酸性物质生成增多，肾脏无法把多余的酸性物质排出体外导致酸中毒。酸中毒发生在无氧糖酵解时，肝脏迅速消耗 ATP，进而产生大量乳酸和酮体。组织的 pH 值降低抑制磷脂酶和蛋白水解酶，从而减轻细胞损伤。然而，再灌注期间组织 pH 值迅速上升，酶活性增加，导致细胞凋亡和坏死，加重缺血再灌注损伤。

（2）活性氧：活性氧在缺血再灌注损伤中起着非常重要的作用，缺血组织氧供极度缺乏，再灌注后短时间内产生大量的氧自由基。同时，因为内源性抗氧化剂的活性受到抑制，以及清除氧自由基的活性物质（如超氧化物歧化酶）的减少，进一步增加它的产生。活性氧可通过以下机制损伤肝细胞：①破坏脂质细胞膜；②破坏蛋白质和酶；③破坏核酸和染色体；④破坏细胞间基质。活性氧在直接损伤肝脏细胞同时还能诱导炎症因子产生，例如 IL-1β，IL-2，IL-3，IL-6，IL-8 和 TNF-α 等。因此，活性氧是损伤反应的关键启动剂。在脂肪变性肝脏中，脂质过氧化能够消耗 NAD^+ 并增加 $NADH/NAD^+$ 比率，促进超氧自由基的产生；与此同时，线粒体表达线粒体解偶联蛋白 2（UCP2），UCP2 导致细胞呼吸中质子梯度的泄漏，减少 ATP 产生，最终导致肝脏缺血再灌注损伤更严重。

（3）钙超载：正常生理条件下，细胞内低浓度 Ca^{2+} 可维持机体细胞正常功能，各种原因引起的细胞内钙含量异常增多并导致细胞结构受损和功能代谢障碍的现象称为钙超载。细胞内发生钙超载是肝脏缺血再灌注损伤的重要原因，其中钙超载导致肝损伤的病理机制包含以下几个方面：①激活 Ca^{2+} 依赖的磷脂酶 C 和磷脂酶 A2，破坏磷脂双分子层结构。②激活 Ca^{2+} 依赖的蛋白酶，破坏细胞骨架与胞膜连接的完整性。③线粒体钙超载使膜电位丧失，氧化磷酸化脱偶联，且 Ca^{2+} 能和含磷酸根的化合物结合，影响线粒体氧化磷酸化，加重机体代谢功能障碍。及细胞内钙超载。增加的 Ca^{2+} 可作为第二信使与 CaM 结合，激活 CaM K Ⅱα 并导致其自身磷酸化。磷酸化的 CaM K Ⅱα 可向胞膜移动，加重钙超载，形成恶性循环，导致细胞凋亡。另外，钙超载进一步促进枯否细胞产生各种炎性及毒性物质，加重肝脏缺血再灌注损伤。

（4）自噬：自噬是细胞通过转运到溶酶体中去除错误折叠，受损和超龄的蛋白质和细胞器的过程。热缺血导致 ATP 和氧气迅速耗尽，肝细胞中的线粒体被活性氧淹没，氧化磷酸化底物的损失导致线粒体通透性增加，导致肝细胞进一步损伤。在这种情况下，自噬具有保护作用，它促使受损的线粒体包裹到自噬体中，限制了活性氧的产生。当自噬定位蛋白 Beclin1 的表达受损可导致肝细胞死亡增加，而 Beclin1 的过表达或通过 mTOR 抑制剂（如雷帕霉素）诱导自噬（与活性氧清除剂如硫化氢的递送相结合）可减少缺血再灌注损伤诱导的肝细胞死亡。衰老导致缺血再灌注损伤后自噬减少和肝细胞损伤增加，通过上调自噬，可以降低供体年龄较大和脂肪变性对肝缺血再灌注损伤的负面影响。PPAR-γ 核受体的激活增加自噬并抑制缺血再灌注后的肝细胞损伤，和老年鼠相比这种效应在幼鼠中更明显。同样，通过 HMG-CoA 还原酶抑制剂辛伐他汀诱导自噬可降低脂肪变性供肝缺血再灌注损伤。本中心通过构建小鼠肝缺血再灌注损伤模型发现，IRF-1 通过抑制线粒体自噬发生加重线粒体损伤、诱导肝细胞凋亡。此外，在脂肪变性供肝大鼠肝移植模型中，内质网自噬过度激活反而会加重肝损伤。以上研究表明，自噬是移植肝损伤发生发展过程中的一把双刃剑，它可以促进或抑制肝损伤的发展。

（5）缺氧诱导因子：缺氧诱导因子（hypoxia inducible factor-1，HIF-1）是异源二聚体转录因子，其作用与组织中存在的氧水平直接相关。在肝缺血再灌注损伤之后，HIF 进入细胞核诱导参与细胞代谢（Glut-1、PDK-1）、血管生成（VEGF、NOS）和细胞保护

（Hmox-1，HSP）过程，并改善缺血再灌注损伤诱导的肝细胞损伤和细胞死亡。HIF 具有一个氧感应 α 亚基和一个构成性 β 亚基。在三种已知的 HIFα 亚型中，HIF1-α 主要参与肝脏缺血再灌注损伤过程。HIF 脯氨酰羟基化抑制剂的靶向破坏，通过增加活化的 HIF1-α 减轻缺血再灌注损伤。同样，缺血预处理对肝缺血再灌注损伤的保护作用似乎涉及 HIF1-α 的激活增加。关于 HIF2-α 在肝缺血再灌注损伤中作用的报道较少。在巨噬细胞中，HIF2-α 与 M2 表型相关，Th2 型细胞因子可增加 HIF2-α 表达。在中性粒细胞中，HIF2-α 可促进中性粒细胞的存活。在炎症性肠病模型中，HIF2-α 表达增加导致中性粒细胞引起的组织炎症增加。最近的报告表明，HIF2-α 在胰岛素反应和脂肪酸代谢中可调节肝脏的能量代谢。HIF2-α 还可以通过调空 MMP 和胶原脯氨酰羟化酶的表达来调节缺血再灌注损伤的远期恢复。总之，HIF2-α 表达在 LSEC、KC 和中性粒细胞中增加，通过减少 NO、增强细胞因子的产生、促进巨噬细胞极化和增强中性粒细胞的存活率，增加血管收缩，从而导致炎症反应，影响缺血再灌注损伤后肝脏的长期结构和功能。

（6）MicroRNAs：MicroRNAs（miRNAs）是单链非编码 RNA，通过靶向 mRNA 抑制目的基因表达，miRNAs 参与肝脏缺血再灌注损伤的诸多细胞调节过程。MiRNA-122 是肝脏中最丰富的 miRNA，占总数的 70%。在 miRNA-122 敲除小鼠中，单核细胞和中性粒细胞水平增加。此外，miRNA-122 的缺失导致趋化因子 CCL2 表达增加，促进巨噬细胞和中性粒细胞迁移到肝脏。长时间缺血再灌注损伤后，miRNA-122 水平在肝组织中表达降低，缺血再灌注损伤后的肝细胞死亡而释放到血清中，肝损伤患者的血清中表达升高，表明 miRNA-122 在维持正常肝功能方面发挥重要作用。肝脏缺血再灌注损伤中上调的 miRNA 包括 miRNA-34a、miRNA-17 和 miRNA-155。其中 miRNA-34a 可促进 p53 的表达增加，导致肝缺血再灌注损伤后肝损伤。而 miRNA-17 主要通过抑制 STAF-3 的转录上调自噬并促进半胱天冬酶释放引起肝细胞损伤。除此之外，包括 miRNA-200b 和 miRNA-183 在内的 miRNA 能够抑制细胞凋亡；而 miRNA-27a、miRNA-494、miRNA-124、miRNA-149 及 miRNA-126 等 miRNA 与肝再生密切相关。本中心研究发现敲除 FoxO3a 后 Caspase1、IL-18、IL-1β 表达升高，说明 FoxO3a 能抑制肝细胞焦亡；miR-182-5p 过表达导致 FoxO3a 表达降低，而 miR-182-5p 的低表达处理后能导致 FoxO3a 表达升高，进一步减弱 AML12 细胞的炎性细胞死亡，抑制 miR-182-5p 表达进而促进 FoxO3a 表达，可能作为预防肝细胞焦亡，减轻肝细胞损伤的有效策略。miR-223-3p 能够抑制 FoxO3a 的表达水平介导自噬影响肝缺血再灌注损伤。这些发现表明 miRNA 在肝缺血再灌注损伤调节中起着重要作用。

（7）LncRNAs：非编码长链 RNA（long non-coding RNAs，lncRNAs）通过基因激活或染色质修饰沉默调节转录来发挥功能。LncRNAs 作为 RNA 结合蛋白或 miRNAs 的诱饵，抑制 pre-mRNA 剪接和翻译，也可以通过与 miRNAs 结合竞争增加 mRNAs 表达。LncRNAs 和 miRNAs 可通过相互作用发挥转录后调控作用。越来越多的研究关注 lncRNAs 在肝脏缺血再灌注损伤中的作用，一些熟悉的 lncRNAs 已被证实与肝脏缺血再灌注损伤有关。例如 LncRNA HOX 转录反义 RNA（HOTAIR）可以通过 miR20b-5p/自噬相关 7

（ATG7）轴影响肝脏缺血再灌注损伤。此外，母体表达基因 3（MEG3）通过下调 miR-34a.11
的表达保护肝细胞免受缺血再灌注损伤。另外，一些新的 LncRNAs 也被鉴定和证明可以
调节肝脏缺血再灌注损伤。例如，沉默 lncRNA AK139328 通过激活 Akt 信号通路和抑制
NF-κB 活性而减轻肝脏缺血再灌注损伤；另外，lncRNA AK054386 可以作为内源性竞争
性 RNA，在肝脏缺血再灌注损伤中结合 miR-199a-5p，抑制内质网应激，减轻肝脏缺血
再灌注损伤。通过生物信息学分析与肝脏 IR 相互关联的通路，包括 TNF 信号通路、核
苷酸寡聚化域（NOD）样受体信号通路、趋化因子信号通路、Toll 样受体信号通路和磷
脂酰肌醇 3 激酶（PI3K）-Akt 信号通路等。目前，关于 lncRNA 在肝脏缺血再灌注损伤
中的表达谱的研究很少，也缺乏翔实的实验验证，但是 RNA 测序技术和生物信息学分析
等方法可以为后续的实验研究提供线索，并激发和创造新的研究假设。

四、肠道微生态相互作用与移植肝损伤

肠道微生物病原菌对肝损伤的影响是目前比较前沿的一个新兴领域。统计数据表明，
肝移植术后三个月内受者死亡的首要原因是感染，其中绝大部分病原菌来源于肠道。在
肝移植过程中，移植肝和肠道都会遭受缺血再灌注损伤，导致肠道微生态的失衡破坏并
加重移植肝损伤。"肝-肠轴""肝脏-微生态轴"紧密联系着肝脏和肠道功能，因而肝移
植术中移植肝损伤与肠道微生态变化密切相关。在小鼠肝缺血再灌注模型中，钳夹门静
脉可导致肠道屏障功能受损，并增加肠道细菌向门静脉循环移位，促使肝细胞 TLR4 激
活，通过炎症级联反应加重肝损伤。此外，远隔器官缺血预处理能够有效改善肠道屏障
功能和微生物菌群平衡，减轻移植肝损伤。由此可见，针对"肠-肝轴"的靶向干预将有
希望成为临床肝移植缺血再灌注损伤的新兴防治方法。

（孙　英　任莹慧　盛明薇）

第二节　远隔脏器损伤发生机制

近年来，随着肝移植手术的飞速发展，人们逐步意识到肝移植手术中各种病生理改
变可引起患者围术期远隔器官功能的损伤，严重影响移植患者的生存预后。肝移植术后
急性肾损伤、肺损伤、脑损伤、心肌损伤的发生率分别为 17%～95%、2%～44%、10%～
47%、9%～25%。维持良好的移植器官功能状态及防治损伤引起的远隔器官功能不全，
为患者的快速康复及早期预后提供了良好的支撑。阐明具体损伤机制并制定保护策略是
肝移植相关医学领域亟待解决的重要议题。

一、损伤机制

1.缺血再灌注损伤　肝脏缺血再灌注损伤是肝移植术的主要危险因素,也是影响疾病
预后的重要原因。研究表明,肝脏缺血再灌注不仅可导致肝移植功能障碍、增加急性排

斥反应发生率，还对包括肺、肾、肠、胰腺、肾上腺和心肌在内的多种器官功能有着严重的影响。缺血再灌注损伤的发生涉及多种复杂的生物学过程，如酸中毒与无氧代谢、线粒体损伤、微循环衰竭、细胞内活性氧堆积、钙超载、炎性反应、枯否细胞与中性粒细胞活化、一氧化氮与内皮素的产生、非编码 RNA 改变以及自噬等，这些过程在缺血期开始，再灌注期加强，互成因果，形成恶性循环，从多个方面对远隔脏器造成损伤。

2.炎症反应 炎症反应通常被认为是一种组织损伤修复的防御性反应，但失控的全身炎症反应却是一种损害脏器功能的过度免疫反应。肝移植术中缺血再灌注损伤是一种无菌性炎症免疫反应，炎症可引起细胞生存和增殖信号改变、应激和衰老，导致细胞损伤和死亡。Hassan 等研究证实肝移植围术期机体促炎与抗炎性细胞因子失衡是导致术后各类并发症的原因之一。缺血发生后，中性粒细胞及单核来源巨噬细胞向缺血区域迁移，通过细胞间相互作用释放 TNF-α 和 IL-6 等促炎因子。此外，包括 TNF-α 在内的促炎因子不仅可促进中性粒细胞激活、聚集与浸润，还会诱导肝细胞凋亡，导致血管内皮细胞功能减退，增加血管通透性，加重微循环障碍，微循环障碍又可进一步诱导炎症介质的释放，构成炎性损伤的级联放大效应，最终导致远隔脏器损伤。本中心研究证实，术前给予右美托咪定可以降低术后 TNF-α 的浓度，减轻缺血再灌注损伤。在再灌注的早期（<4h），损伤及死亡的肝细胞释放危险信号——危险相关分子模式（danger associated molecular patterns，DAMPs），引发肝脏内枯否细胞和树突状细胞释放细胞因子和趋化因子，促进 T 细胞、单核细胞和中性粒细胞浸润和激活，介导炎症反应。因此，DAMPs 被认为是肝缺血再灌注后无菌性炎症形成的关键介质。目前，研究最深入的 DAMPs 为 HMGB1，其他还包括 DNA、ATP 和糖脂等。大多数炎症小体的激活分为两步：首先，TLR 或白细胞介素-1 受体（IL-1R）信号通路触发炎症小体成分的表达（pro-caspase-1、pro-IL-1β 和 pro-IL-18）。其次，DAMPs 介导的信号通路启动 NLRP3 炎性小体产生，引起 pro-caspase-1 的活化和 pro-IL-1β、pro-IL-18 的裂解成熟。这些细胞因子的分泌引起包括中性粒细胞和巨噬细胞在内的免疫细胞活化，诱发受损组织的炎症反应。

3.MicroRNA MicroRNA（miRNA）是一类单链的小非编码 RNA，其参与介导的基因改变在调控细胞周期进程、增殖和凋亡中起着基础性作用。源自损伤组织的 miRNA 可在循环血中检测到，并可导致远端器官损伤，血浆 miRNA 谱是损伤特异性和敏感性的生物标志。第一节关于肝缺血再灌注损伤机制中已经表明 miRNA 在肝缺血再灌注损伤调节中起重要作用，目前较多研究已经证实肝缺血再灌注损伤可致多种 miRNAs 上调，起到组织特异性保护和（或）致病的作用。miR-146b 可通过下调肝组织中 TRAF6 和 NF-κB 的表达，保护缺血再灌注诱发的肝脏损伤。miR-122 是最早发现能在肝脏特异性表达的 miRNA 之一，肝脏来源 miR-122 进入循环血后可诱导远隔器官损伤。本中心在幼鼠肝缺血模型上通过荧光标记追踪证实外泌体来源的 miR-122 在肺的靶细胞为巨噬细胞，并可诱导肺部炎症反应。在非酒精性脂肪肝小鼠模型中，miR-122 直接作用于肾脏的促红细胞生成素 mRNA，抑制其转录后翻译，最终造成肾性贫血。此外，肝脏 miR-122 也能转运至肺，有研究证明 miR-122 通过与肺泡巨噬细胞中 TLR7 结合介导肺部炎症反应，也可调节肺微血管内皮细胞的 DUSP4/ERK 信号通路，对急性肺损伤起保护作用。

4.外泌体　外泌体是由多种类型细胞（包括上皮细胞，肿瘤细胞和巨噬细胞等）释放的球形微囊泡（直径 30~150nm），通过自身膜结构与靶细胞融合，将其携带的蛋白质、脂质、RNA 等多种生物活性物质进行转运，在细胞间通讯中起关键作用。外泌体具有靶向性强、摄取率高等特点，在生长发育、缺血再灌注损伤、癌细胞转移等多种生理及病理生理学进程中扮演着重要角色。Gan 等证实 miR-130b-3p 在功能失调的脂肪细胞衍生的外泌体中富集，并抑制多种心肌细胞中的抗凋亡作用，加剧糖尿病心脏心肌缺血再灌注损伤，靶向 miR-130b-3p 介导的功能失调的脂肪细胞和心肌细胞之间的病理通讯可以减轻糖尿病心肌缺血再灌注损伤恶化。间充质干细胞来源的 miR-29 可以减轻急性胰腺炎导致的心肌损伤。"外泌体-microRNA"模式能够确保 miRNA 在转运过程中不被血浆中丰富的 RNA 酶所降解，从而顺利到达靶细胞，建立细胞间精准且高效的信号传递体系。越来越多证据表明，miRNA 参与了各种炎症性疾病的发病机制，成为干预治疗的新靶点，靶向 miRNA 的治疗方法是预防肝缺血再灌注损伤导致的远隔脏器损伤的潜在疗法。

二、肝移植远隔脏器损伤特征及机制

1.心肌损伤　肝移植过程中肝脏的缺血再灌注是不可避免的病理生理过程,血流动力学急剧变化会导致循环改变和心肌损伤。一项全国范围内多中心队列研究数据显示，肝移植术后第一个月内死亡的主要原因是心血管疾病（42.1%），其次是感染（27.9%）和移植物功能衰竭（12.2%）。常见的心血管不良反应有左室壁增厚、肥厚性心肌病、静息心电图异常、心率增加后无症状 ST 段压低、室性心律失常和心肌损伤。围术期心肌损伤、炎症因子释放、长期使用免疫抑制剂与肝移植后心血管并发症关系密切。此外，糖尿病、代谢综合征、高血压和血脂异常也和早期心血管损伤相关。

无肝期阻断下腔静脉和门静脉可导致循环急剧变化，严重者心输出量可降低超过50%，产生的心肌抑制因子不能被有效清除，导致心肌收缩减弱。心肌损害主要发生在新肝期，再灌注早期循环稳态迅速变化，开放前心室前负荷急剧增加，血管活性药物的应用导致心肌氧供失衡，去甲肾上腺素可以增加心肌细胞损伤；开放后胃肠道淤积的酸性代谢产物、内毒素、炎性介质大量进入体循环，导致大量细胞凋亡和坏死。有研究表明，新肝期 5min 内，8%~30%的肝移植受者可出现再灌注综合征，此时心肌抑制明显，表现为平均动脉压、心排出量、心脏指数和每搏量均显著下降，具体机制尚不明确。

（1）炎症因子释放：炎症因子的过度释放与心肌损伤存在密切联系。肝缺血再灌注可刺激促炎因子 TNF-α 和 IL-6 等产生，产生的细胞因子可加重肝缺血再灌注损伤。Marfella 等研究表明 TNF-α 可通过诱导血管内皮细胞和心肌细胞内一氧化氮合酶过度表达，导致一氧化氮大量生成，细胞膜发生脂质过氧化反应，膜完整性被破坏，造成组织细胞损伤。组织细胞损伤后，刺激单核细胞或内皮细胞释放炎症介质，如 HMGB1，被正反馈调节后释放增加，进一步加重组织损伤。研究显示，肝移植患者移植肝再灌注后肝组织 HMGB1 表达增多，血清中 TNF-α 和 IL-6 水平出现升高的时点略早于心肌损伤标志物，且出现峰值的时点基本一致，提示炎症细胞因子过度释放可能是引起心肌损伤的重要前提。此外，已有临床研究证实，抑制 TNF-α 和 IL-6 表达可使心衰患者左室结构和功能得到明显改善。

（2）长期使用免疫抑制剂：肝移植需要终身使用免疫抑制，有研究证实心血管系统并发症的发展和免疫抑制方案之间存在联系。免疫抑制剂通常由钙调磷酸酶抑制剂（calcineurin inhibitor，CNI）、霉酚酸酯和类固醇组成，基于 CNI 的免疫抑制治疗方案显著提高了肝移植术后的生存率，但其副作用不可忽视。有研究证实，术后使用他克莫司患者常常出现心肌肥厚和肺动脉高压，提示他克莫司可能引发心脏毒性在肺动脉高压中具有潜在作用。目前是发展新型免疫抑制剂的时代，这些抑制剂有望减少心脏毒性，更有效地保留短期和长期移植物功能，减少机会性感染。

2.神经系统损伤　肝移植术后神经系统并发症发生率为 10%～47%，其中儿童肝移植患者因胆道闭锁等原发病引起的术后神经系统并发症的发生率高达 46%，严重影响患儿的预后，降低患儿的生活质量。和其他类型器官移植者（肾、胰腺、心脏、肺）相比，肝移植受者出现神经系统并发症的患病率高达 40%，这是因为肝移植手术更复杂，手术时间长以及接受肝移植患者的一般情况差。

肝移植术后中枢神经系统并发症，包括脑血管病、癫痫、精神错乱、幻觉、定向障碍、意识模糊、认知功能障碍、中枢桥脑髓溶解或中枢神经系统感染颅内感染，然而结构性脑损伤较为罕见。肝缺血再灌注损伤、炎性因子聚集、肠道屏障功能损伤、免疫抑制剂的使用和肝性脑病等均会影响肝移植后脑病的发展。

（1）肠道屏障功能损伤：肠道菌群失调是导致远隔脏器损伤的重要原因，无肝期门静脉回流受阻，肠组织缺血缺氧导致屏障功能受损，大量毒素进入血液循环，内毒素可以引起神经元细胞凋亡，同时可以在血液中形成脂多糖蛋白复合物，刺激胶质细胞释放大量炎症因子（如 TNF-α、IL-6 和 IL-1β）。TNF-α、IL-6 是重要的促炎因子，常用于评价炎性反应的严重程度，可激活白细胞，使其释放多种炎症介质，促进神经细胞凋亡。IL-1β 可引起中性粒细胞聚集，激活免疫细胞，促进多种细胞因子和神经毒性物质释放，破坏血脑屏障。内毒素还会导致一氧化氮水平升高，破坏细胞膜完整性造成脑组织损伤。

（2）免疫抑制剂的神经毒性作用：肝移植患者需要终身使用免疫抑制，有研究证实神经系统并发症的发展和免疫抑制方案之间存在联系。这些免疫抑制剂与免疫亲和蛋白结合，从而阻断这些蛋白对神经元的保护作用，也可通过抑制构成型和诱导型一氧化氮合酶活性和神经元及内皮细胞 NO 表达，使得大脑 NO 水平降低，进而导致血管收缩。肝移植后的最初几周内，约 30% 的患者出现神经系统症状，如定向障碍、幻觉、认知功能障碍、意识改变和癫痫，这些通常被认为是 CNI 治疗引起的。研究表明长期 CNI 治疗可能导致患者出现认知障碍和脑萎缩。此外，大量运用 CNI 会导致机体免疫失衡，易出现各种感染，造成机体代谢紊乱，产生大量毒素，严重者会出现神经精神症状。

有研究证明，最常见的神经系统并发症是感觉周围神经病变（32.3%），其次是癫痫发作（18.3%）。神经系统并发症危险因素的单因素分析显示，MELD 评分≥20、肝移植前脑病和基于钙调磷酸酶抑制剂的免疫抑制方案的患者发病率增加，胆红素水平≥4mg/dL 发病率更高。因此，在保留移植肝功能的前提下，未来更倾向于使用无 CNI 维持治疗。

（3）炎症反应：越来越多的证据表明肝缺血再灌注损伤可能导致短期或长期的认知障碍。经典炎症通路包括 JAK2/STAT3 通路、NF-κB 和 Src-PSD95-NR2A 通路。神经元损伤的最终形式是神经元凋亡或坏死，而炎症小体激活可加重神经炎症反应，从而影响中枢神经系统功能。肝缺血再灌注损伤产生的有害物质进入脑组织所造成的损伤，在再灌注 24h 后减少，海马和皮质的焦亡引起的后续炎症级联反应导致继发性脑损伤，在再灌注 3d 时再次达到高峰。外泌体参与细胞与细胞的信息传递，与许多神经系统疾病中血管生成和神经发生的调节密切相关，多项研究表明，外泌体等胞外囊泡含有炎症小体蛋白，可导致脑损伤、脊髓损伤及中风后炎症的扩散。

（4）肝性脑病：肝移植后出现认知功能下降，相关的认知功能障碍大多在肝移植后 6 个月内得到解决，酒精毒性肝硬化患者在肝移植后特别容易发生新的认知功能障碍。移植术后认知功能障碍的发展与患者移植前的肝性脑病状态无关，认知能力下降持续到术后 12 个月，这表明手术并不是肝移植后认知功能障碍的主要诱因，相反，还有其他持续的术后因素。研究表明，移植术后 1 年，移植患者的认知功能障碍不是残留症状，而是新发的认知障碍。肝性脑病引起的认知功能障碍在肝移植后一年内改善，然而，部分患者的认知功能恢复似乎不完全，肝移植后 5 年，有肝移植病史的患者认知功能正常。

（5）脑损伤相关生物标志蛋白：肝移植过程中，一些指标的升高可以作为肝移植过程中脑损伤的生物标志蛋白。神经元特异性烯醇化酶（neuronspecific enolase，NSE）主要存在于神经元和神经细胞内，是脑损伤的重要标志，脑组织发生损伤时，NSE 从神经元轴浆中释放入脑脊液，通过循环进入外周血，血液中 NSE 升高。S100β 蛋白为神经组织蛋白质，在脑中浓度较高，当神经细胞坏死后，S100β 被大量释放入脑脊液中，并通过损伤的血脑屏障进入血液，动物和人体试验证明，肝脏缺血再灌注后，大脑皮层 S100β 蛋白浓度增高。本中心研究发现在脑损伤过程中，二者浓度的升高不仅和脑损伤程度相关，在预测脑损伤预后、监测脑损伤进展等方面也起着重要作用，可以作为早期预后评估的敏感指标。

3.肾损伤　在过去的几十年里，肝移植的短期存活率有了很大的提高，但长期结果却没有遵循同样的趋势。肝移植后的肾功能变化是影响存活率的一个重要因素，肝移植后早期肾损伤对长期肾功能有重要影响。肝移植后急性肾损伤（acute kidney injury，AKI）的发生率高达 95%，是术后常见的并发症。肾素血管紧张素激活、全身炎症反应、氧化应激、细胞凋亡以及肌动蛋白骨架损伤都对肾功能产生一定影响。

（1）肾素血管紧张素激活：手术过程中常常需要运用各种阻断血管的技术，其中门静脉阻塞造成门静脉高压，这导致内脏血管扩张，随后肾内血管收缩，内脏血管舒张导致低血压，进而激活肾素-血管紧张素系统。肾素-血管紧张素系统上调可导致肾小球滤过率、尿钠排泄和游离水排泄严重减少，严重的肾缺血会导致肾小管坏死和肾功能不全。

（2）炎症反应：全身炎症反应可诱导肾脏损伤，促炎细胞因子和转录因子，如 IL-6、TNF-α 和 HMGB1，它们在 IR 后表达升高，从肝脏释放进入循环血，促进肾脏的炎症变化。枯否细胞活化在这些细胞因子的产生和释放中起着主导作用。最近，Park 等人报道了潘氏细胞来源的 IL-17A 在所观察到的全身炎症综合征的加重和肾损伤的加重中发挥重要作用。这些促炎因子可以上调包括肾脏的肾内皮黏附分子（e-选择素，p 选择素和细胞间黏附分子 1），促进白细胞募集和外渗到肾间质间隙。Meyer 等报道肝缺血再灌注损伤通过 TNF-α 介导显著的细胞间黏附分子 1 远端组织上调。此外，循环胆汁酸、内毒素和循环免疫复合物可能与 AKI 的发生有关。

（3）细胞凋亡：通过募集免疫细胞动员至损伤区域维持内皮屏障的完整性，在预防 AKI 中发挥关键作用。有研究证实肝缺血再灌注损伤可引起肾脏内皮细胞凋亡，其中间质毛细血管内皮细胞凋亡更为明显，内皮细胞凋亡导致的肝细胞死亡对白细胞浸润的调节产生影响，从而加剧肾损伤。

（4）氧化应激：氧化应激也是肝缺血再灌注损伤诱导 AKI 的主要因素，活化的中性粒细胞聚集在内皮下空间，释放活性氧、酶和细胞因子，直接导致肾损伤，单核细胞和巨噬细胞的募集导致氧化损伤进一步加重。Kadkhodaee 等报道肝 IR 导致肾脏损伤，包括氧化状态的改变，表现为肾丙二醛的水平增加，超氧化物歧化酶和过氧化氢酶活性水平下降。肝 IR 可能导致肾组织氧化应激，而抗氧化剂的使用可通过调节谷胱甘肽系统和丙二醛水平产生肾保护作用。肝脏缺血预处理和自由基清除剂的作用也证明了氧化应激在 AKI 发生中的关键作用。然而，虽然高浓度的氧自由基在长时间缺血后的再灌注期引起组织损伤，但适度的氧自由基是肾细胞缺血预处理的重要前提。氧自由基使几个重要的细胞保护激酶磷酸化，包括细胞外信号调节激酶（ERK1/2）、丝裂原活化蛋白激酶（MAPK）和 Akt，并参与了几个细胞保护基因的上调。氧化应激是一种很有吸引力的信号，可以解释肾脏的预处理过程，因为在每个预处理刺激后的再灌注阶段，肾细胞都会受到氧化应激的强制爆发。因此，肝脏缺血预处理引起的中度活性氧通过血流对肾脏的远距离暴露也可能启动细胞保护信号，以防御后期更严重的氧自由基介导的肾小管细胞损伤。

（5）肌动蛋白骨架损伤：另一种被提出的机制是肌动蛋白细胞骨架的损伤，它有助于 AKI 的发展，已经证明肝脏 IR 可促进肾 F-肌动蛋白的衰竭。此外，在细胞系中，F-肌动蛋白的破坏可诱导细胞凋亡。因此，肌动蛋白细胞骨架的缺失可能促进肾小管和内皮细胞凋亡的发生。在分子水平上，腺苷被认为起着关键作用，机体产生应激后，腺苷释放增加，内源性腺苷的产生在保护缺血诱导的器官损伤中起着至关重要的作用。细胞表面腺苷 1 受体的激活在包括肾脏在内的许多器官系统中产生细胞保护作用。腺苷 1 受体激活产生多种细胞效应，减弱 AKI 的多层面病理生理学（内皮细胞和肾小管细胞凋亡、炎症和坏死），肝 IR 后腺苷 1 受体活化的急性肾保护作用是由一种蛋白激酶激活所引起的。Akt 也可以在某些细胞类型中增加热休克蛋白 27 的活性，促进 F-肌动蛋白的稳定性。保存在肾脏中的 f-肌动蛋白细胞骨架可能有助于减少肾小管坏死和凋亡。

4.肺损伤　肺损伤是肝移植术后常见并发症，发病率为 10%～40%，死亡率高达 25%～30%。患者进行手术治疗过程中肺功能受损甚至呼吸衰竭较为常见，这也是导致患者手术之后住院时间延长和患者死亡的重要原因，同时对受者移植肝功能有严重影响。目前常见的肝移植相关肺损伤包括急性肺损伤（acute lung injury，ALI）和输血相关性肺损伤（transfusion-associated lung injury，TRALI）。

（1）急性肺损伤：ALI 是各种原因导致人体肺泡毛细血管和上皮细胞损伤，造成患者肺泡水肿，导致患者急性呼吸功能不全，主要特征是通气/血流比例失调、肺顺应性降低、肺容积减少等，临床上特征主要是呼吸窘迫、低氧血症。ALI 主要是由于肝脏缺血再灌注导致的，表现为肺泡损伤、充血、水肿，肺泡壁间质增厚，炎症细胞浸润，其发生机制尚未完全阐明，目前认可度较高的机制是肝脏缺血再灌注后激活的枯否细胞释放活性氧和炎症细胞因子。活性氧过量产生时，器官出现氧化损伤，会导致抗氧化能力的衰竭。氧源性自由基在肝损伤中起重要作用，参与了肝 IR 导致的 ALI。大量研究证实，缺血再灌注后肺内 iNOS 表达水平升高，iNOS 可产生大量的一氧化氮，表现出促炎作用，产生过氧亚硝酸盐的超氧化物的反应，导致氧化应激状态。肺通过上调抗氧化酶来抵抗氧化应激，外源性抗氧化剂提供了显著的好处。此外，实验表明肺蛋白亚硝基化是肝脏 IR 诱导的肺损伤的一个显著特征。NO 的产生可以保护肺免受损伤，抑制 iNOS 表达水平的上调可减少一氧化氮的产生，降低肺损伤程度。最近的一项研究表明游离铁介导的氧化反应在这种情况下的作用，以及铁螯合对肝脏缺血再灌注诱导的肺损伤的显著改善。

另一个被提出的机制是再灌注后枯否细胞释放炎症因子，主要包括 TNF-α、IL-8、IL-6、IL-1β 和血小板活化因子等。TNF-α 与肺毛细血管相互作用，引发黏附分子（如 ICAM-1）的表达，导致中性粒细胞定向迁移，还可以激活人体内损伤的血小板、内皮细胞和粒细胞，释放脂代谢产物形成瀑布反应，导致组织细胞损伤引起 ALI。再灌注肝脏产生的细胞因子似乎在肺内引起细胞因子的持续产生，如肺泡巨噬细胞的 TNF-α、巨噬细胞炎症蛋白（MIP）-2、IL-6 信号转导和 STAT3 信号通路。通过给予 IL-10 抑制肺 NF-κB 表达，进而抑制细胞因子和预防肝脏缺血再灌注损伤诱导的 ALI，强调了局部持续炎症的重要性。

研究表明，内毒素也参与了肝脏缺血再灌注损伤后肺损伤进程。一方面肝细胞功能下降，清除内毒素能力减弱，另一方面肠黏膜屏障受损，菌群移位，释放入血的内毒素向体循环的转运。细菌易位在肝切除术后很明显，在再灌注过程中，枯否细胞的不足导致肺毛细血管内毒素溢出，刺激 TNF-α、IL-6、上皮中性粒细胞活化蛋白-78 和 MIP-2 的产生以及随后的肺中性粒细胞浸润。单独或联合抑制内毒素对肝、肺损伤的保护作用进一步加强了内毒素在肝缺血再灌注中的作用。

（2）输血相关性肺损伤：输血相关性肺损伤（TRALI）指的是输血后 6h 内出现的急性呼吸窘迫和非心源性肺水肿。TRALI 是导致输血相关死亡的一个主要原因，TRALI 的发生率低，但死亡率高，输血中 TRALI 的总发生率在 0.075%～1.4%，死亡率超过 25%，是肝移植术后第二大常见死亡原因，仅次于脓毒症。TRALI 可通过免疫、炎症或多方面途径引发发热、非心源性肺水肿、全身性低血压，甚至死亡。TRALI 发生机制可能与"二次打击"学说有关，第一次打击如手术、创伤、感染等活化了中性粒细胞，第二次打击如输入含某种成分的血液制品，激活了活化的中性粒细胞，导致氧自由基释放，损伤内皮细胞及肺泡上皮细胞，造成肺血管通透性增加，进而引发 TRALI。

5.肠损伤　肝移植期间由于阻断下腔静脉和门静脉，引起肠黏膜充血性缺血，导致肠道运动下降和肠黏膜屏障功能破坏。肠黏膜屏障中复杂的微生态系统失衡，导致肠源性细菌和内毒素过度产生，增加细菌转移或内毒素进入静脉或淋巴系统，导致肠外远隔器官损伤。肠道屏障功能失调、过度氧化应激、细胞凋亡和程序性坏死是目前较为认可的损伤机制。

（1）肠道屏障功能失调：肝移植手术与肠道菌群失调、移位密切相关。肠黏膜屏障功能不良，不仅发生在肝移植围术期或急性排斥反应损伤后，还可见于术前营养不良。越来越多的动物实验与临床试验表明，在肝移植手术前后，肠道微生态结构、肠道菌群数目均发生明显改变。肝移植术后肠黏膜屏障损害程度不同，可出现肠道运动减弱、结构破坏和分泌减少，导致肠机械屏障损伤。

肠道稳态失衡易引起胆道并发症，以缺血性胆道病（ischemic type biliary lesio, ITBL）最为常见。ITBL 的发生与胆汁酸关系密切，肠道微生态与胆汁酸之间存在"肠-肝轴"的关系。一方面，肠道菌群可以调节胆汁酸代谢稳态；另一方面，胆汁酸也可以影响肠道微生态构成。

在肝脏缺血再灌注后，细菌或内毒素易位导致肠道屏障功能受损。Okay 等报道，在大鼠广泛肝切除术 24 小时后，抗氧化剂 n-乙酰半胱氨酸可降低肠黏膜 MDA 浓度，减轻肠黏膜损伤，并减少细菌易位。Filos 等已经证明，行第一肝门阻断法后由于门脉淤积导致肠充血的大鼠在 30 分钟和 24 小时观察到肠道屏障失效，细菌和内毒素易位增加。肠壁水肿可导致腹腔内高压，进一步损害肠灌注和肠屏障功能。此外，再灌注时窦状微循环衰竭使肝脏总血管床减少，增加肝内门静脉阻力，导致术后门静脉高压。胆汁生成和肠道运动降低也会加重肠损伤，胆汁对肠道黏膜有营养作用，它与腔内内毒素和细菌结合，形成不可吸收的复合物，肠道动力下降导致肠道细菌负荷增加，而细菌负荷增加又会导致肠黏膜损伤。

（2）氧化应激：研究表明，肠道黏膜氧化损伤是由肝脏产生的活性氧作用引起的，这些活性氧在体循环中"溢出"。肝脏来源的活性氧对肠黏膜的远端氧化损伤的机制是破坏肠细胞之间的紧密连接，导致肠细胞通透性增加和肠屏障失效。氧化应激可诱导肠细胞细胞膜和 DNA 损伤，激活凋亡通路，从而破坏黏膜屏障。Ikeda 等研究表明，典型的肠道氧化缺血再灌注损伤是上皮从固有层"提起"的过程，其主要机制是细胞凋亡和坏死。细胞膜与绒毛基质间粘附分子表达的改变可能是原因之一，氧自由基破坏了这些分子，导致肠细胞与基质之间失去相互作用。

（3）细胞凋亡：细胞凋亡与肝脏缺血再灌注后的肠黏膜损伤有关，已知细胞外自由基可诱导细胞凋亡。细胞凋亡和程序性坏死的调节信号分子具有高度的重叠性，程序性坏死可以快速破坏肠细胞膜，导致细胞内 DAMPs 等物质释放，例如 HMGB1 蛋白、热休克蛋白、DNA 和 RNA，进而引起炎性反应。肠上皮细胞死亡数量过多，就会引起肠屏障破坏，细菌进入肠壁，发生炎性反应。

在包括肝脏移植手术在内的多种临床情况下，肝缺血再灌注损伤已被证明在常见的远端器官损伤的发病机制中发挥着关键作用。器官损伤之间具有相关性，不可完全独立看待，氧化应激和炎症反应途径发挥了重要作用。肝脏再灌注后的远端器官损伤依赖于细胞和分子事件，通过适当的干预可以有效地减轻肝脏缺血再灌注损伤导致的远隔器官损伤。

（任莹慧　贾莉莉　盛明薇）

第三节　肝移植围术期器官功能保护研究

肝移植是治疗终末期肝病的最有效手段，术中下腔静脉的阻断和开放导致血流动力学剧烈波动，移植肝缺血再灌注导致大量炎症介质释放，进而引起一系列远隔脏器损伤。肝移植术后心脏并发症的发生率高达 9%～25%，而术后急性肺损伤的发生率可达 16.3%，死亡率更是高达 70%。肝移植术后同样会引起肾损伤，其发生率可达 30%～50%。肝移植围术期多脏器损伤是术后患者死亡的主要原因之一。因此，在探讨围术期脏器损伤发病机制的同时，也急需寻找行之有效的保护措施。本部分围绕肝移植围术期移植肝、心脏、神经系统、肺等器官保护进行临床试验及基础研究进行总结。

一、肝脏功能保护

肝脏血流暂时中断是肝移植手术中最关键步骤，由此造成的肝缺血再灌注损伤也是导致移植肝损害甚至移植肝失功能的主要原因。肝缺血再灌注可促使细胞因子、趋化因子和活性氧释放，导致机体产生一系列的炎症和氧化应激反应，致使细胞死亡（坏死、凋亡、铁死亡、焦亡、程序性坏死等）。基于前文对肝缺血再灌注损伤的分子机制研究，本部分对围术期移植肝功能保护也进行了系列探索。

1.缺血预处理或后处理　临床数据显示肝移植手术前间断阻断肝门静脉血流可减轻肝细胞损伤。动物实验证明短暂周期性肢体缺血可通过增加血红素加氧酶-1（heme oxygenase，HO-1）或 HMGB1 水平减轻肝缺血再灌注损伤。另有研究显示，缺血预处理联合远端肢体缺血预处理对肝缺血再灌注损伤的保护具有协同作用。国外学者发现，42℃温水浴可增加大鼠体内热休克蛋白（heat shock proteins，HSP）表达，减少炎性介质产生，改善组织微循环减轻肝损伤。除了缺血预处理，缺血后处理也能够通过减少氧自由基产生，抑制炎性介质 TNF-α 及去甲肾上腺素的合成和释放，减轻肝缺血再灌注损伤。

2.机械灌注保存修复供肝

（1）常温机械灌注：大型动物研究显示，采用常温机械灌注保存可以减轻肝缺血再灌注损伤，提高肝细胞增殖和再生能力。Perera 等首次利用常温机械灌注的方法修复心脏死亡器官捐献供肝并成功进行了肝移植手术，结果显示受体术后 1 个月内谷草转氨酶、谷丙转氨酶、胆红素和碱性磷酸酶水平均可恢复正常水平，随访 15 月后仍未发现出现肝、肾功能异常和肝内胆管缺血症状。早期移植肝的存活率与常温机械灌注修复供肝过程中的胆汁和磷脂浓度呈正相关，因此在肝脏保存过程中检测这些指标对肝移植术后预后判断具有一定临床价值。目前，应用常温机械灌注保存修复供肝已经处于Ⅰ期临床实验阶段。初步研究结果表明，常温机械灌注保存修复供肝在临床上的实施安全可行。与传统的静态冷保存法保存供肝相比，30 天移植物生存率差别无统计学意义，并且常温机械灌注组的患者移植术后 7 天内谷草转氨酶值平均明显降低。然而，一项来自北美的单中心研究发现，常温机械灌注组与静态冷保存组患者术后的血清肝酶，胆红素和乳酸水平类似，而常温机械灌注组的 6 个月移植物的生存率为 80%，静态冷保存组则为 100%。此外还发现常温机械灌注组的患者住院时间更长。这说明关于常温机械灌注在临床应用的安全性及可行性还有待更多大型多中心随机对照临床研究去进一步探讨得出结论。

（2）亚常温机械灌注：与静态冷保存法相比，亚常温机械灌注保存供肝能够明显减轻肝细胞的凋亡和坏死，并且可以改善内皮细胞的完整性。研究表明，无氧亚常温机械灌注保存肝脏可以显著减轻小鼠原位肝移植肝缺血再灌注损伤，有效修复猪心脏死亡供肝热缺血损伤。Bruinsma 等运用有氧亚常温机械灌注系统对丢弃的人肝持续灌注 3h 后发现，肝组织的三磷酸腺苷含量及胆汁分泌量明显增加，肝细胞的损伤程度降低，说明亚常温机械灌注能减轻肝缺血再灌注损伤，改善肝功能，将来可能用于临床上修复边缘供肝，减少供肝短缺这一临床肝移植重大难题。

（3）低温机械灌注：低温机械灌注目前在肾移植临床应用较多。低温机械灌注可通过抑制细胞基础代谢和降低需氧量来显著延长器官体外保存时间。研究表明，与静态冷保存法相比，低温机械灌注保存和修复供肝能减轻肝脏损伤并提高移植物生存率。低温机械灌注在人肝中的利用是由 Guarrera 等于 2010 年首次提出，此后有学者继续对此进行研究发现，与传统静态冷法保存比较，低温机械灌注能明显降低肝移植术后胆道并发症和早期移植物失功能的发生率。欧洲一项临床研究表明，与静态冷保存法相比，心脏死亡供肝在移植前接受有氧低温机械灌注修复可明显减少谷丙转氨酶峰值和胆道并发症，并提高 1 年移植物生存率。值得注意的是，由于低温机械灌注是在低温（4℃）下进行灌注，因此也会给供肝带来一定的损伤。目前，低温机械灌注应用于脑死亡供体和心脏死亡供体的多中心临床试验已正式启动，这将为低温机械灌注未来的临床应用提供有力的证据。

3.药物干预 药物干预在减轻供肝缺血再灌注损伤的研究一直备受关注。研究发现某些特殊气体可减轻肝缺血再灌注损伤。NO 在体内具有舒张血管，抑制炎症反应，减少肝细胞凋亡等生物功能。氢气能通过与体内氧自由基结合生成水从而发挥抗氧化作用。Zhang 等在小鼠肝移植模型中发现，移植前予以吸入 2%浓度的氢气 1h 能够明显减轻移植肝缺血再灌注损伤。另外，有研究报道亚硝酸盐可抑制小鼠肝缺血再灌注过程中的无氧代谢，减少肝细胞坏死。高渗盐溶液也能改善肝脏微循环，抑制炎症反应，发挥肝缺血再灌注损伤的保护作用。

4.基因治疗 肝脏缺血再灌注损伤过程中有多种信号通路参与,针对关键分子应用基因敲减或过表达的方法，可能会降低肝损伤程度。目前，基因治疗在肝保护中的应用研究还处于小型动物模型阶段。Sun 等研究发现敲除 Mindin 基因可明显减轻小鼠肝缺血再灌注损伤。此外，过表达激活转录因子 3（activating transcription factor 3，ATF 3）能有效降低缺血再灌注过程中肝脏免疫应答。在小鼠肝移植模型中，腺病毒转染内皮型一氧化氮合酶（endothelial nitricoxide synthase，eNOS）基因能减少肝细胞凋亡，改善肝功能。以上研究结果初步证明基因治疗在动物模型中减轻肝脏损伤是可行的，未来若能将基因治疗与体外机械灌注技术结合起来运用到供肝的修复中，将有望收获更好的效果。这也有待利用大型动物模型和临床研究去进一步证实。

5.优化不同区域供肝转运效率 我国地域辽阔，移植中心数量有限且分布不均匀，造成紧缺供器官更加匮乏。在公民身后器官捐献时代，器官转运是一项需要各方面协调的特殊工作。冷缺血时间和器官质量与受体移植术后的预后密切相关。因此需要通过优化器官分配制度和协调各方面的工作设置快速绿色通道等方式以最大程度减少器官转运时间。若将来研发出可携带的机械灌注系统用于保存及转运肝脏，则可大大降低转运时间对供肝带来的影响，在转运过程动态监测肝功能相关指标，实时评估供肝质量，这将改变当前供体转运模式，有广阔的应用前景。

6.国内外其他先进的保护手段 供肝的保存方法是移植器官保护的另一个重点,在获取供肝前将连接肝脏的血管接入"多器官功能修复系统"，模拟人体的供血机制，使供肝从供体到受体过程中始终处于最接近生理状态的血液循环中。甚至可利用体外膜肺装置接入供肝，在保证血流的同时保证肝细胞的氧供。然而，由于这些技术操作复杂和费用昂贵，目前未得到推广使用。

二、心脏功能保护

肝移植手术患者术中易发生多系统复杂的病理生理改变、剧烈的血流动力学波动以及内环境紊乱。尤其是无肝期下腔静脉被完全阻断后，回心血量减少、心排量明显下降，导致重要脏器灌注不足，加重器官功能损伤。以心肌肌钙蛋白 I（cTnI）大于 0.1μg/L 作为心肌损伤标准，肝移植患者心肌损伤发生率可达 40.4%，而心肌受损患者 30 天死亡率更是高达 11.4%，是术后患者死亡的主要原因之一。此外，终末期肝病患儿不仅肝脏储备功能较差，其心室顺应性较低，特别是与收缩性有关的心肌群发育较差，心脏功能储备较低，术中更易发生心肌损伤。因此，加强肝移植围术期心肌保护措施至关重要，目前研究主要包括以下几方面：

1.药物干预

（1）常用麻醉药：研究显示，异丙酚可促进心肌保护性蛋白表达，减轻体外循环下心内直视术患儿心肌损伤；七氟醚预处理可抑制炎症反应，改善心脏手术患儿心脏功能。

本中心研究数据显示，异丙酚和七氟烷都可安全应用于小儿肝移植且可以有效降低术后循环系统并发症，提高患者成活率和生存质量，减少患者 ICU 停留时间和住院天数，降低医疗成本，减轻患者家庭负担，从而获得较大的社会效益和经济效益，值得在临床推广应用。

（2）右美托咪定：属于临床常用麻醉辅助用药，可激动中枢神经系统及外周 α2 肾上腺素能受体降低交感神经张力。研究表明，右美托咪定可抑制炎症反应，对冠状动脉旁路移植术患者产生心肌保护效应。本中心在儿童肝移植术切皮前即刻经静脉输注右美托咪定负荷剂量 0.5μg/kg，继之泵注 0.8μg/（kg·h）至手术结束，能够抑制机体炎症反应，减轻肝移植患儿移植肝再灌注后的心肌损伤。

（3）乌司他丁：主要通过抑制单核细胞 TLR4 表达来抑制炎症信号通路激活，缓解全身炎症反应，减轻炎症因子对肠屏障的进一步损伤，降低血清内毒素浓度，进一步抑制全身炎症反应，最终达到心肌保护效应。本中心研究成果发现，肝移植患者应用乌司他丁后，外周血单核细胞 TLR4 的表达下降，血清中促炎细胞因子 TNF-α 和 IL-6 的生成减少，内毒素含量降低，抑炎细胞因子 IL-10 的生成明显增加，心肌酶水平明显降低。

（4）其他药物：有报道证实氨基酸合剂、L-精氨酸等均能不同程度减轻缺血再灌注损伤和炎症反应，具有一定的心肌保护作用。但是，目前暂无应用于肝移植围术期的临床经验。

2.门静脉开放前放淤血　尽管已有报道证明，门静脉开放前放淤血能减少大量酸性、低温、高钾液体对心脏的冲击，但临床操作有难度，且为达到心肌保护效应所需放出淤血量并无定论，尚待进一步研究。

三、脑功能保护

肝移植术后神经系统并发症发生率高达 13%～47%，常见于术后 2 周内，严重影响患者术后远期预后及生存质量，其中儿童肝移植脑损伤是关注的重要领域。中国临床肝移植注册系统数据显示，中国儿童肝移植受者年龄 90%以上为 1 岁以内患儿。婴幼儿时期是中枢神经系统发育的高峰期和敏感期，不良刺激可影响其神经认知发育状况。因此，儿童肝移植术后神经系统严重影响患儿远期学习能力及社会适应能力。肝缺血再灌注损伤诱导肝窦内单核-吞噬细胞系统产生促炎因子 TNF-α、IL-6、IL-18 等，其通过发育尚不完善的血脑屏障进入中枢神经系统是导致术后脑损伤的重要机制。肝移植围术期脑保护备受重视，该领域的研究热点主要集中于药物的保护机制及临床应用。

1.丙泊酚　作为一种静脉麻醉药物，丙泊酚可通过阻断 NR1 亚基磷酸化来抑制 NMDAR 的激活。动物实验证实，丙泊酚可抑制大脑皮层 NR1 亚基丝氨酸 896、897 位点的磷酸化达到脑保护效应。临床数据显示，接受冠状动脉搭桥患者术中连续给予高剂量丙泊酚（3.2μg/mL）可明显降低 S-100β 及 NSE 水平，说明丙泊酚具有一定的脑保护效应。本中心研究数据证实，丙泊酚可通过激活 JAK2/STAT3 信号通路改善成年大鼠自体原位肝移植后海马神经元氧化应激及细胞凋亡。此外，我们还发现，幼鼠肝缺血再灌注后海马组织受到损伤，突触数量减少，幼鼠术后远期出现了认知功能障碍；丙泊酚通过激活 NR2A 和 NR2B 活性，对肝缺血再灌注后认知功能障碍产生保护作用。

2.乌司他丁　具有广泛的生物活性，其功能主要为稳定溶酶体膜，抑制黏附因子表达，减轻炎性因子释放，清除氧自由基等作用。大鼠脑缺血再灌注损伤模型中发现，乌司他丁组大鼠脑组织梗死范围明显减少，表明乌司他丁预处理能够明显减轻大鼠脑缺血再灌注损伤。乌司他丁可抑制脑组织炎性反应，减轻脑水肿、胰腺炎和心肺复苏诱发的脑损伤。本中心建立单中心前瞻性临床研究发现，乌司他丁可在一定程度上减轻肝移植术患儿的脑损伤，其机理可能与抑制炎症细胞因子的过度释放、减轻全身炎症反应有关。

3.右美托咪定　最新研究表明，右美托咪定可上调 SIRT3 抑制线粒体损伤和细胞凋亡。本中心通过开展幼鼠肝缺血再灌注实验研究发现，海马组织 SIRT3 的表达量和活性降低，右美托咪定预处理主要通过激活 SIRT3 介导的线粒体自噬从而抑制 NLRP3 炎症小体来发挥肝缺血再灌注后神经保护作用。

四、肺功能保护

肝移植术中肝脏的缺血再灌注过程不仅会导致肝损伤，还可通过诱发氧自由基及全身炎症反应导致肺脏等远隔重要器官损伤。由于肺脏解剖位置特殊，当肝脏复灌后，肝静脉的血流经下腔静脉进入右心，随后到达肺循环，这就决定了肺脏终将成为各种炎性因子损伤的首要器官。因此，降低肝移植术后急性肺损伤的发生率，做好围术期肺保护是肝移植麻醉必须考虑和处理的关键问题。

1.远隔缺血预处理（remote ischemic preconditioning，RIPC）　RIPC 减轻肝 IR 后脏器（如脑、肺、肝脏）损伤的有效方式。通过预先给予某一器官 IR 处理来提高远隔部位的另一器官对长期缺血和缺氧的耐受性。Wang 等通过使用微血管夹夹闭股血管术（包括股动脉和股静脉）构建肢体远隔缺血预处理模型，发现可以明显减轻肝缺血再灌注损伤，其机制与改善微循环、抑制 NF-κB 激活、HO-1 的保护作用等有关。Liu 等发现缺血预处理可以抑制促炎因子释放从而减轻术后急性肺损伤。Qing 等研究也显示，缺血预处理可以通过 Bcl-2 表达增加和抑制肺上皮细胞细胞凋亡从而减轻肝移植缺血再灌注损伤 Li 等研究发现，肝移植术前 30min 及再灌注后 3h 雾化吸入 N-乙酰半胱氨酸（NAC）可明显降低肺部炎症反应和氧化应激损伤，减少肺损伤患者对呼吸支持的依赖，并且对肝移植术后多脏器功能发挥保护作用。

2.临床麻醉药　异丙酚被证实可作为一种抗氧化剂，通过抑制 NAPDH 氧化酶保护肺脏免受氧化应激损伤。此外，Yu 等研究表明，患者手术期间预先吸入七氟醚可以显著降低术后血清 IL-6 和 IL-8 的浓度，对术后肺损伤起到保护作用。

3.雷帕霉素　是一种高效、低毒的免疫抑制药，不仅在预防、治疗移植排斥反应中取得较好效果，更在慢性移植物肾病的控制以及移植后肿瘤的预防和治疗方面得到了一致的认可。本中心建立大鼠冷缺血再灌注模型发现，雷帕霉素术前给药对大鼠肝脏冷缺血再灌注后的肺损伤具有保护作用，其机制可能与抗氧化、抗炎、减少 iNOS mRNA 的表达及 NO 的生成有关。

4.中医穴位针刺 穴位针刺是我国传统医学的重要方法,治疗各种肺部疾病的效果显著,可改善支气管哮喘、慢性支气管炎、慢性阻塞性肺疾病引起的憋喘,并可改善肺功能、减少气道炎症介质表达,从而抑制肝移植患者炎症介质产生及肺部炎症反应。在家兔肺缺血再灌注损伤模型中,电针针刺家兔足三里能抑制巨噬细胞和中性粒细胞的浸润,减轻肺缺血再灌注的脂质过氧化反应、降低肺组织 TNF-α、IL-6 和 IL-8 水平,从而减轻肺间质和肺泡水肿及肺损伤。临床数据表明,经皮穴位电刺激能抑制开胸单肺通气患者IL-6、IL-8、粒细胞弹性蛋白酶的释放,起到肺保护作用。穴位电刺激可减少术后肺部炎症反应,减少肺损伤的发生,改善患者术后肺功能。因此,应用穴位针刺有利于保护肝移植围术期肺功能,并为肺保护提供潜在的治疗靶点及研究方向。

五、肾脏功能保护

肝移植受体围术期存在不同程度肾损伤,可能与以下因素有关:无肝期回心血量减少,有效循环血量降低,肾脏氧供下降;手术刺激诱发氧化应激反应导致儿茶酚胺介导的缩血管作用增强,促使肾动脉血管收缩,降低肾灌注;新肝期血流恢复,缺血再灌注导致大量促炎细胞因子生成,介导肾小管上皮细胞凋亡导致肾损伤。对于接受肝移植手术的婴幼儿而言,其肾脏结构、功能发育不成熟,肾储备能力低下,在病理因素影响下极易出现急性肾功能损伤,严重影响患儿预后。因此,肝移植围术期肾脏保护至关重要。目前甚至保护主要以药物保护为主。

1.前列腺素 E(prostaglandin E,PGE) 属于一种小分子多肽,其作用是扩张血管,增加器官血流量,降低血管外周阻力。国外两项大样本临床前瞻性研究发现,肝移植术中给予 PGE 治疗对肾脏功能有显著的保护作用,术后严重肾衰的发生率与进行透析治疗的比率较对照组均明显下降。动物实验表明,PGE 减轻缺血再灌注损伤的作用机理不是改善微循环的"无灌流"现象,而是通过对抗再灌注后的过氧化损伤实现的。此外,PGE1也能改善门静脉阻断所致内脏微循环障碍,但它是否能够减少肠源性内毒素释放和移位,对抗内毒素造成的损害,尚有待于进一步研究证实。

2.钙阻滞剂 肾脏自身调节功能需部分依靠钙离子,钙阻滞剂氯苯吡啶在非心脏手术介导肾血管舒张,降低肾入球小动脉阻力。将钙阻滞剂应用于肾移植围术期可增强移植肾功能,提高移植肾存活率预防环孢霉素肾毒性,它可通过抑制钙离子内流进入细胞防止再灌注损伤从而发挥肾保护作用,但在肝移植围术期的肾保护作用现尚未明确。有报道证实氨基酸合剂、L-精氨酸等具有肾保护作用,能不同程度改善肾缺血再灌注损伤,抑制炎症反应,然而目前缺乏其应用于肝移植围术期的经验。

3.右美托咪定 通过中枢和外周机制抑制促炎细胞因子生成,减轻肝缺血再灌注所致肾脏损伤。此外,右美托咪定可维持血流动力学稳定,当循环血量减少时,可使心输出量重新分配,保证包括肾脏在内的重要脏器灌注。本中心前期研究发现,右美托咪定可在一定程度上减轻肝移植术患儿的肾损伤,其机理可能与抑制炎症细胞因子的过度释放、减轻全身炎症反应有关；动物模型证实，SIRT3/FOXO3α 信号通路在右美托咪定减轻幼鼠肝缺血再灌注后肾损伤过程中发挥了关键作用。

4.氢气　是无色、无味、相对分子量最小的气体，能够通过单纯扩散迅速进入产生活性氧自由基和 DNA 损伤的线粒体和细胞核等亚细胞器。氢气可选择性清除羟自由基（•OH）和过氧亚硝基，而不清除其他具有生理功能的活性氧自由基如过氧阴离子（O^{2-}）和过氧化氢（H_2O_2）。大量研究证实，氢气具有抗氧化应激、抑制炎症反应及抗细胞凋亡等特性。本中心采用大鼠原位肝移植模型研究饱和氢气生理盐水对大鼠肝移植术后急性肾损伤的影响，结果显示术后肾功能降低，肾组织病理损伤严重，肾脏氧化应激程度增加，其机制与调控 p53 表达，诱导细胞自噬激活，并且自噬激活可通过抑制肾小管上皮细胞凋亡，减轻肾脏氧化应激等途径有关。

5.中药　大量的临床实践表明中医药在肾脏病治疗领域有着独特的优势，它能通过多途径减轻或修复肾脏病理损害起到肾保护作用，但是其在肝移植围术期的使用方法和时机尚有待进一步探讨。

（盛明薇　贾莉莉　孙　英）

参考文献

［1］HONGYIN DU，MINGWEI SHENG，LI WU，et al. Hydrogen-Rich Saline Attenuates Acute Kidney Injury After Liver Transplantation via Activating p53-Mediated Autophagy［J］. Transplantation.2016，100（3）：563-70.

［2］LILI JIA，FEI WANG，XIANGQIAN GU，et al. Propofol postconditioning attenuates hippocampus ischemia- reperfusion injury via modulating JAK2/STAT3 pathway in rats after autogenous orthotropic liver transplantation［J］. Brain Res. 2017，15，1657：202-207.

［3］RICHARD X SOUSA DA SILVA，ACHIM WEBER，PHILIPP DUTKOWSKI，et al. Machine perfusion in liver transplantation［J］. Hepatology. 2022，76（5）：1531-1549.

［4］XUHAO NI，QI WANG，JIAN GU，et al. Clinical and Basic Research Progress on Treg- Induced Immune Tolerance in Liver Transplantation［J］. Front Immunol. 2021，20，12：535012.

［5］RAHIMA A BHANJI，KYMBERLY D WATT. Physiologic Reserve Assessment and Application in Clinical and Research Settings in Liver Transplantation［J］. Liver Transpl.2021，27（7）：1041-1053.

［6］中国肝移植注册中心，国家肝脏移植质控中心，国家人体捐献器官获取质控中心，国家骨科与运动康复临床医学研究中心，中国医师协会器官移植医师分会移植器官质量控制专业委员会，中国医院协会器官获取与分配工作委员会，国家创伤医学中心器官保护专业委员会.中国移植器官保护专家共识（2022 版）［J］.器官移植，2022，13（2）：144-160.

[7]黑子清.肝移植围术期器官损伤机制及器官保护策略研究进展.中山大学学报（医学科学版）：2019，40（4）：487-492

[8]朱泽斌，赵强，何晓顺.移植供肝保护新进展[J].中华重症医学电子杂志（网络版）：2017，3（2）：94-99.

第十章　肝移植麻醉护理

器官移植手术被誉为"外科王国皇冠上的明珠"，肝脏是器官移植中难度较高的器官，在围术期中，麻醉和外科之间的配合、综合治疗和完善的围术期护理都是非常重要的。麻醉护理是护理学的一个重要分支，距今已有一百多年的历史，麻醉护士（certified registered nurse anesthetists，CRNA）是麻醉护理工作的主要执行者，是经过许可的高级执业护士，接受过专业培训，能协助麻醉医师进行麻醉的准备、维持与监测，并进行麻醉病人的管理的专业人员。麻醉护理是手术顺利开展的重要基础，麻醉护理人员在一定程度上分担了麻醉医师的工作量，做好充分的术前准备，并协助麻醉医师提高其临床工作效率，为手术治疗效果提供了更好的保障。在肝移植围术期实行规范的麻醉护理，能有效改善麻醉镇静效果、提升护理质量、增加患者护理满意度、提高患者在手术过程中的依从性，并能降低患者术后麻醉并发症发生率、减少患者的不良情绪，进而保证了麻醉工作的顺利进行，加速患者的术后恢复。

第一节　麻醉前的护理

一、麻醉前访视与宣教

（一）麻醉前访视

麻醉护士应与麻醉医生一起在手术前一日对患者进行访视，其目的是详细了解患者的有关病史、检验结果和精神状态，解答患者麻醉相关问题，指导患者麻醉相关配合，解除患者的焦虑心理。通过病历浏览和体格检查，评估患者的麻醉及手术耐受性，以采取有效措施积极预防和处理围术期可能的并发症。访视内容应包含以下几个方面：

1.病历浏览

1）个人史：包括患者的活动能力，能否胜任较重的体力劳动或剧烈活动，是否有心慌气短等症状；有无长期饮酒、吸烟史。

2）既往史：①了解既往疾病史，特别是与麻醉有关的疾病，如高血压、冠心病、脑血管病、哮喘及相应的治疗情况；②既往手术史，麻醉史，有无不良反应；③既往过敏史、用药史，了解药名、药量，有无长期服用安眠药、抗凝药、降压药、降糖药及麻醉药品成瘾史等。

3）现病史：查看化验结果、检查结果、影像学资料、用药情况及治疗效果。

4）家族史：①查看患者父母、兄弟、姐妹及子女的健康状况，是否患有与患者同样的疾病；②家族中有无肺结核、肝炎、性病等传染病；③有无家族性遗传性疾病，如糖尿病、血友病、恶性高热等；④如果已经死亡，需要查看死亡的原因及年龄。

2.体格检查

1）全身状况：观察有无发育不全、营养障碍、贫血、脱水、浮肿、发热及意识障碍等，测身高、体重，了解近期体重变化。

2）器官功能

（1）呼吸系统：询问有无感冒、咳嗽、咳痰，每日痰量及痰的性状，是否咯血；观察呼吸频率，呼吸深度及呼吸形式，评估呼吸道的通畅程度，听诊双肺呼吸音是否对称，有无干湿罗音；查看胸部 X 线或 CT 检查结果，必要时应有肺功能检查结果。

（2）心血管系统：测血压，脉搏、注意皮肤黏膜颜色及温度，听诊心音，有无心脏扩大、心律失常以及心衰发作。查看心电图、超声心动图检查结果。

（3）其他：检查脊柱有无畸形或病变，穿刺部位有无感染，下颌关节和脊柱活动度；检查四肢浅表静脉，评估外周静脉部位。

3）了解拟施行的手术部位、切口、切除脏器范围、手术难易程度、出血程度、手术时间长短和手术危险程度等；了解是否需要特殊的麻醉技术和特殊的手术体位配合，此外还需了解手术的急缓程度。

（二）麻醉相关宣教

（1）术前清洁身体。剪指甲、洗澡、洗头，减少身体带菌数量，预防术后感染。

（2）术前遵医嘱进行肠道准备。禁食水时间应遵循成人术前禁食固体食物 6～8h，术前禁饮清饮料 2h；儿童术前 6h 禁固体食物，4h 禁母乳，2h 禁清流质。

（3）充分休息，避免紧张，过分焦虑可遵医嘱给予镇静安眠药物。

（4）介绍手术室环境，讲解麻醉相关知识，指导患者麻醉相关操作配合方法，包括有创操作的配合，术后拔管的配合等。

（5）手术当日不可携带个人随身物品（哮喘等急需用药除外），只需空身穿着病号服，取下可拆卸假牙，活动牙齿提前告知医护人员，去除美甲，避免化妆烫发。

（6）手术当日降压药等必须药物遵医嘱可正常服用，可随少量水服下。

（7）鼓励术后早日下床活动，指导患者进行床上练习，减少静脉血栓、坠积性肺炎及压疮的发生。

（8）指导患者如何使用术后止痛泵。

（三）肝移植患者心理特点及护理措施

肝移植是一项重大、复杂、高风险的手术，如何做好患者的心理护理，减轻疾病经历对精神困扰，对于肝移植手术的顺利和成功至关重要。心理护理是指在对患者的护理过程中，运用心理学原理和方法，针对患者现存的和潜在的心理问题，改善患者的心理状态和行为，使之有利于疾病康复的过程。不良情绪的刺激，可引起血压升高、心率加快，有的还可出现四肢发凉、发抖、紧张、恐惧等一系列心理、生理和病理反应。麻醉护士应做好麻醉前患者的心理护理，必要时应通知医生进行药物治疗。

1.成人肝移植心理特点

1）不信任感和敌意。其原因有：①除肝移植外，终末期肝病没有有效的治疗方法。②患者症状反复发作，迁延不愈，频繁住院，耗费较多人力财力却难以达到满意的治疗效果。③护理人员在临床工作过程中不注意细节，给患者造成不愉快的感受。

2）恐惧、焦虑、抑郁。其原因有：①患者及家属对器官移植较为陌生，对肝移植治疗前景悲观失望；②医护人员与患者沟通不足，隐瞒病情患者对自己病情的猜测和恐惧；③过长的等待供体，或者反复的供受体配型失败均对患者的信心造成打击；④患者对治疗费用、术后恢复、痊愈后的社会生活等方面存在顾虑；⑤患者术前病情反复发作，逐渐加重。⑥术后患者进入重症监护病房，环境陌生，手术及麻醉对身体创伤较大。

3）期望心理。原因是患者长期遭受病痛折磨，生活质量极差，迫切地渴望有一种方法可以彻底的治愈目前的疾病。

2.肝移植患者心理护理

（1）对易怒、敏感、悲观失望患者的心理指导。护士必须熟知病人的心理反应，采取正确有效的心理护理，为病人进行肝移植做好心理准备，使肝移植顺利实施。如向病人耐心解释疾病相关知识及进行肝移植的必要性，及时向其介绍国内肝移植方面的新成就、新进展，并结合一些移植成功的患者病例，以书面的形式及实例来鼓励他，树立其治疗的信心。

（2）对手术的恐惧、焦虑、缺乏信心患者的心理指导。在与患者的交流中，认真介绍肝移植手术麻醉及手术的过程，打消患者的顾虑，介绍整个医疗小组的优秀资历，以既往的成功病例鼓励其增强信心。家人在生活上多关心体贴。合理的饮食调配，积极治疗原发病，保持患者体力，经以上护理，在消除患者恐惧心理，缓解焦虑情绪及增强战胜疾病信心方面有很好的效果。做好各项术前准备，为迎接手术调整到最佳状态。护士还可成为病人的倾诉对象，减轻患者的心理压力。建立良好的医患、护患关系，取得病人及家属的信任和合作。

（3）对经济压力的担忧。患者一方面渴望疾病被治愈，另一方面又担心对家人造成巨大的经济负担。护士应与家人配合协助患者树立角色意识，强化其唯一性，重要性，共同憧憬康复后的美好生活。为患者身心调整提供良好的家庭氛围，让家属明确每一个家庭成员都是患者接受肝移植手术过程中重要的一环。肝移植后多数患者能得到良好的康复，可以正常地生活工作，可以为家庭和社会创造财富，克服暂时的经济困境，激发其对未来再次体现自身价值的向往。

（4）有针对性的术后护理问题宣教及训练。在对患者进行耐心细致的心理护理与支持的同时，积极地进行有计划有针对性地术后相关护理问题宣教及训练，为患者手术做好充分的心理准备及术后恢复打好基础，具有重要的意义。

3.儿童肝移植心理特点　儿童正处在生长发育的过程中，其心理活动和精神活动也在跟随着发育。因年龄小，对疾病缺乏认识与了解，心理活动随着治疗情境的改变迅速变化，且他们的注意力转移较快，情感表达明显、外露而单纯，诊疗活动等刺激会对患儿造成强烈的心理反应。心理学家发现，婴儿从出生到 3 个月可有欲求、喜悦、厌恶、愤怒、惊吓、烦闷等 6 种情绪反应，6 个月以下婴儿对离开双亲无烦恼，而 6 个月至 4 岁小儿住院时情感波动最大。以下是几种常见的术前患儿心理状态：

（1）恐惧。恐惧是患儿最常见的反应，主要表现为哭闹、拒食、睡眠不安、拒绝检查与治疗，不同意手术等。

（2）依赖。表现为行为退化，能自己做的事也不去做，完全依赖父母和护理人员，这种保护行为也强化了其依赖心理。表现为易激动、哭闹任性、爱发脾气等。

（3）焦虑。患儿心理发育尚不完全，而且患儿围术期的焦虑主要原因是父母家人的分离和对陌生环境的恐惧。年龄大的患儿（多为学龄期的患儿）对于自己的疾病情况、将要接受的治疗、术中术后身体的变化、手术的效果等问题都十分关注，而表现为焦虑不安、愤怒等。

（4）悲观抑郁。此类患儿大多性格较内向，不愿与别人交流，认为自己已无药可救。表现为言寡行独，对周围的一切失去兴趣，严重者可产生轻生的念头。

（5）在麻醉诱导期患儿心理变化最为明显。

4.儿童肝移植心理护理

（1）术前访视。小儿对陌生的环境和人缺乏正确的判断和分析能力，对疾病的理解能力有限，对手术了解较少，从而增加了其对手术的不配合和恐惧心理。术前访视有利于护士通过了解患儿术前的心理状态，从而采取相应的对策以减轻患儿的精神紧张。另外，术前访视同样可以拉近医护人员与患儿的距离，建立彼此信任的关系，从而更有利于患儿的配合。再次，通过术前访视医护工作者可以对患儿进行个性化的健康教育，以患儿可以接受的方式告知其即将在手术室发生的事情，在一定程度上减轻其恐惧心理。

（2）术前参观手术室。通过术前参观手术室，并在参观过程中穿插一些小游戏，比如大冒险游戏、开电动玩具车，从而减轻陌生环境对患儿造成的不良情绪。

（3）麻醉诱导期间由家长陪同（parent presence induction program，PPIP）。手术室是一个特殊的医疗环境，患儿由于年龄小，对陌生人易恐惧，会产生孤独感和恐惧感，当患儿突然进入陌生环境，与父母分离会产生强烈的恐惧感，即分离焦虑。患儿在亲属陪护下进行麻醉诱导，有助于减轻麻醉前的焦虑、恐惧等心理反应，稳定患儿的情绪，提高患儿麻醉配合程度和麻醉效果。

（4）个性化儿童手术间。环境对手术患儿的心理影响至关重要。让手术间环境充满人性化，色彩鲜明，主要采用浅绿、浅蓝、粉红 3 色，使其颜色接近生活中的自然环境，并且备有儿童喜爱的玩具及儿童熟悉的歌谣及动漫片，会使其对手术的恐惧心理明显减轻。

二、麻醉前护理准备

（一）麻醉药品的准备

1.麻醉药品的准备　见第三章肝移植麻醉术前评估及准备第二节术前准备。

2.麻醉、精神、高警示药品的管理　肝移植手术难度大、术中病情变化复杂,用药多,需备齐各类麻醉相关药品。安全用药是保障手术患者医疗安全的重要环节之一。药品管理是麻醉科护理质量管理的重点内容,如果管理不规范、监管不完善将导致药品取放混乱等问题,易造成差错事件发生,尤其是麻醉、精神药品及高警示类药品。

1) 麻醉、精神药品:麻醉药品,是指对中枢神经有麻醉作用,连续使用、滥用或者不合理使用,易产生身体依赖性和精神依赖性,能成瘾癖的药品。肝移植常用的麻醉药品有舒芬太尼、瑞芬太尼、芬太尼等。

精神药品是指直接作用于中枢神经系统,使之兴奋或抑制,连续使用能产生依赖性的药品。肝移植常用第一类精神药品有氯胺酮、第二类精神药品有布托啡诺注射液、地佐辛注射液、咪达唑仑注射液、瑞马唑仑、纳布啡注射液等。

易制毒剂是指国家规定管制的可用于制造毒品的前体、原料和化学助剂等物质。肝移植常用易制毒剂为麻黄碱。

麻醉、精神药品需严格按照相关管理条例管理,包括如下内容。

(1) 由药学部、麻醉科根据手术用药情况制定合理基数,麻醉护士领回的麻醉、精神药品核对数量后登记入账。

(2) 麻精药品杜绝丢失、短缺,按处方和批号回收安瓿并妥善保管。交接班时清点麻精药品基数,并登记签字。

(3) 如遇安瓿丢失,应及时寻找,确认丢失时麻醉科护士与麻醉医生当面核对并登记丢失安瓿的名称、数量、地点、日期、时间、安瓿批号,双方签字确认,并上报科主任及药房。

(4) 定期对麻醉科执业医师、护理人员及涉及麻醉药品及第一类精神药品管理工作的人员进行有关麻醉药品和精神药品使用知识、有关法律、法规、专业知识、职业道德的教育和培训。经过培训并考试合格,报卫生主管部门备案后具备麻醉药品及第一类精神药品处方权。

(5) 实行五专管理:专人管理、专用账册、专册登记、专用处方、专柜加锁。

(6) 做好剩余药品废弃量登记,双人在监控场所流动水下弃去,医护双方签字。

(7) 专用登记本登记:患者信息,使用药品数量、剩余剂量和处理方式,医护双方签字。要求可以根据登记追溯到患者、医生、护士本人。

(8) 麻精药品智能药柜或保险柜内保存,双人保管钥匙,两人同时在场打开智能药柜或保险柜。

(9) 麻醉药品和第一类精神药品处方的印刷用纸为淡红色,处方右上角标注"麻精"。医师开具麻醉药品和第一类精神药品处方时,应当在病历中记录。医师不得为他人开具不符合规定的处方或者为自己开具麻醉药品和第一类精神药品处方。住院病人开具的麻醉药品和第一类精神药品处方应当逐日开具,每张处方为 1d 常用量。麻醉护士审核医嘱,如不合格拒绝发药。

(10) 第二类精神药品及易制毒剂(麻黄碱)也需麻醉科注册的执业医师,经过培训并考试合格，报卫生主管部门备案后具备该药品处方权。使用时需登记，包括患者信息、用量及弃去量，要求可以根据登记追溯到患者、医生、护士本人。

2）高警示药品：高警示药品划分为 A、B、C 三个等级，并采取不同的管理制度进行管理。其中 A 级是高警示药品管理的最高级别，是指使用频率高，一旦用药错误，患者死亡风险最高的药品，须重点管理和监护；B 级是指使用频率较高，一旦用药错误，会给患者造成严重伤害，但伤害的风险等级较 A 级低；C 级是指使用频率较高，一旦用错药，会给患者造成伤害，伤害的风险登记较 B 级低。

肝移植手术常用的（静脉/吸入）麻醉药、肌肉松弛药、血管活性药、浓氯化钾注射液、硫酸镁注射液、胰岛素注射液等均属于高警示药品，需麻醉护士专门管理，使用时登记核对。

（1）A 级高警示药品的管理：①有专用药柜或专区储存，专人管理，每日盘点，账物相符。②药品标签上及储存处有专用警示标识。③除抢救车上可存放贴有明显标识的药品外，其他区域不得存放该类药品。④该类药品应严格按照说明书中药物配伍、给药途径和限定浓度给药。超越说明书用药的医嘱医生须加签字。⑤工作站中在处置 A 级高警示药品时应有信息标识。

（2）B 级高警示药品的管理：①药品标签及药品储存处有明显专用警示标识。②麻醉护士在核发药品时应进行专门的用药交代。③严格按照说明书中药物配伍、给药途径和限定浓度给药；超越说明书用药的医嘱医生须加签字。④科主任及护士长定期对该类高警示药品管理工作进行督导、检查。

（3）C 级高警示药品的管理：①药品标签及药品储存处有明显专用警示标识。②麻醉护士在核发药品时应进行专门的用药交代。③药品应严格按照法定给药途径和标准给药浓度给药；超越说明书用药的医嘱医生须加签字。

（二）麻醉相关耗材的准备

1.麻醉相关耗材的准备

（1）呼吸道一次性耗材，包括：呼吸回路、喉头喷雾器、可视喉镜片、气管导管、人工鼻、牙垫、气管导管固定器、吸痰管、麻醉面罩等。

（2）动、静脉通路一次性耗材，包括：中心静脉穿刺套件、动脉留置针、压力传感器、超声保护套等。

（3）输血输液加温耗材，包括：加温管路、高流速输液加温装置、加温毯等。

（4）其他耗材，包括：测温尿管、胃管、静脉血管鞘、漂浮 Swangans 导管、mostcare 血流动力学监测装置，PICCO 监测装置，FloTrac/Vigileo 系统等。

（5）辅助器具的准备，包括：气管插管钳、喉镜、听诊器、简易呼吸器等。

2.麻醉科耗材管理　随着医疗领域的全面发展、创新、变革，以及肝移植手术麻醉技术的不断进步，医用耗材尤其是高值耗材的需求也在日益增长。麻醉科作为各医疗机构的核心科室，承担了大量耗材的管理任务。麻醉科耗材种类多、型号杂、价值高，普遍存在耗材领用流程不完善、信息记录零散无法追溯的情况，易导致耗材丢失、过期损耗、漏收费等情况，因此需要麻醉护士专人管理。

（1）麻醉科耗材专人管理，并在科主任及护士长的双重领导下开展工作。

（2）耗材实行领用总量控制，实行按需领用。耗材管理人员每周清理耗材存量，根据库存情况提交本周耗材申领计划，避免材料的积压、浪费、流失，建立入库/出库记录。

（3）接收耗材时仔细检查有效期、包装是否密闭，进口耗材是否有对应的中文标识，并且清点数量是否符合。

（4）耗材去除外包装后进行入库，放在指定位置且符合感染管理的相关规定。

（5）定期盘点库房，做到账务相符，当发生消耗数量和实际出库不符合时，及时查找原因。

（6）高值耗材管理。高值耗材与低值耗材相比，有作用特殊、单价高等特点，高值耗材设立专用登记本，记录入库及出库时间、患者信息、领取医务人员，确保账物相符。

（三）麻醉相关仪器设备的准备

1.麻醉相关仪器设备的准备

1）麻醉机。麻醉前应检查麻醉设备，在连台麻醉病例开始前也应短暂了解、检查麻醉机的性能，重点检查：①环路系统；②吸入蒸发系统；③呼吸机系统；④主屏幕显示屏；⑤监测、监护系统。

2）多功能监护仪。多功能监护仪是一种以测量患者生理参数，并可对设定值进行比较，发出警报的装置或系统。肝移植麻醉需要监测项目较多，麻醉开始前应检查仪器的各项功能是否完好。

（1）心电图：检查心电导联线，导联线有三导联和五导联，根据每根导联字母提示，正确连接到身体各部位，并能正确描记心电图波形。一次性纽扣式电极片粘贴部位应根据手术部位、消毒范围，正确摆放部位。

（2）无创血压：检查血压计袖带是否漏气，使用臂式电子血压计时，最常用的部位是上肢肱动脉。应注意袖带的高度要与心脏位置处于同一高度。

（3）体温：肝移植手术通常测定鼻腔或膀胱的温度，麻醉开始前应准备好两个测温装置。

（4）脉搏氧饱和度：即人体血液中被氧结合的血红蛋白容量占全部可结合血红蛋白容量的百分比，是人体的重要生命体征参数之一，直接反映了人体组织供氧情况。多采用指套式光电传感器。测量时，将传感器套在手指上，尽量避免同时置于量血压的肢体，以免测量血压时阻断动脉影响测量结果。小儿因指短，无法使用成人探头，需用儿童探头或用胶布固定，将指端置于光电感应区。

（5）心率：是指心脏每分钟搏动的次数。心率测量是根据心电波形，测定瞬时心率和平均心率。

（6）呼吸：是指监护患者的呼吸频率，监护测量中，呼吸阻抗电极与心电电极合用，即用心电电极同时检测心电信号和呼吸阻抗。

（7）有创压力监测：包括中心静脉压、左房压心输出量和动脉压。是通过将导管置入血管，将压力传感器的传感部分与血液耦合进行测量。在进行有创血压监测开始时，首先对换能器进行校零，校零首先将液气界面打开与外界相通，然后按监测系统的调零键；监测过程中，要随时保持压力传感器与心脏在同一水平上；为防止导管堵塞，需使用肝素盐水加压冲洗导管。

（8）呼气末CO_2监测：可反映肺通气，还可反映肺血流。呼吸道呼出气中含有水分，可聚积于监测管道中，影响监测数值，使用前可接高压气体管道冲掉管腔内水分，保持通畅，最好在呼吸管路安装空气过滤器，以滤过水分，保持监测管腔的干燥。

（9）心输出量：每分钟左心室或右心室射入主动脉或肺动脉的血量，是衡量心功能的重要指标，能反映整个循环系统的状况。

（10）脑电双频指数监测（bispectral index，BIS）：是目前以脑电来判断镇静水平和监测麻醉深度较为准确的一种方法。在前额粘贴脑电双频指数传感器，连接至监护仪，监测病人的麻醉深度。

（11）漂浮导管肺动脉压和心排血量监测仪：利用肺动脉导管和相应的监测仪测肺动脉毛细血管楔压，测量心排血量、混合静脉血氧饱和度连续测定。

3）微量注射泵、TCI靶控泵：麻醉护士检查设备性能，遵医嘱准备设置相应药物剂量。

4）肌肉松弛监测仪：用于测定肌松药作用起效时间和气管插管时机，传感器采用握力传感方式，便于手的位置随意摆放，有利于保持手掌温度，保证长时间肌松数据稳定准确。

5）血气分析仪：从动脉血直接测得PaO_2、$PaCO_2$、pH等。根据参数对气体交换、酸碱平衡及心肺整体作出判断。准备一次性动脉采血针或1mL注射器内加抗凝。

6）血栓弹力图（TEG）或Sonoclot凝血功能分析仪：将检测试剂复温备用，以便监测患者凝血功能。

7）全自动荧光免疫分析仪（VIDAS）：肝移植手术时间长，无肝期时循环系统和内环境平衡干扰较大，易造成心肌缺血性损伤。

8）除颤仪：用较强的脉冲电流通过心脏来消除心律失常、使之恢复窦性心律的方法。主要应用于严重快速心律失常时，如心房扑动、心房纤上性或室性心动过速等。

9）超声：超声被誉为麻醉医生第三只眼睛，超声引导下动静脉穿刺技术是里程碑式的进步，突破了传统盲法的局限，保障了麻醉操作安全性。经食管超声心动图（transesophageal echocardiography，TEE）提供了一种反映心脏结构和功能的实时和连续的可视化方法，因此被推荐为高危手术的术中监测手段，以优化血流动力学管理。ASA和心血管麻醉医师协会（Society of Cardiovascular Anesthesiologists，SCA）推荐将TEE用于肝移植手术，而美国肝病研究协会甚至建议在所有的肝移植手术中使用TEE，以评估心室大小、肥厚，收缩和舒张功能，瓣膜功能及左室流出道梗阻。

10）血液回收机：肝移植手术出血量大，麻醉护士应在手术开始前先将回收机连接好，利用负压吸引法对血液进行采集，把创面的血液吸入贮血器，连接输液管，从吸引管滴入抗凝药物，对已经回收的血液进行抗凝操作。

11）加温装置：将加温片/加温管路预充、预热，合理摆放暖风机与加温毯并进行预热。

12）静脉－静脉转流装置：静脉－静脉转流（VVB）技术对肝移植合并某些适应证患者的手术起到了一定的推动作用（见第八章特殊技术的应用）。麻醉护士需根据医嘱及患者情况准备设备与耗材。

2.麻醉科仪器设备的管理　手术中心是医院手术和抢救患者生命的核心场所，麻醉时需严格按规范操作，践行无菌原则，保证操作的准确、高效。近年来，随着我国麻醉现代化的进程，围术期仪器设备也在不断更新，这不仅提高了麻醉的安全，也加大了麻醉科仪器设备使用过程中操控失灵、异常报警等风险，可能对医护人员或患者造成伤害，进而影响麻醉的安全性。因此，麻醉科需建立有效的仪器设备使用、维护管理机制。

（1）麻醉科应设专职仪器设备管理护士，负责麻醉科所有仪器设备的日常使用记录，督查管理和联系仪器设备的检测、维护等。

（2）所有仪器设备均建立档案，包括设备名称、型号、生产厂家、合格证、使用说明书、使用维护等信息。

（3）遵守医学装备部管理规定，任何人不能私自使用医疗设备。所有仪器设备需贴有器械处编码、医学装备编码。

（4）定期检查所有设备使用性能，保持性能良好，处于备用状态。如有故障应及时悬挂故障标牌，并报告仪器设备管理员或护士长，并联系医学装备部，对仪器设备进行维修保养。

（5）麻醉科应设立仪器设备使用登记本、校验记录本。仪器设备使用后，将使用情况、时间、使用人员及维修情况等记录在登记本上。

（6）使用仪器设备人员必须熟悉仪器性能、使用原理、操作步骤、清洁、消毒灭菌和保养方法，严格遵守操作规程，用后及时清洁处理归还原处。

（7）凡购买的新设备在使用前医护人员必须进行培训考核，对新入科的医护人员有专门的仪器设备使用培训、考核登记。

（8）每台仪器设备均应悬挂使用操作流程，在使用过程中凡因不负责任或违反操作规程而损坏仪器设备者，应根据医院赔偿制度进行赔偿处理。

（9）任何仪器设备未经允许不得拿出科室，经批准借出设备，必须有手续，经手人要签字，重要设备需经科主任同意方可才借出。抢救仪器设备不能外借。

（10）仪器设备消毒应严格按照医院内感染防控措施执行，避免医院内感染发生，常规清洁消毒应参照制造商提供的数据和方法操作，避免造成机械或化学损伤，降低使用寿命。

（李良玉　王志凯）

第二节　麻醉中护理

一、肝脏移植手术的特点

肝脏是器官移植中难度较高的器官，接受肝移植的患者大多是晚期肝胆疾病患者。肝脏功能处于失代偿状况，由于肝脏是机体最主要的参与合成代谢、解毒的功能器官，功能衰竭必将严重影响机体各器官系统的功能。大多数病人有肝功能不全、腹水、低蛋白血症、贫血、凝血机制障碍、电解质紊乱、低氧血症、代谢紊乱等，手术难度大，时间长，出血量较多，麻醉处理较困难，因此术中的麻醉护理的配合及监护至关重要。

二、麻醉的实施与护理

（一）术前评估与准备

（1）进入分管手术间，检查麻醉机、输液泵、监护仪、简易呼吸器是否齐全。

（2）协助进行麻醉前准备：抽药时注意三查七对，保留安瓿，名称、浓度标志清楚，放于无菌盘内，生理盐水注明开瓶时间。麻醉药物一般以无肝脏毒性作用、对心脏无明显抑制作用的药物为首选。在麻醉前应备好肾上腺素、去氧肾上腺素、多巴胺、芬太尼、吗啡、艾司洛尔、前列腺素、肝素、速尿、胰岛素、氯化钙、抗生素、抑酸剂等，以及各种晶体液和胶体液。

（3）准备插管用物、检查喉镜亮度及导管套囊是否漏气，润滑导管前端，准备麻醉需要的特殊用物。除一般全麻物品以外，还需：深静脉穿刺包、除颤仪、动脉穿刺针、血气分析仪、有创压力测定套件、Swan-Ganz 导管及心排血量测定仪、血液回收机、小型呼吸机、变温毯和暖风机（热空气毯）、床边凝血功能监测设备[如血栓弹性描记图（TEG）Sonodot 分析仪或 ACT 测定仪]。因准备的物品，药品较多，应放置于固定位置，标示醒目，以便随手取用，切忌乱摆乱放。

（4）检查麻醉机、负压吸引器、监护仪的性能，根据患者情况调节参数，更换钠石灰并调节至备用状态。

（5）准备动静脉穿刺套装及心排量监测装置如 Swan-Ganz 导管、唯截流，并正确连接，备用。

（6）患者入室后，正确核对患者身份。

（7）检查术前准备（禁饮食时间、术前用药、各项检查）落实情况。

（8）心理护理：由于肝移植手术危险性大，病人可有极度恐惧的心理，应予以特别重视，耐心地给予针对性的心理疏导，减轻病人的紧张恐惧的情绪，取得病人的合作。

（9）建立血管通路：选择左或右肘正中静脉建立静脉通路。左腕部行桡动脉穿刺，以监测动脉压和检测血气。右颈部和锁骨下作静脉穿刺，用来快速输液和置入漂浮导管。根据麻醉医生医嘱进行液体治疗，及时将用药情况记录在麻醉记录单上，以便核查。

（二）协助麻醉诱导

（1）严格按照麻醉医生的麻醉计划或口头医嘱用药，执行口头医嘱前大声复述。协助麻醉诱导，注意用药的速度、剂量、顺序，运行微量注射泵，持续静脉用药。

（2）协助全麻插管，插管时注意观察患者的生命体征，确定导管位置，固定导管，启动麻醉机的控制模式。

（3）特殊患者如：困难气道、清醒插管，协助麻醉医生用纤维支气管镜或引导丝进行置管。

（4）如需神经阻滞者，协助调节神经刺激仪和超声探测仪，帮助医生确定神经血管的走向。

（三）术中监护

麻醉维持与护理肝移植手术分为病肝分离期、无肝期及新肝期三个阶段，麻醉应根据各个不同阶段出现的特别问题给予处理：

（1）调节好麻醉深度，监测凝血、生化、CVP、血糖，血钾，血钙，酸碱状态、血气等指标。

（2）经常抽吸胃管，使胃减压，利于手术野暴露。

（3）仔细检查病人的体位，以确保各部位无受压，静脉通路畅通，各连接导线放置合理。

（4）术中的液体管理与护理要点：术中患者的血流动力学变化很大，液体管理的目的就是尽量维持正常或接近正常的血容量携氧能力和凝血功能。①首先在术前调整好病人的容量状态。有明显肾功能不全及术前应施行血液透析的患者，注意观察患者尿量，以纠正电解质和容量状态的异常。如患者术前已处于尿毒症期，则在移植过程中行床边血液透析。②手术中应使用快速输液装置，保持静脉通道畅通。③术中有很多因素使病情不断发生变化，因此，在密切观察的同时，常常需要重新评估患者。以及时纠正容量状态。④输入的液体最好不含乳酸，因为患者肝功能严重不良，有可能形成乳酸性酸中毒。⑤如果凝血功能障碍，可给予新鲜冰冻血浆、血小板等。⑥在阻断大血管之前，血容量应调整到较为理想状态。⑦为防止开放大血管后发生大出血，应再次检查备好畅通的输液通路。⑧血液回收装置使用后，在大失血的情况下，回输速度不够，仍然需要输血，但对恶性肿瘤患者禁用血液回收装置。另外，输新鲜冰冻血浆以补充在洗涤过程中损失的各种凝血因子。⑨新肝期应避免输血过多或容量负荷过重。⑩预防高钾血症，输入能量合剂中含糖而不含钾

（5）常规监测患者体温、脉搏、呼吸、血压，尿量、心电图、脉搏氧饱和度、呼气末二氧化碳、瞳孔、麻醉深度、肌肉松弛程度等。特殊监测：桡动脉测压、中心静脉压、心排出量监测（Swan-Ganz 导管）、凝血功能、血栓弹力图、血糖、血气分析等变化，并记录于麻醉单上。

（6）使用体外静脉-静脉转流术时，维持手术中血压稳定和正常的肾灌注压。注意监测患者的中心体温，采取保温措施：①手术室温度调节在 22℃以上；②输入保温的液

体和血制品；③病人卧于变温毯上（温度调至42℃）；④使用暖风机；⑤根据需要选择覆盖各部位的暖气毯；⑥使用加温液体冲洗整体。

（7）注意患者的尿量，如尿少应分析原因，如排除肾前性原因，遵医嘱应适当应用利尿剂。

（四）手术结束后的护理

（1）护送患者至苏醒室或重症监护病房，注意途中安全防止患者坠床；保护呼吸通畅，确保小型呼吸机与气管导管连接可靠，防止脑缺氧；保护好静脉通道，测压管各种引流管、导尿管等要妥善固定，防止脱落。

（2）与苏醒室或重症监护病房的值班护士交接。处置医疗废物注意事项：肝移植病人大多是乙肝病毒携带者，术中需注意隔离，术后应将所有用物分类进行消毒处理。

三、小儿肝移植护理要点

1.专科护理特点

（1）小儿气道结构特殊，易出现呼吸困难，严密监测呼吸、血氧。

（2）交流障碍，不配合。

（3）机体耐受差，加强术中用药观察。

（4）生长差异大，麻醉用物、护理措施各不相同。

（5）禁食禁饮时间视年龄而定，严格限定禁饮食时间。

（6）小儿保护反射欠佳，充分清理呼吸道。

（7）代谢功能低下，严格遵医嘱用药，控制注射速度。

（8）出现不适无具体主诉，需加强基础护理保护患儿安全。

（9）呼吸、循环功能与年龄相关，注意监护。

2.麻醉前护理要点

（1）明确具体年龄、身高、体重。

（2）与患儿试沟通，了解主观意愿。

（3）测量患儿当前生命体征，记录其基础水平。

（4）评估患儿张口度，有无活动牙齿。

3.麻醉前准备

（1）物品准备：小儿氧饱和度，小儿袖带，吸痰管，面罩，呼吸回路，垫枕，根据患儿具体情况选择导管，小儿导管内径计算公式：ID=年龄/4+4；插入长度=年龄/2+12。

（2）药品准备：所用药物根据医嘱稀释。术前不能配合的小儿，入手术间前注射氯胺酮或静脉注射丙泊酚，入睡后快速转运至手术间或采用父母陪伴式麻醉诱导，降低患儿的应激反应。

（3）患者准备：术日晨体温正常、呼吸道无炎症、小儿查对腕带，与家属再次确认禁食禁饮的时间。

4.麻醉期间护理措施

（1）调整室温至22～24℃，一切准备完善后方可带患儿入室。

（2）协助患儿脱衣，让患儿轻松接受的方式，连接监护。

（3）不能安静带入室者，手术室门口用药，麻醉后抱入手术间，途中保持气道通畅，或采取父母陪伴式麻醉诱导，不宜强行带入室，以免造成患儿恐惧。

（4）患儿入睡后去枕，垫高肩部，通畅呼吸道。

（5）动作轻柔，缓缓送入导管，避免暴力，减轻气道损伤。听诊双肺呼吸音，插入导管深度合适。固定气管插管时注意保护患儿皮肤，采用3M透明贴膜贴于脸部，在进行气管插管的固定，减少患儿的过敏反应，保护皮肤。

（6）麻醉机参数根据患儿体重计算，呼吸频率快，潮气量小。

（7）术中合理控制液体的滴速和总量，防止发生肺水肿。

四、肝移植特殊护理措施

（一）低体温的预防和控制

肝移植围术期低体温发生率高，对患者生理功能影响较大，严重低温可危及生命。因此，围术期积极保温，维持病人体温平衡，对减少低温引起的并发症有重要意义。具体的保温措施包括：

1.术前评估和预热 术前根据患者的病情、年龄及皮肤的完整性等来评估手术期间是否有体温下降的可能及下降的程度，并制定保温措施：①合适的手术室温度；②变温毯；③输注液体和冲洗液加温。

2.体表加温 由于代谢产生的热量大部分是通过皮肤丢失，因此有效的体表保温方法可降低皮肤热量的丢失，包括：①红外线细射器；②变温毯；③压力空气加热器。

3.输入液体加温 通常应用液体加温设备对液体进行40℃左右的加温。低体温的预防比治疗容易得多，积极的低温预防可缓解麻醉手术后的第一时相核心温度下降趋势，降低中心到外周组织的温度梯度，而不增高中心温度。

（二）ECMO护理措施

1.氧合器的准备 氧合器是体外循环的重要组成部分，它可使静脉血氧合为动脉血，并将血中的二氧化碳弥散出去，已完成血液在体外的气体交换，减少心脏、肾脏功能。根据患者的体重及氧合器性能、结构、预充量选择氧合器的型号。

2.药品准备

（1）晶体液和胶体液：乳酸林格注射液、羟乙基淀粉等。

（2）升压药和降压药：肾上腺素、去甲肾上腺素、去氧肾上腺素、硝酸甘油、硝普钠等。

（3）正性肌力药：多巴胺、异丙肾上腺素，多巴酚丁胺等。

（4）抗心律失常药：利多卡因、阿托品等。

（5）利尿药和脱水药：呋塞米、甘露醇等。

（6）肾上腺皮质激素：氢化可的松、地塞米松、甲强龙等。

（7）凝血药：肝素钠、鱼精蛋白等。

（8）调节酸碱平衡药：5%碳酸氢钠等。

3.插管的准备 明确 ECMO 支持的方式及途径即 VA 方式还是 VV 方式，以及具体的插管部位和方法；遵医嘱选择插管和管道的类型及型号；预充液的种类及用量。

4.其他物品准备 ECMO 器械包、无菌单、手术衣等，在手术室操作，还需将患者送回 ICU，应配备功能完善的患者转运设备，其中包括不间断电源、便携式氧气瓶等。

（三）血液回收机的操作程序

1.一次性用品的安装

（1）配制抗凝剂生理盐水 500mL+肝素 1 支（12500U）混合。

（2）安装贮血器、进水管道接头、负压吸引管道，调节负压在 10.7～16.0kPa。

（3）关闭近病人侧引流管后，无菌操作下将进血管道一端连接吸引器接头，另一端连接贮血器的进血接口。

（4）将输液器针头插入肝素盐水中，并向进血管道和贮血器内预充 50～100mL 的肝素生理盐水，以防管道内发生凝血。调节肝素盐水的滴速。

（5）安装废液袋和血液回收罐，将排液管道与废液袋相连接。

（6）将进血管道卡入气泡监测槽，关闭离心盖。

（7）将连接滚轮泵的软管放入滚轮泵管槽，关闭泵夹再盖泵盖。

（8）打开电源开关，机器显示通电。按松夹键，管道夹松开，分别将进血管、洗涤剂管、排空管装入相对应的管道夹内。

（9）将进血管道连接于贮血器的出血管口上。

（10）将洗涤管与生理盐水洗涤液相连接。

2.手控血液回收的处理程序

（1）接电源，开机，松开止进夹，15 秒后自动关闭。呈进血等待状态。

（2）肝素生理盐水与回收血的比例为 1∶5，一般为 20～80 滴/min。

（3）按手动键，显示器出现"手动操作"界面，将所有的人工夹完全松开。

（4）按进血键，离心杯旋转至 5600 转/min，贮血器内的血液被转动的滚轮泵泵入离心杯，使离心杯内逐渐出现红细胞层。当显示器出现"探到血层"时按清洗键。

（5）按清洗键，当出血量达不到"探到血层"时，也可以进行清洗，一般清洗 1 次需要生理盐水 1000mL，追加清洗时需要生理盐水 1500～2000mL。

（6）按排空键，滚轮泵开始逆时针旋转，将离心杯内的血液泵回输血袋内，如离心杯排空不足，可重复按排空键，每次排空量大约为 30mL。

（7）按停止键，结束一次回收程序。

（8）按总结键，显示屏立即显示各种数据。

（9）将血袋取下后连接输血器即可将血液回输给患者。

3.血液回收机使用注意事项

（1）熟悉机器性能：掌握使用和保养方法，经常进行检查测试。

（2）尽量降低负压，吸引管的口径要大，防止溶血和提高红细胞回收率。

（四）心输出量的监测护理

麻醉护士必须及时熟悉最新现代技术并进行规范化的专业培训，掌握监测仪的性能和使用方法，熟知正常值、异常值及各种参数的临床意义，才能获得准确的数据来指导临床治疗。还要掌握一般故障的识别、排除和日常保养，保证其正常运转或处于完好状态。

1.导管连接紧密　将导管各处连接紧密，妥善固定，防止松脱引起出血。

2.防止空气进入测压系统　监测管路中有气泡，将使曲线出现阻尼，影响连续心输出量（continual cardiac oulput，CCO）测定的准确性。在测压、取血、调试零点等操作过程中，要严防进入空气而造成动脉内出现气栓，如发现异常波形应迅速抽出。

3.保持导管通畅　动脉导管接2%肝素盐水以3mL/h持续滴注，以防血液凝固堵管。当压力曲线异常时，应分析原因。如导管内有凝血而发生部分堵塞而导致波形异常时，应及时抽出血块加以疏通。

4.零点校准　换能器头应置于心脏水平，尽量排除对结果有影响的因素，如零点不准确、呼吸不平稳气道压力过高、导管嵌入过深以及推注盐水的剂量和速度问题等。

5.加强心电监护　当病人病情发生变化，出现下列情形情况：心律失常、主动脉瘤、大动脉炎、动脉狭窄、肢体有栓塞及应用主动脉内球囊反搏（IABP）时，会导致特殊的动脉波形或波形改变而使CCO不准。如发现异常应及时做好记录并通知医生做相应处理。

6.严格遵守无菌操作　防止感染发生，导管及三通均一次性使用。注意凝血情况、导管侧肢体远端的循环情况等。

（五）超声引导下中心静脉穿刺置管术的医护配合

1.置管前准备

（1）患者身份识别：严格执行查对制度，至少同时使用姓名、年龄两项核对患者身份，确保对正确的患者实施正确的操作。

（2）监护：为患者进行血压、血氧饱和度、心电监测，严密观察生命体征变化。

（3）保证有效的静脉通路。

（4）用物准备：一次性压力传感器套件、加压输血袋、0.9%氯化钠注射液 500mL（软包装袋）、一次性中心静脉导管包、盐酸利多卡因注射液、5mL注射器、肝素钠注射液、碘伏、超声机、耦合剂、无菌保护套及免洗手消毒液。

（5）心理护理：告知患者操作的目的以及在操作过程中会产生疼痛感，切忌紧张与躲闪，以防造成穿刺失败。

2.操作中的医护配合

（1）体位：①颈内静脉穿刺置管术：患者去枕平卧，头低位20°且后仰，垫高肩膀，头转向对侧。②锁骨下静脉穿刺置管术：患者上肢垂于体侧并略外展，头低位15°，垫高肩膀，使锁肋间隙张开，头转向对侧。

（2）使用加压输血袋将内含肝素钠的 0.9%氯化钠注射液挂在输液架上，打开换能器冲管开关，使小壶内液面超过 1/2，继续向测压管内预充液体至最末端，向加压输血袋内注气至 300mmHg，关闭注气囊开关。

（3）将多参数监护仪缆线与一次性压力传感器套件内导线相连接，调节监护仪上 CVP 监测参数。

（4）护士无菌方式打开中心静脉导管包，将碘伏倒入合适容器，进行常规消毒铺巾，注意铺无菌单要达到最大无菌化，随后将中心静脉导管包中的各种组件准备好，协助医师定位。

（5）医师进行穿刺、置管、固定。置管结束后，护士将测压管充分排气，对光检查并确认导管内无气泡，协助医师将测压管与中心静脉导管主腔紧密连接。

（6）检查并确保测压通路通畅，观察多参数监护仪上是否出现 CVP 波形。

（7）打开换能器上冲管开关进行冲管，观察小壶内液体流速，判断导管通畅程度。将换能器置于患者心脏水平（平卧位时位于腋中线与第 4 肋间交叉处），妥善固定。

（8）校零：调整换能器上三通方向，使换能器与大气相通，按下多参数监护仪上"归零 ABP"键，参数仪显示校零成功。

（9）调整换能器上三通方向，使换能器与动脉留置导管相通，待多参数监护仪上 CVP 出现清晰、正确的波形，读取值。

（10）医师将导管另一端抽回血、冲管后，护士协助医师将静脉端液体与导管另一侧紧密连接。

（11）用物根据《消毒技术规范》和《医疗废物管理条例》做相应的处理。

（李良玉　李胜卫）

第三节　肝移植术后护理

一、肝移植患者术后入室交接

（1）手术结束前 30 分钟巡回护士电话通知复苏室，复苏室值班护士接到电话后，与巡回护士核对患者姓名，科室，手术名称，并询问所需物品。

（2）复苏室主班护士电话通知病房主班护士，核对患者姓名及手术，无误后病房主班护士将患者的住院信息转入复苏室。

（3）复苏室值班护士通知护工准备好相应的物品及床位，将病床送到手术间。

（4）病人入室前，责任护士手术及麻醉方法备齐所需用物，保证呼吸机、监护仪等设备在待机状态。

（5）手术结束后由手术医生、麻醉医生，巡回护士共同护送患者转入复苏室。由复苏室医生、护士和手术医生、麻醉医生、手术室巡回护士共同核对患者腕带，姓名，年龄，住院号，科别，诊断、麻醉方式及手术方式名称。

（6）确定患者身份信息准确后，连接心电监护仪，监测生命体征，待患者生命体征无异常后，在与手术室护士逐一核对带入病历、影像学资料信息及数量、带入药品物品、衣物、各引流管通畅情况，皮肤情况等，做好交接后登记签字。同时复苏室医生为患者连接呼吸机，调整呼吸机参数，给予患者呼吸机辅助通气。

（7）责任护士检查气管插管深度及固定情况，妥善固定各种引流管并保持其通畅，认真检查患者皮肤情况，同时巡回护士与责任护士详细交接病情及术中情况。

（8）遵医嘱为病人摆好体位，安置床档，给予患者约束带约束双手，严密观察病情变化，保证病人安全舒适。

二、肝移植患者术后护理

（一）病情观察

1.监测呼吸功能，维持有效呼吸

（1）绝大多数肝移植病人术后早期仍需呼吸机辅助呼吸，以保证足够的氧合。根据病情调整呼吸机的各项参数；保持呼吸道通畅，定时湿化，及时吸痰；动态监测动脉血气分析指标。

（2）呼吸机脱机指标：脱机和拔除气管插管指征同一般腹部大手术。拔管后注意观察呼吸情况，监测血氧饱和度及动脉血气分析等；并指导患者进行呼吸功能锻炼。

2.监测血流动力学　持续、动态监测患者心率、血压、血氧饱和度、中心静脉压、肺毛细血管楔压等，术后早期15～30分钟记录1次，稳定后改为每小时1次，以掌握患者血容量情况。

3.监测水、电解质及酸碱平衡　监测每小时尿量、引流量、补液量等并准确记录出入量，定时监测动脉血气分析及血电解质等，以了解体液平衡情况。

4.监测肝功能　监测病人意识、凝血功能、胆汁和肝功能生化指标，了解移植肝的功能恢复情况。术后T管引出金黄色黏性胆汁、胃管引出含胆汁液、凝血功能好转、黄疸减退等均是移植肝功能良好的表现。

5.监测肾功能　监测术后尿量和肾功能生化指标；肝移植术后易并发肾功能不全，应注意保护肾功能，慎用肾毒性药物。

（二）维持体液平衡

维持静脉通路通畅；遵医嘱补充晶体和胶体溶液、血浆、白蛋白；根据血流动力学、水电解质监测结果合理安排各类液体的输注顺序与速度。

（三）管道护理

1.动脉测压管护理　桡动脉穿刺测压是对肝移植术后患者进行血压监测的常规方法，该方法操作简单、使用方便，能连续显示每次心搏的血压变化，不受人工加压、减压、袖带宽度及松紧度的影响，准确直观，较无创血压更能准确及时地反映患者的血压变化，同时也可在穿刺部位采血标本做血气分析，避免反复动脉穿刺给患者带来痛苦。

（1）将动脉测压管连接紧密，固定牢固，防止松脱引起大出血。

（2）保持动脉测压管通畅。应用肝素盐水经常冲洗，但注意避免输入肝素液量过多而造成凝血障碍，如管道内有凝血块应及时抽出加以疏通，禁止向血管内推注，将凝血块冲入体内，禁止动脉给药。

（3）测压前进行零点校对。每次体位变动均需重新调零。

（4）抽取血样标本时，应将管道中的液体全部抽出后再取血，以免因血液稀释而影响检测结果。取血标本过程中要防止进气，以免引起动脉内气栓。

（5）预防动脉栓塞形成：注意无菌操作；避免反复穿刺/置管，减少动脉壁损伤；连续或经常用肝素稀释液冲洗；套管针不宜太粗；末梢循环欠佳时，应立即拔出套管。

（6）预防感染：各项操作要严格遵守无菌技术原则。所用的套管针、连接管、三通换能器等均一次性使用。定时观察穿刺部位有无血渍、肿胀等，插管处用无菌透明膜覆盖。三通及换能器要用无菌治疗巾包裹并妥善放置，防止污染，定时更换治疗巾。待循环稳定后，尽早拔除测压管，一般不宜超过 4d。

（7）拔管时应注意压迫时间：拔管后应局部压迫 5min，后用纱布球和宽胶布加压覆盖，以免引起出血和血肿形成。胶布覆腕不可环绕满一周，以免远端肢体缺血坏死。

2.胃管护理 同一般胃管护理；注意观察引流液内是否含有胆汁，以了解移植肝的功能恢复情况；无 T 管者观察胃管引流液性状，若引流出血性液体超过 100mL/h，提示有活动性出血，及时报告医师。

3.T 管护理

（1）T 管的常规护理同一般胆道手术后。

（2）观察胆汁量：一般最初每日为 100mL 左右，之后每日 300～500mL；胆汁过少怀疑肝功能障碍，胆汁过多可能是胆总管下段不通畅所致。

（3）观察并记录胆汁的量、色泽、有无混浊、泥沙或絮状物等；正常胆汁为深绿色或金黄色、较稠厚、清而无渣。

4.腹腔引流管护理 通常留置 3 根引流管，分别放置在左肝上、右肝上、右肝下；应严密观察并准确记录引流液的颜色、性状、量。若 1 小时内引流血性液体超过 100mL，提示有活动性出血；若引流出胆汁样液体，提示有胆瘘，均应及时向医师报告。

（四）用药护理

1.终身服用免疫抑制剂 提高药物治疗依从性以提高抗排斥反应的效果。

2.观察免疫抑制剂的副作用 钙调磷酸酶抑制剂（CNIs），如他克莫司、环孢素 A 等有肝肾毒性、高血压、神经毒性、牙龈增生、多毛症等副作用；西罗莫司有致畸作用，孕期应避免使用。

3.定期监测血药浓度 服用免疫抑制剂 3 个月后的目标浓度（全血谷浓度）：他克莫司（FK506）5～10ng/mL，环孢素 A（CsA）100～150ng/mL；哺乳类雷帕霉素靶分子（mTOR）抑制剂的西罗莫司（SRL）5ng/mL；根据目标浓度调整免疫抑制剂的治疗剂量。

4.饮食指导和营养支持术　术后待肠蠕动恢复、肛门排气后即可拔除胃管。

（五）肝移植患者术后疾病相关并发症的护理

1.出血　包括术后腹腔内出血和消化道出血。

（1）表现：①腹腔内出血：常见于术后即刻至术后 72 小时内。病人出现腹胀、心率增快、血压迅速下降、伤口处引流管瞬间有大量鲜血涌出，血常规示红细胞数量及血细胞比容明显下降。②消化道出血：常见于术后出血性胃炎、胆道出血、食管胃底静脉曲张破裂出血，表现为呕血和黑便，胃管常引流出较多的血性液体。

（2）护理：①观察：包括神志、生命体征和中心静脉压；伤口渗血、各引流管引流情况（包括尿量）；24 小时出入水量；血常规、凝血功能等。②处理：发现出血征象及时报告医师；遵医嘱快速输液、输血，应用止血药物、升压药；做好手术探查止血的术前准备。

2.感染　肝移植术后最常见的致命性并发症，以肺部感染和败血症的病死率最高。术后持续应用免疫抑制剂会增加细菌、病毒、真菌感染的风险。巨细胞病毒（CMV）是机会感染的主要病原体。

（1）表现：病人体温逐渐升高。

（2）护理：术后预防感染的一般护理措施同肾移植术后；其他特殊护理措施包括：①遵医嘱预防性应用抗 CMV 感染的药物，并在防排斥治疗结束后继续应用 1～3 个月；②术后预防性使用抗菌药，使用甲氧苄氨嘧啶、磺胺甲基异恶唑，单强度剂量每日或双强度剂量每周 3 次，至少 6～12 个月；③如不能耐受阿托伐醌和氨苯砜，可选择甲氧苄啶磺胺甲呼唑，提高病人治疗依从性；④肝移植受体应避免接种活病毒疫苗，建议每年接种流感疫苗、每 3～5 年接种一次肺炎球菌疫苗。

3.排斥反应　肝移植术后排斥反应发生率较低（10%～30%）、程度较轻，以急性排斥反应为主。术后 4 周是急性排斥反应的高危期，常发生于术后 7～14 日。有些病人手术 90 日后发生晚期排斥反应、术后 1 年发生胆道消融综合征。

（1）表现：①急性排斥反应，病人出现发热、全身不适、精神萎靡、乏力、昏睡；食欲减退、腹胀、腹水、肝区胀痛、黄疸、皮肤瘙痒；胆汁量减少、颜色变淡；肝功能异常。②晚期排斥反应，病人可出现瘙痒、黄疸、血清胆红素和转氨酶增高、肝功能减退、肝衰竭。

（2）护理：①观察，监测生命体征、精神状态、T 管引流液量、肝功能及肝区胀痛和腹胀等情况，及早发现排斥反应；使用免疫抑制剂期间，监测血药浓度、观察治疗效果和副作用，密切观察治疗效果。②预防，遵医嘱使用免疫抑制剂。③处理，发生急性排斥反应时，遵医嘱应用抗排斥反应药物，如大剂量甲基泼尼松龙（MP）250～1000mg/d 冲击治疗，连续 3 日；发生晚期排斥反应时遵医嘱增加免疫抑制剂的用量。

4.胆道系统并发症　胆道梗阻、感染或胆瘘等并发症较为多见。肝动脉血栓和劈裂式肝移植物可导致肝移植术后发生胆道铸型综合征，是一种严重的肝内胆管缺血再灌注损伤，可出现肝功能异常。

（1）表现：病人发生胆瘘、胆道感染时出现腹痛、腹胀、发热、寒战，黄疸逐步加深等胆道梗阻症状；白细胞升高、ALP 和转氨酶升高等肝功能异常；腹腔引流管引出胆汁。

（2）护理：监测体温；保持各引流管通畅，观察并记录各引流液的颜色、性状和量；发现异常立即报告医师，遵医嘱协助完成磁共振、ERCP、超声等检查。

5.麻醉相关并发症的护理

1）呼吸道梗阻

（1）表现：上呼吸道阻塞：表现为胸部和腹部呼吸运动反常，不同程度的吸气性喘鸣，重者出现呼吸困难及"三凹征"（胸骨上凹、锁骨上凹以及肋间隙内陷）。患者常伴有不同程度的 SpO_2 下降。气管插管的患者表现为气道阻力升高、潮气量减少；完全气道阻塞者，呼吸机呼吸囊不动或手控呼吸阻力大；开胸的患者可见手术野一叶、一侧甚至两侧肺塌陷。

根据 $P_{ET}CO_2$ 值或波形判断：部分气道阻塞时，$P_{ET}CO_2$ 值突然变小或 $P_{ET}CO_2$ 波形压低，形状也发生改变，上升支和下降支坡度变缓，平台期缩短；完全气道阻塞时，$P_{ET}CO_2$ 值变为 0，波形呈 0 位直线，双肺听不到呼吸音。根据临床表现、呼吸参数和 $P_{ET}CO_2$ 的动态监测可明确诊断。

（2）治疗与护理：遇有呼吸道梗阻或阻塞时，要迅速明确梗阻部位和原因，及时处理，在最短时间内恢复通气。①舌后坠，托起下颌、放置口咽或鼻咽通气道、插入气管导管或喉罩等。②因呼吸机机械故障导致气道阻塞者，应立即予以修复或更换呼吸机，如短时间内不能修复或更换时，可采用简易呼吸器进行通气。③排除气管导管扭转、过深等情况，及时清除口咽部、气管内异物、分泌物等。如气管导管被黏稠分泌物或本身套囊堵塞而不能迅速恢复通气时，应果断更换气管导管。④如发生误吸，采取头低位偏向一侧，以利于分泌物或胃内容物排出；将口腔或咽部残余物质抽吸干净；面罩给予纯氧吸入；缺氧严重或面罩吸氧不合作者，立即进行气管插管，持续正压通气；循环支持；纠正酸碱失衡；使用糖皮质激素；早期应用抗生素；早期进行气管，支气管及肺灌洗。⑤解除气道痉挛，通过加深麻醉（如加大吸入麻醉药浓度，静注麻醉药如丙泊酚、氯胺酮等）可有效解除喉、气管、支气管痉挛；也可采用解痉药如氨茶碱、沙丁胺醇，糖皮质激素如氢化可的松、地塞米松等；严重者还可用肌松药行气管插管后，控制呼吸。

2）支气管痉挛

（1）表现：呼气性呼吸困难、呼气期延长、费力而缓慢，双肺可闻及喘鸣音，重者全肺无呼吸音；常伴有心率加快，甚至心律失常；发绀、缺氧、二氧化碳蓄积；肺顺应性降低、气道阻力增高；呼吸囊阻力增加；使用肌松剂后，阻力不见解除；开胸患者，加压呼吸后肺部不扩张；伴有明显血流动力学变化。

（2）护理：①明确诱因、消除刺激因素；如果与药物有关应立即停用相关药物。②因麻醉过浅所致，应加深麻醉；加大吸入麻醉药浓度或静注氯胺酮可有效治疗哮喘持续状态。③面罩吸氧，必要时施行辅助或控制呼吸。未使用肌松药或肌松作用已消退的全麻患者，应给予肌松药。④药物治疗：拟肾上腺素能药物、茶碱类药物、抗胆碱能药物、利多卡因等。⑤纠正缺氧与二氧化碳蓄积：加大 FiO_2，使 $PaO_2>60mmHg$（8kPa），SaO_2 >90%。严重支气管痉挛伴低氧血症和（或）高碳酸血症均需要呼吸支持，宜选择适当通气模式和通气参数，并严密监测。⑥应注意维持水、电解质与酸碱平衡。⑦及时清除气道分泌物、渗血、渗液。⑧遵医嘱合理用药，并注意观察用药后反应，直至病情缓解。

3）低氧血症

（1）表现：轻型病人表现呼吸有窘迫感，呼吸浅而快，副呼吸肌活动增强，可表现为鼻翼扇动、抬头、伸颈、提肩、气管牵曳、吸气时出现三凹征。心率与脉搏加快；早期收缩压升高，出现发绀、恶心呕吐等。在麻醉状态下可出现心率加快、平均动脉压升高、发绀，PaO_2 和 $PaCO_2$ 下降，pH、SpO_2 下降。

（2）护理：①吸氧：维持呼吸道通畅，清除呼吸道分泌物；②辅助或控制呼吸：在吸氧情况下，低氧血症仍不能得到有效缓解，可应用面罩吸氧并行辅助呼吸，或进行气管插管行呼吸机治疗；③加强对气管插管全麻病人全麻期间的管理；注意排除麻醉机回路的机械故障，注意气管导管的位置、深度，清除气道分泌物；加大吸入氧浓度，并适当增加肺泡有效通气量；④必要时动脉采血，做血气分析；⑤情况允许时可摇高床头，利于膈肌运动，促进呼吸恢复；⑥严密观察，积极排查麻醉后并发症引起的低氧血症；⑦指导和协助病人正确呼吸、咳嗽和排痰。

4）低血压

（1）表现：收缩压下降超过基础值得30%，或低于90mmHg。

（2）护理：①针对常见原因，做好预防和护理；②补充血容量输入晶体液、胶体液或血液；③注意调整麻醉深度，维持良好通气，必要时吸氧；④可使用麻黄素 5～8mg 静注，也可使用多巴胺 1.0～1.5mg 静注，以及去氧肾上腺素 0.1～0.2mg 或甲氧胺 2～3mg 静注；可按需重复使用；⑤过敏反应和输血反应者，停止输血，使用糖皮质激素治疗和抗过敏治疗；⑥严密监测，合理评估出入量，及时补充循环血容量；⑦调整体位，防止体位性低血压。

5）高血压

（1）表现：收缩压超过 160mmHg 或舒张压超过 95mmHg，收缩压超过基础值30% 为高血压。

（2）护理：对术后患者精神紧张者，应做好心理疏导；高血压患者术前降压治疗不佳者，根据医嘱有效控制血压；密切观察患者血压变化，但出现高血压时应根据原因进行针对性处理，注意避免发生高血压危象；注意及时纠正缺氧和二氧化碳蓄积。

6）心律失常

（1）表现：常见心律失常包括窦性心动过缓或过速、室上性或室性期前收缩、房室或室内传导阻滞、心房颤动甚至心室纤颤等。

（2）护理：①首先应分析原因，纠正低血容量、电解质失衡、低血氧症，有器质性心脏病的患者应在术前给以相应的治疗；②对气管插管的患者咽喉部使用局麻药物，在诱导、插管和拔管时操作要轻柔、熟练，减少刺激；③严格执行查对制度，确认所用的血管活性药物准确无误。

7）术后低体温

（1）肝脏移植术由于手术时间长、身体暴露、术中需要大量补充血液及液体、麻醉剂对体温调节中枢的作用，患者容易出现低体温。许多患者在进入 PACU 时有低体温的表现（体温低于 36℃）。

（2）护理：使用加温毯覆盖患者的躯干及四肢，使用时在患者身上先铺层布单，再铺上加温毯，以保证清洁；液体加温：液体先放在 37℃ 的加温箱中温好后，再给患者静脉输注；血液制品从血库取出到给患者静脉输注前须在室温下放置 30min；患者出现寒战，立刻告知医生、并测量体温，了解是否因低体温引起，患者能交谈的，可询问其感觉，适当给予心理护理，减轻患者因寒战造成的焦虑、恐惧；严密观察生命体征，有无心律失常等异常表现。及时通知医生给予处理。

8）术后躁动

（1）表现：不能控制的哭泣和烦躁（躁动）不安。

（2）护理：充分供氧通气、避免不良刺激，维持血流动力学稳定；消除引起躁动的因素如及时拔除有创性的各种导管，定时变动病人的体位，避免长时间固定体位的不适；维持合适的麻醉深度、必要时适当应用镇静药和镇痛药；定时测动脉血气分析，防止低氧血症或 CO_2 蓄积。

6.患者转出复苏室的护理

（1）根据复苏室患者评分标准由医生对患者进行评估，符合转出标准，允许将患者转出。

（2）患者转出前 30 分钟由主班护士与相应外科科室或重症监护室的主班护士联系，协调好床位，请其做好接收患者的各项准备工作。

（3）根据患者的病情携带相应物品，如呼吸机、监护仪、简易呼吸器、氧气袋或氧气筒、急救药物等，必要时医生、护士、护工共同转运患者。

（4）患者转出前联系好电梯，保证患者转出途中乘坐电梯顺畅，减少等待时间。

（5）转出患者途中密切观察患者病情变化，保证患者静脉通路顺畅，各引流管妥善固定。

（6）转出时护士在患者床头，护工在床尾。

（7）转运患者途中患者突发病情变化后：①如无医生陪同护士立即给予患者紧急处理，畅通气道，安置合适体位，同时通知病房医生，立即将患者送入途中最近的科室抢救，通知最近科室医生护士做好抢救准备。②如有医生陪同转运危重患者时，途中发生病情变化，积极配合医生进行抢救并做好护理记录，根据患者病情必要时立即将患者送入途中最近的科室进行进一步抢救，通知最近科室医生护士做好抢救准备，同时做好陪同转运家属的安抚工作。及时通知病房主管医生、护士长，由医生通知患者家属。详细记录患者抢救过程某些重大抢救或特殊患者抢救，应按规定及时通知医务处、护理部或相关部门。

（8）患者转到病房后，立即通知病房护士接收患者，与病房护士床旁核对患者腕带，姓名，性别，住院号，交接患者的手术名称，麻醉方式，复苏室治疗护理情况及特殊注意事项，各引流管及患者皮肤情况，及患者所输液体，带回药品、物品、病历、影像学资料及数量，双人核对无误后由病房接诊护士填写复苏室与病房交接单，双方护士及家属确认签字，待观察患者病情无异常，方可结束交接。

三、肝移植术后特殊护理常规

（一）ECMO 护理常规

1.实施特级护理　将患者置于单间病房，保持空气清洁，加强消毒隔离措施，限制人员进出，避免交叉感染。

2.护理措施

1）神经系统：治疗前需要对患者疼痛和意识状态及镇痛镇静疗效进行准确的评价。设定插管期间镇静目标 Rass 评分-2～0 分。定时检查瞳孔和 Glasgow 评分。此外，护士还应不断鼓励患者，必要时寻求专门人员的精神专业支持。

2）呼吸系统：应连续监护患者的呼吸状态，包括呼吸音、呼吸频率，及时发现呼吸窘迫的征象，如鼻翼煽动等。通过血气分析和床旁经皮脉搏血氧饱和度监测，了解患者的呼吸状况。对于采用机械通气支持的患者：要维持呼吸道的安全，定时吸痰，定时变动患者体位，叩击拍背、解除呼吸道分泌物，定时口腔护理。

3）循环系统：循环状态的评估根据患者的肢体是否温暖（VA 状态，流量较大时可能摸不到）、尿量和毛细血管充盈时间。可以通过多巴胺、多巴酚丁胺、肾上腺素等正性肌力的药物来增加心排量。通过患者静脉输液的通路输注血管活性药物，而不可以通过 ECMO 管路输注。

4）胃肠道和营养：定时进行患者胃肠道评估，检查是否腹胀、腹部是否柔软，肠鸣音数量，对胃肠营养的耐受性，鼻胃管引流液的性状和大便的性状。特别需要注意的是：禁用脂肪乳剂和丙泊酚。

5）液体平衡：定时检查患者水肿程度、皮肤紧张度和电解质状态，精确计算每日的出入液量，明确标明正平衡和负平衡。

6）保护皮肤的完整性：经常变动患者的体位，避免局部组织受压灌注不足，定时检查头后部、骶尾部、足跟部的皮肤。尽量采用气垫床，减少压疮的发生。

7）出血和抗凝：由于肝素化的原因，以及血小板和凝血因子的逐渐消耗，ECMO 患者早期的护理干预措施就是预防出血。应尽量维持已经存在的静脉通路，避免插入新的静脉导管；减少肌肉注射和皮下注射的频次。在进行吸痰、口腔护理、鼻饲管插入等过程中，应尽量避免黏膜的损伤。同时监测血小板计数、红细胞压积、ACT 和凝血指标，必要时选择输注合适的血液制品。由于肝素化的原因，以及血小板和凝血因子的逐渐消耗，ECMO 患者早期的护理干预措施就是预防出血。应尽量维持已经存在的静脉通路，避免插入新的静脉导管；减少肌肉注射和皮下注射的频次。在进行吸痰、口腔护理、鼻饲管插入等过程中，应尽量避免黏膜的损伤。同时监测血小板计数、红细胞压积、ACT和凝血指标，必要时选择输注合适的血液制品。

8）并发症的监测与护理

（1）出血：常见的出血部位包括插管部位、手术切口等。

（2）栓塞：注意观察患肢有无僵硬、苍白、肿胀；足背动脉搏动；足温。如有异常，及时报告医生。

（3）溶血：每4～6h检查患者尿液颜色和监测血浆游离血红蛋白浓度，如出现肉眼血尿或深茶色尿应立即通知医生；如有溶血应立即更换氧合器及管路，严重溶血时可行血浆置换。

（胡连莲　沙莎）

第四节　肝脏移植术后相关并发症手术室外麻醉护理

肝脏移植术后有些潜在并发症，常见的如胆道系统并发症胆道狭窄，通常可以通过内镜逆行胰胆管造影（ERCP）或经皮经肝胆道造影（PTC）球囊扩张和支架安置成功治疗；肝静脉或门静静脉狭窄通常采用支架置入的球囊成形术；尤其小儿肝移植后的检查超声引导下肝穿刺活检，治疗留置胆道引流管或腹腔引流管、更换胆道引流管或腹腔引流管等。由于小儿的不配合性都需要麻醉的介入，而手术室外麻醉存在着麻醉工作环境受限，有时受设备限制不能近距离接触病人，发生紧急情况时可调度的麻醉人员受限等问题，大大提高了手术室外麻醉风险。故对手术室外麻醉医生与麻醉护士配合度高、术前评估充分、术前准备充足、术中观察仔细等有很高的要求。

一、肝移植并发症手术室外麻醉分类

（1）肝移植患者手术室外麻醉按诊疗目的分为检查性操作的麻醉与治疗性操作的麻醉。检查性操作麻醉往往对病人刺激较小或无痛刺激，因此，常见麻醉浅全身麻醉。而治疗性操作的麻醉较检查性治疗需要的时间长，疼痛刺激大。

（2）肝移植患者手术室外麻醉根据患者情况分为成人麻醉与小儿麻醉。成人麻醉常见诊疗方式为ERCP、PTC等。小儿麻醉常见诊疗方式有超声引导下肝穿刺活检，留置胆道引流管或腹腔引流管，更换胆道引流管或腹腔引流管，经皮经肝胆道造影穿刺引流术，经皮经肝门静脉球囊扩张术或支架植入术、经皮经肝动脉球囊扩张术或支架植入术等。

二、肝移植并发症手术室外麻醉基本要求

手术室外麻醉与手术室内麻醉相同，必须具备麻醉的一些基本条件，才能保证病人的安全和麻醉质量。基本要求包括如下。

（一）仪器准备

（1）麻醉机。

（2）监护仪，包括 ECG、NIBP 和 SpO_2 等，气管内全身麻醉需 $P_{ET}CO_2$、气道压的监测。

（3）吸引器，在清理呼吸道分泌物、或突发反流、呕吐、误吸的处理中尤为重要。

（4）氧源（中心管道供氧或高压氧瓶）。

（5）匹配的电源（三芯插头、功率足够、确保用电设备接地）。

（6）气管插管及建立气道设备。如喉镜、气管导管、喉罩、口咽通气道等。

（7）听诊器，用于气管导管定位听诊，术中对呼吸道及肺的评估。

（8）可视喉镜（使用前检查电量）。

（二）耗材准备

1.成人外出备耗材 呼吸回路、呼吸面罩、简易面罩、人工鼻、牙垫、固定带、气管插管（6.5 号、7.0 号、7.5 号加强型气管导管及普通型气管导管）、导丝、喉罩（3.0 号、4.0 号）、鼻咽通气道（6.5 号、7.0 号，7.5 号）、口咽通气道（9.0cm、10cm）、鼻胃肠管（12 号、14 号）、可视喉镜片、简易呼吸器、输液器、三通、延长管、喉麻管、吸痰管等。

2.小儿外出备耗材 儿童呼吸回路、呼吸面罩（小、中、大）、简易面罩、人工鼻、牙垫、固定带、气管插管（3.0～6.5 号加强型气管导管及普通型气管导管）、导丝、喉罩（1.5 号、2.0 号、2.5 号）、小儿口咽通气道、8 号胃管、小儿可视喉镜片、小儿简易呼吸器、输液器、三通、延长管、喉麻管、吸痰管等。

3.药品准备 液体（晶体、胶体、小儿电解质）、导管润滑剂、麻醉诱导药（镇静、镇痛、肌松）、麻醉维持药（镇静、镇痛、七氟醚）、抢救药箱（肾上腺、去氧肾上腺素、去甲肾上腺、阿托品、甲强龙、地塞米松、多巴胺、硝酸甘油、间羟胺、氨茶碱等）

除仪器设备外所有物品最好能集中在一个专用麻醉外出箱内，使用时带至所用科室，用后由麻醉护士进行清点、消毒，补充一次性物品区药品、保养和登记设备。

三、麻醉处理与护理的基本要求

（一）麻醉前准备

（1）麻醉前评估与一般手术患者相同，应简单询问病史、了解过敏史、麻醉史等，术前禁食、禁水情况，评估重要脏器功能状态、呼吸道情况，有无麻醉风险，履行告知义务。签麻醉同意书、制订麻醉计划和麻醉后恢复计划，防止不必要的延迟而影响病人检查的安排。这些术前准备可与主管医师讨论。

（2）麻醉医生和麻醉护士还必须对麻醉环境和场所、相应的检查操作过程和可能出现的问题有所了解：包括检查时患者的体位、是否应用造影剂、麻醉机和监护仪的有无足够的空间摆放、检查期间麻醉护士可否停留在操作间、诊断或治疗仪器对麻醉机和监护仪的影响等。

还要有适当的灯光便于观察患者和仪器。对可能发生的各种意外都有充分的准备。

（3）对于时间较长的检查或治疗性操作，应用全身麻醉较单纯镇静、镇痛重安全和方便管理。但不论用何种方式，麻醉前均应常规禁食、禁饮排空大小便。

（4）仪器、设备和药物的准备。手术室外麻醉场所需设备和用品常是临时准备，因此麻醉前仔细检查准备是否充分，除一些主要用品如麻醉机、监护仪、吸引器、气管插管包、麻醉药物等外，还需注意细节用品，如吸痰管，麻醉护理记录单，输液管，延长管、口咽通气道、胶布等。

（5）麻醉前了解患者的心理状态，简要介绍麻醉的有关知识，尽量消除患者的疑虑和紧张情绪。

（6）检查有无义齿、金属饰品、手表、手机和眼镜等，麻醉前取下的随身物品及时交给家属。如无家属，要做好物品登记，为其妥善保管，待完全清醒交还给患者。

（7）为所需设备连接好电源、气源等，并检查是否完好，如吸引器负压和氧气压力是否足够。协助麻醉医生备好所需麻醉药、急救药等，并贴好标签。

（8）开放静脉通路，并为患者建立基本监测，记录在麻醉单上。

（二）麻醉的实施与护理

（1）在麻醉医生的指导下用药在麻醉的全过程中，始终有一位麻醉医师在场；在所有形式的麻醉过程中，对患者的氧合、通气、循环进行持续的监测和评估。无论全麻或单纯镇静、镇痛，监测都应与手术室内麻醉相同。

（2）在某些诊疗情况下，所有工作人员都要离开放疗室，应该通过玻璃街或闭路电视在放疗室外连续观察病人和监测仪，用电子听诊器监测患者的呼吸音。

（3）患者氧合情况的监测需要合适的照明和靠近患者，根据患者皮肤颜色进行判断，暗室内的红色灯光无法识到发绀存在。通气可根据胸廓运动、观察呼吸囊活动幅度及听诊呼吸音进行判断。气管内插管控制呼吸时应确认导管的位置，呼吸环路内应压力、流量等报警装置。

（4）连线心电监护和 SpO_2，监测，每隔 3 分钟测血压、心率，全麻时应连线监测 $P_{ET}CO_2$，必要时行有创动脉压监测。CT 和 MRI 操作室为了保护其设备而室内温度通常较低，病人麻醉后会出现体温改变，小儿和危重患者更应监测体温。

（5）协助麻醉医生管理麻醉抢救意外和苏醒期患者观察。患者应在麻醉后恢复室（PACU）苏醒，不能在走廊进行简单的留观，转送过程中，应该持续监测。出 PACU 的标准与一般手术相同。回家的患者要交代注意事项，如全麻后 24 小时内不能驾驶、攀高、从事危险作业及做重大决策；咽喉部表面麻醉后要待其作用消失后方可进食；回家后如有不适应立即联系医生或护士等。住院患者协助护送回病房，并与病房护士交接。

四、肝移植术后舒适化治疗的护理措施

（一）胃镜检查的麻醉护理常规

（1）辅助咽部表面麻醉：麻醉前，先以利多卡因或丁卡因喷雾剂，或以达克罗宁胶含服行咽喉部表面麻醉。

（2）选用维持时间短、清醒迅速完全的药物。

（3）以面罩或鼻导管吸氧，4～6L/min。

（4）当眼睑反射消失，可开始胃镜检查。胃镜检查时会影响呼吸管理，当胃镜触及软腭时可使经鼻呼吸转为经口呼吸。检查过程中可经鼻或口吸氧。在吸氧过程中如 SpO_2 ＜90%，说明呼吸抑制明显，必要时退出胃镜，以面罩吸氧辅助呼吸，改善后再行胃镜检查。

（5）密切观察诊疗中患者生命体征，必要时协助开放气道。

（6）麻醉下胃镜检查时间较短，复苏时应有麻醉护士专门集中护理，需仔细观察病人有无缺氧、呼吸道不全梗阻、恶心、呕吐及躁动，出现问题及时处理，一直到患者完全清醒。

（二）超声引导下小儿肝穿刺活检麻醉护理常规

（1）麻醉前使小儿保持安静，可避免哭闹，可降低呼吸道分泌物，而且有研究表明梧桐护理模式下父母陪伴麻醉诱导可降低肝穿刺活检患儿术后谵妄发生。

（2）选用维持时间短、清醒迅速完全的药物。氯胺酮具有较强的镇痛及循环兴奋作用，对呼吸影响小，常用于婴儿。

（3）以面罩吸氧 4～6L/min。

（4）当眼睑反射消失，可开始穿刺活检。

（5）密切监测生命体征，尤其是血氧饱和度情况，必要时协助开放气道。

（6）复苏时将患儿头偏向一侧，保持呼吸道通畅，防止反流、误吸。

（7）麻醉后患儿清醒后送回病房。

（三）非插管全身麻醉（ERCP、PTC 等）护理配合常规

（1）协助患者摆放体位，取舒适卧位。

（2）面罩或鼻导管吸氧 4～6L/min。

（3）监测生命体征，并记录。必要时协助医生完成抢救。

（4）观察患者静脉通路通畅情况，维持麻醉药品给药情况。

（5）术中密切监测呼吸道情况，保持呼吸道通畅，必要时遵医嘱给予鼻咽通气道或口咽通气道。

（6）复苏时将患者头偏向一侧，保持呼吸道通畅，防止反流、误吸。

（7）麻醉后患者清醒后送回病房。

（四）气管插管及喉罩置入（胆道引流管或腹腔引流管的置入或更换、经皮经肝门静脉扩张或支架植入术、经皮经肝动脉支架置入术或球囊扩张术等）护理配合常规

（1）根据患者情况设置麻醉机参数。

（2）连接呼吸回路，检查麻醉机气密性。

（3）准备气道管理用物：可视喉镜+喉镜片、导丝、气管导管、牙垫、固定带。

（4）配合医生完成麻醉诱导及气管插管。妥善固定气管导管及呼吸回路。

（5）密切监测生命体征包括 ECG、NIBP 和 SpO_2 等，及 $P_{ET}CO_2$、气道压的监测。

（6）观察患者静脉通路通畅情况，维持麻醉药品给药情况。

（7）观察患者呼吸通路通畅情况，吸入性麻醉药物给入情况。

（8）介入治疗室温度较低，术中需给患者保暖，加强对患者体温管理。

（9）复杂手术，术前评估好患者受压部位，做好防压疮措施。

（10）术后转运到复苏室时需密切观察患者生命体征及气道管理，与复苏室护士做好患者交接，及术中特殊情况处理交接。

（五）手术室外小儿麻醉护理要点

（1）麻醉前使小儿保持安静，避免哭闹，可让父母陪伴至麻醉开始。

（2）小儿尤其是婴幼儿禁食时间过长，易发生低血糖，需及时补糖。同时易发生低体温，应注意调节室内温度和采取保暖措施。麻醉检查期间除了基本监测外，时间较长还需监测体温，根据需要监测血气、电解质和血糖。

（3）大多数小儿可在镇静、镇痛或浅全麻下完成检查，对于危重小儿必须气管插管并辅以肌松药。通常采用全凭静脉麻醉如用阿片类镇痛药、丙泊酚、咪达唑仑、氯胺酮及非去极化肌松药。氯胺酮具有较强的镇痛及循环兴奋作用，对呼吸影响小，常用于婴儿。

（4）CT 检查较快，宜用短效麻醉药如依托咪酯和丙泊酚，婴幼儿可用氯胺酮。七氟醚有芳香气味，易于被患儿接受，且诱导和清醒均较迅速。可用面罩吸入七氟醚诱导导致所需麻醉深度，停止吸入后开始检查。

（5）CT 检查麻醉的最大风险是呼吸道不畅和呼吸抑制，尤其颅内出血患者更易发生。故麻醉医生和护士离开检查室前一定要使患者保持呼吸道通畅的体位，吸空气 SpO_2 >95%方可开始 CT 检查，并尽可能创造条件在吸氧气的状态下进行 CT 检查。

（6）对于急诊患者口服或插鼻胃管注入造影剂时尤其需要保护好气道，严防呕吐、反流和误吸。

（杨莉莉　陈彩虹）

参考文献

[1]LACHMAN A J.The certified registered nurse anesthetist: occupational responsibilities, perceived stressors, coping strategies, and work relationships[J].Aana Journal, 2005, 73（5）: 351.

[2]陆公庆.试析我国麻醉专科护理发展现状[J].临床医药文献电子杂志, 2018, 5（32）: 190-191.

[3]崔恒, 傅巧美.聚焦解决模式对减轻肝移植受者照顾者压力的临床护理观察[J].中国中西医结合外科杂志 2019, 25（5）: 783-787.

[4]李娜, 石春凤.肝移植患者围手术期心理特点分析及护理对策[J].天津护理, 2014,

22（5）：451-452.

[5]李阳，马小蓓.心理护理应用于小儿麻醉诱导期的研究进展[J].全科护理，2018，16（34）：4253-4255.

[6]穆燕，刘丹，年红霞.手术室高值耗材的全程信息跟踪管理[J].中华护理杂志，2013，48（12）：1077-1079.

[7]吴莺燕，项龙波，叶和松，等.肝移植术后患者桡动脉穿刺测压的监测及护理[J].现代中西医结合杂志，2007，16（27）：4054-4055.

[8]刘保江，晁储璋.麻醉护理学[M].北京：人民卫生出版社，2013.09.

[9]李乐之，路潜.外科护理学 第6版[J].北京：人民卫生出版社，2017.07

[10]马瑶瑶，凌宾芳，吴尧等.小儿肝脏移植术中低体温的发生及相应护理措施[J].实用医药杂志，2013，30（4）：359-360.

第十一章 特殊病理的管理

第一节 ECMO 在合并重度肺动脉高压患者肝移植术中的应用

一、导读

体外膜肺氧合临床主要用于重症呼吸功能不全和心脏功能不全的支持，原理是将静脉血从体内引流到体外，通过氧合器（即膜肺）进行气体交换，使静脉血氧合为动脉血，再用离心泵将血液输入体内。

二、病例简介

患者，男性，年龄 52 岁，体重 70kg，身高 178cm，因肝占位性病变，肝硬化，门脉性肺动脉高压，脾切除术后 1 年，拟行肝移植术入院。既往 1 月前表现呼吸困难，胸痛，疲乏，于阜外医院强心利尿对症治疗后好转；目前心功能 NYHA 分级 II 级，代谢当量为 3.0MET。查体一般情况可，慢性病容；颈静脉充盈、搏动增强，窦性心动过速，呼吸偏快，肺动脉听诊区可闻及收缩期喷射性杂音；辅助检查：动脉血气分析：pH 7.492，PCO_2 30.1mmHg（1mmHg＝0.133kPa），PO_2 81.4mmHg，SpO_2 96.9％，Hb 157g/L。心脏彩色多普勒超声心动图示：右房、右室扩大，右室壁收缩幅度偏低，三尖瓣中度返流，左室射血分数 64％，肺动脉收缩压约为 13.3 kPa（100mmHg）；右心导管检查：右心及肺动脉各水平血氧饱和度未见明显差异，肺动脉压（PAP）11.04/5.19 kPa（83/39mmHg），平均肺动脉压（MPAP）6.38kPa（48mmHg），诊断为重度肺动脉高压；胸 CT 示：双肺门动脉扩张，外周肺纹理相对纤细；肺功能检查示阻塞性、限制性通气功能均重度障碍，通气储备功能中度下降；余检查未见明显异常。术前诊断：肝占位、肝硬化、重度肺动脉高压、脾切除术后。

入室后开放外周静脉通路，面罩吸氧，生命体征监测：HR 84 次/min，BP 126/83mmHg，SpO_2 99％，体温 36.0℃。静脉注射地佐辛 5mg，局麻下行右桡动脉穿刺置管术，监测有创动脉血压，连接 Vigileo/FloTrac 系统，持续监测心排血量（CO）和每搏变异度（SVV）。颈内静脉穿刺，并置入 Swan-Ganz 漂浮导管，术前监测 PAP 60/32mmHg，MPAP 47mmHg，CVP 5cmH$_2$O。麻醉诱导：静脉注射咪达唑仑 2mg、依托咪酯 20mg、舒芬太尼 35μg、顺式阿曲库铵 20mg，可视喉镜下经口气管插管，行机械通气，FiO_2 60％，VT 500mL，RR 12-15 次/min，维持 $PETCO_2$ 30～35mmHg。诱导后生命体征监测：HR 92 次/min，BP 102/51mmHg，PAP 51/25mmHg，CVP 5cmH$_2$O，CO 8.3L/min，SVV 15％。麻醉维持：静

脉泵注丙泊酚和顺式阿曲库铵，间断静脉追加舒芬太尼保证良好镇痛，术中维持 BIS 值 40～55。围术期持续吸入一氧化氮（20～40）×10^{-6}mg/L 舒张肺血管，静脉持续泵注前列地尔 0.05～0.40μg/(kg·min)、米力农 0.375～0.750μg/(kg·min) 和硝酸甘油 0.8μg/(kg·min)，皮下持续输注曲前列尼尔降低肺动脉压力。

切肝期生命体征较平稳，尿量 400mL，吸引出腹水约 1200mL，出血量约 1000mL，共输注 5% 白蛋白 2000mL，聚明胶肽 1500mL，晶体液 500mL，悬浮红细胞 4U，无肝期静脉泵注多巴胺 5μg/(kg·min) 强心、托拉塞米 10mg 利尿、硝酸甘油 0.3～0.5μg/(kg·min) 扩张容量血管，减轻右心负荷。密切监测 PAP、CVP 和 SVV，参考尿量、失血量及渗出情况适量输血补液。通过保温，调节电解质紊乱，预防高钾血症和低钙血症，静脉注射碳酸氢钠纠正酸中毒，磷酸肌酸钠营养心肌、乌司他丁抑制炎性反应，门静脉开放前小剂量肾上腺素和多巴胺泵入强心并升压维持灌注压，积极防治再灌注综合征。无肝期输注悬浮红细胞 4U，血浆 800mL，20% 白蛋白 50g，出血量约 800mL，下腔静脉和门静脉开放前，生命体征监测为 HR 124 次/min，BP 76/42mmHg，SpO$_2$ 98%，体温 36.2℃，PAP 35/28mmHg，MPAP 31mmHg，CVP 4cmH$_2$O，CO 5.1L/min，SVV 8%，下腔静脉和门静脉开放即刻，血流动力学变化急剧，HR 109 次/min，BP 32/23mmHg，PAP 36/30mmHg，CVP 12cmH$_2$O，CO 9.1L/min，SVV 2%。静脉注射肾上腺素 1mg，静脉泵注肾上腺素 0.1μg/(kg·min) 和多巴胺 10μg/(kg·min)，加快输血补液速度，体循环压力难以维持稳定，动脉压力持续降低，最低至 20/12mmHg，冰帽进行脑保护。

紧急建立体外膜肺氧合支持（ECMO），采用 V-A 模式，将静脉插管从股静脉置入，插管向上延伸至右房，引出的静脉血在氧合器中氧合，经泵从股动脉注入体内，降低肺动脉压和心脏前负荷，监测 ACT 206s，未给予肝素负荷量，血液稀释度维持 35% 左右，体温控制 35～36℃，ECMO 流量 4.5L/min，维持 PaO$_2$ 80～120mmHg，PaCO$_2$ 维持 35～45mmHg。肝素维持剂量 20～50IU/(kg·min)（泵入），维持 ACT 180～200s。ECMO 运行之前血流动力学参数为 HR 118 次/min，BP 35/24mmHg，PAP 36/31mmHg，CVP 13cmH$_2$O，CO 5.0L/min，SVV 2%，ECMO 运行即刻血流动力学参数为 HR 135 次/min，BP 83/39mmHg，PAP 51/33mmHg，CVP 9cmH$_2$O，CO 3.4L/min，SVV 3%，循环逐渐稳定，在 ECMO 支持下患者进入 ICU，术后 8h 拔除气管插管，神志清，肝功能逐渐恢复，凝血功能正常，肾功能保护良好，术后输注血小板 400mL，悬浮红细胞 6U，未用血管活性药物。ECMO 辅助运行 144h。患者术后移植肝功能良好，术后 7 天出 ICU 入普通病房，术后 26 天顺利出院。

三、问题

1.门脉性肺动脉高压（portopulmonary hypertension，POPH）

（1）定义：POPH 是指在门静脉高压的基础上出现以肺动脉高压为特点的疾病，诊断需要测得右心导管血流动力学改变：在肺毛细血管楔压正常的情况下，肺血管阻力（pulmonary vascular resistance，PVR）及平均肺动脉压（mean pulmonary artery pressure， mPAP）上升。

（2）诊断标准：POPH 的诊断需基于右心导管检查：mPAP＞25mmHg，PVR＞240dynes/sec/cm^{-5}，以及肺动脉楔压＜15mmHg。此外，肺动脉高压可能由多因素影响所致，需除外容量负荷过重、舒张期功能障碍、阻塞性/限制性肺病和睡眠呼吸障碍等情况。筛查和初步评估方法主要包括：经胸多普勒超声心动图（transthoracic doppler echocardiography，TTE）对可疑 POPH 失代偿期肝硬化患者的评估及肝移植、经颈静脉肝内门体静脉内支架分流术（transjugular intrahepatic portosystemic stentshunt，TIPS）等待人群的筛查发挥重要作用。在关于等待肝移植患者的前瞻性研究中，肺动脉收缩压取值范围＞30mmHg 的阴性预测值为 100％，但阳性预测值仅为 59％。TDE 检验标准和右心导管术结果尚缺乏一致性；对于等待肝移植与 TIPS 的患者，右心室收缩压＞50mmHg 和（或）有明显的右心室肥大或功能不全，则有可能需行右心导管以测量血液动力学、明确有无 POPH。本指南推荐，应对等待肝移植或肝移植前行 TIPS 的门静脉高压患者行 TDE 检查，以筛查 POPH。并且应该多次行 TDE 检查，但最佳间隔时间尚不明确。

（3）病理生理学：POPH 的主要特点为肺动脉血流受阻。其原因包括血管收缩、内皮细胞与平滑肌增生以及血小板聚集。与 POPH 相关的介质包括：循环中内皮素1、雌二醇的增加以及内皮细胞中前列环素合酶下降。

2.POPH 严重程度分级、临床表现和药物治疗

（1）严重程度分级：POPH 的严重程度分级是基于 mPAP（在 PVR 增加的情况下），根据右心导管结果，POPH 可分为轻度（25mmHg≤mPAP＜35mmHg）、中度（35mmHg≤mPAP＜45mmHg）和重度（mPAP≥45mmHg）。

（2）临床表现：POPH 的临床诊断是基于门静脉高压患者的血流动力学检测发现肺动脉高压，需排除导致肺动脉或肺静脉高压的其他因素。随着病程进展，劳力性呼吸困难多与右心衰竭共同出现。门脉性肺动脉高压的临床表现多没有特异性，早期常无临床症状，患者最常见的症状是进行性劳力性呼吸困难，同时需要排除大量腹水、肺部感染、胸腔积液等继发因素所致，其他的症状如胸痛、疲劳、晕厥心悸和端坐呼吸相对较为少见。常见的体征为肺动脉瓣区第 2 心音增强伴收缩期杂音，提示有三尖瓣返流。轻中度 POPH 患者一般无明显症状和体征，重度 POPH 患者病情会很快恶化导致右心功能衰竭，由于右心功能衰竭或肝硬化失代偿，出现颈静脉怒张、腹水、下肢水肿等体征。虽然 POPH 主要发生在门静脉高压症患者，但肺动脉高压的严重程度与门静脉压力升高值、肝功能不全等级无明显相关性。然而 POPH 患者的预后与门静脉压力升高值、肝功能不全等级明显相关。

（3）治疗：一般治疗由于门脉性肺动脉高压患者肝功能异常引起的凝血功能减退及门静脉高压引起的静脉曲张出血风险，因此不建议门脉性肺动脉高压患者常规使用抗凝药物。钙通道阻滞剂疗效不佳，且可能加重水钠潴留、影响右心功能和增加门静脉压力，因此不推荐钙通道阻滞剂应用于 POPH 患者。对于肝硬化晚期失代偿患者，β 受体阻滞剂常被作为一线药物，降低门静脉压力以防止食管胃底静脉曲张的进一步发展，对于进展期 POPH

患者（mPAP≥35～40mmHg），停止β受体阻滞剂治疗可以增加心输出量及运动耐量，因此并不建议中度至重度POPH患者使用β受体阻滞剂，可用结扎胃底静脉等方式代替。

药物治疗：合并肝硬化及食管静脉曲张的患者通常使用β-受体阻断剂降低门静脉压力。对于进展期POPH患者，停止β-受体阻断治疗可能会增加心输出量及运动耐量。应当最小剂量使用β-受体阻断剂，但需用其他方法治疗静脉曲张（如胃镜下的套扎术）。前列环素具有扩张血管、抗血栓、减缓增殖的作用。POPH患者静脉注射依前列醇可改善血液动力学。但有进行性脾肿大及血小板减少的报道。减慢给药速度及使用较其他类型肺动脉高压低的剂量可预防进行性脾肿大。磷酸二酯酶5抑制剂可通过抑制环鸟甘酸的代谢来调节NO的血管活性作用。口服西地那非可改善POPH患者的肺功能，降低PVR、mPAP，并增加心输出量。尽管有显著的血液动力学改善，但大多数报道中POPH患者的6min步行距离未有改变。波生坦是一种口服双重内皮素受体拮抗剂，可改善POPH患者运动耐量及血液动力学。对于不同Child-PughⅡ分级的患者皆能改善病情。

TIPS：对POPH患者应慎重考虑TIPS。右心前负荷及心输出量增加的典型术后血液动力学改变为肺血管压力增加及右心室容量、压力负荷过高。充血性心衰竭和重度肺动脉高压（mPAP≥45mmHg）是TIPS的绝对禁忌证；中度POPH（35mmHg≤mPAP＜45mmHg）是相对禁忌证。

肝移植：肝移植对POPH的影响是一个复杂的问题。由于移植评估仅在PAH得到控制且肝病符合移植标准的患者中进行，肝移植后POPH的结果仍然难以预测。尽管如此，最近的数据支持PAH靶向治疗作为肝移植的桥梁的有效性及其对长期结果的潜在益处。在伴有严重血流动力学损害的POPH患者中，围手术期死亡风险高得令人无法接受。因此，严重的肺动脉高压是肝移植的禁忌证。在一项超过10年研究的荟萃分析中，根据术前血流动力学评估了肝移植术后心肺死亡的风险发现，如果术前mPAP＞50mmHg，则与POPH相关的死亡率为100%，如果mPAP≥35mmHg，则死亡率为50%，POPH患者术后或肝移植期间的主要死因是腔静脉阻断及移植物再灌注时的剪切力引起的血流动力学的改变、细胞因子的显著释放等导致的右心衰。随着肺动脉高压靶向治疗的发展，越来越多的POPH患者可以安全地进行肝移植。

3.ECMO用于肝移植患者适应证 肝移植患者如合并以下情况，可考虑建立ECMO来支持呼吸和（或）循环功能，为患者安全度过围术期提供保障。

（1）围术期突发急性心肌梗死。

（2）恶性心律失常。

（3）失代偿性心力衰竭。

（4）重度肺动脉高压。

（5）肺栓死。

（6）突发心跳骤停。

4.ECMO模式选择 ECMO主要分为两种方式：V-V转流与V-A转流

（1）V-V转流：经静脉将静脉血引出经氧合器氧合并排除二氧化碳后泵入另一静脉。

通常选择股静脉引出，颈内静脉泵入，也可根据病人情况选择双侧股静脉。原理是将静脉血在流经肺之前已部分气体交换，弥补肺功能的不足。V-V 转流适合单纯肺功能受损，无心脏停跳危险的病例。可在支持下降低呼吸机参数至氧浓度≤60%、气道压≤40cmH$_2$O，从而阻断为维持氧合而进行的伤害性治疗。需要强调 V-V 转流是只可部分代替肺功能，因为只有一部分血液被提前氧合，并且管道存在重复循环现象。重复循环现象是指部分血液经过 ECMO 管路泵入静脉后又被吸入 ECMO 管路，重复氧合。

（2）V-A 转流：经静脉将静脉血引出经氧合器氧合并排除二氧化碳后泵入动脉。成人通常选择股动静脉；新生儿及幼儿由于股动静脉偏细选择颈动静脉；也可开胸手术动静脉置管。V-A 转流是可同时支持心肺功能的连接方式。V-A 转流适合心功能衰竭、肺功能严重衰竭并有心脏停跳可能的病例。由于 V-A 转流 ECMO 管路是与心肺并联的管路，运转过程会增加心脏后负荷，同时流经肺的血量减少。长时间运行可出现肺水肿甚至粉红泡沫痰。这也许就是 ECMO 技术早期对心脏支持效果不如肺支持效果的原因。当心脏完全停止跳动，V-A 模式下心肺血液滞留，容易产生血栓而导致不可逆损害。如果超声诊断下心脏完全停止跳动＞3 小时则应立即开胸手术置管转换成 A-A-A 模式。两条插管分别从左、右心房引出经氧合器氧合并排除二氧化碳后泵入动脉。这样可防止心肺内血栓形成并防止肺水肿发生。

ECMO 方式的选择是要参照病因、病情，灵活选择。总体来说 V-V 转流方法为肺替代的方式，V-A 转流方法为心肺联合替代的方式。心脏功能衰竭及心肺衰竭病例选 V-A；肺功能衰竭选用 V-V 转流方法；长时间心跳停止选 A-A-A 模式。而在病情的变化过程中还可能不断更改转流方式。例如在心肺功能衰竭急救过程中选择了 V-A 转流方法，经过治疗心功能恢复而肺还需要时间恢复。为了肺功能的快速恢复，转为 V-V 模式。不合理的模式选择则可能促进原发症的进展，降低成功率；正确的模式选择可对原发症起积极作用，提高成功率。

5.抗凝管理

（1）药物选择方面：常规应用普通肝素进行系统性抗凝，但肝素效果不稳定，可能导致获得性抗凝血酶缺陷和肝素相关的血小板减少症等问题。

（2）凝血功能监测：主要依赖 ACT 数值，更可靠的做法是联合多种实验室指标进行监测，最常用的为 APTT、ACT 及抗凝血因子 Xa 水平，同时监测血栓弹力图（TEG）分析患者整体的凝血系统和血小板的功能。

（3）抗凝实施方案：2017 年，体外生命支持组织（ELSO）发布的"体外生命支持通用指南"推荐，在不能通过其他措施控制出血时，可在不进行全身抗凝的情况下管理 ECMO，在无全身抗凝患者中，血流量应维持在较高水平。

减少出凝血并发症的发生最主要举措是预防，日常管理 ECMO 的过程中尽量避免侵袭性操作，如气道吸痰尽量轻柔，积极监测各项凝血指标，密切观察患者出凝血情况等。对待凝血功能紊乱的患者，及时输注新鲜冰冻血浆、血小板、红细胞、冷沉淀等，维持血小板计数＞50×10^9/L，Hb 维持在 80～100g/L。但是目前依然没有公认的抗凝方案，需要根据患者情况进行个体化治疗。

肝移植患者凝血功能较差，慎重使用肝素抗凝，可选用肝素涂层插管。新肝期随着肝功能恢复，凝血功能已逐步恢复正常，可适当静脉泵注肝素，维持 ACT180～200s，ECMO 建立后合理的抗凝方案有助于减少出血和血栓事件发生，但是目前没有得到公认的抗凝方案。

密切监测内环境、电解质和乳酸的变化，如有异常积极调节。

6.ECMO 撤机指征

（1）ECMO 灌注流量减少至机体正常血流量的 10%～25%，血流动力学仍维持稳定，动脉压力维持术前水平，无需降低至正常范围。

（2）血管活性药物用量不大，且依赖性小。

（3）心电图无心律失常或心肌缺血的表现。

（4）X 线胸片正常，肺顺应性改善，气道峰压下降。

（5）膜式氧合器的吸入氧浓度已降至 21%，机械通气的 $FiO_2 < 50\%$，$PIP < 30cmH_2O$，$PEEP < 8cmH_2O$，而血气正常。

7.POPH 行肝移植术中问题　2000 年之前，术中首次诊断 POPH 并不罕见。但随着 TDE 及移植术前指南的出现，现在已经甚少发生了。开腹前应常规行肺动脉导管监测。在手术室暂停手术多见于 mPAP > 50mmHg 或无法快速将 mPAP 降至 40mmHg 以下和将 PVR 降至正常的情况。这种情况下，需行更进一步的肺动脉靶向治疗。此类情况的预后无法预测。肝移植前后应持续予肺动脉靶向治疗，应以超声心动图监测 POPH 患者的右心功能，在再灌注期间，可通过吸入 NO 和经静脉使用米力农增强肺血管扩张。体外膜肺氧合可用于再灌注时 mPAP 急性升高和右心功能不全的情况。由于有肺动脉破裂的风险，右心辅助装置不可用于 POPH 患者。

8.肝移植后/ICU/出院后随访的相关事项　除非有临床指征，否则肝移植术后肺动脉高压的主要药物治疗不作改变。肝移植后 POPH 患者的监测主要是每 4～6 个月行 TTE 检查。不建议常规行右心导管检查，除非需要相关数据以进行肺动脉靶向治疗药物的调整。尚无针对移植术后 POPH 患者肺动脉靶向药物停药过程的对照研究。需要注意的是，在成人和儿童中，均有移植术后再发肺动脉高压的报道。肝移植术后应马上使用肺动脉靶向药物治疗，除非药物治疗影响血流动力学的稳定性。预期效果尚无关于 POPH 患者肝移植效果的长期、前瞻性、对照研究。中至重度肝移植术后的 POPH 患者可在一段时间后停用肺动脉靶向治疗药物。一段时间的 TDE 检查随访如发现右心大小及功能正常，则提示经过移植术前的治疗与肝移植，POPH 获得血流动力学上的治愈。早期研究表明，移植术后院内死亡率为 35%，其中 5 例在手术中死亡，8 例在手术后死亡，仅有 1 例术前使用前列环素治疗。自 2002 年以来，关于符合 MELD 加分标准的 POPH 患者肝移植预后的研究显示，等待期死亡率为 7.0%～10.3%，移植术后 1 年生存率和 3 年生存率为 86.4% 和 64.0%。已有关于 POPH 患者活体肝移植和多器官联合移植的成功案例报道。

四、小结

重度肺动脉高压患者行肝移植术，术前需要进行右心功能评估，肺动脉高压靶向治疗，必要时应用 ECMO 辅助心肺功能，可提高围术期安全性，减少死亡几率。

五、讨论

（1）该患者 MPAP 为 6.384kPa，诊断为重度门脉性肺动脉高压，并且 1 个月前发生劳力性呼吸困难和心功能不全症状，尤其右心功能衰竭，代偿能力降低，围术期心血管不良事件发生几率很高。晚期肝脏疾病等待肝移植患者中门脉性肺动脉高压的发病率为 6.5%～8.5%，围术期并发症发生率及病死率较高，门静脉高压的基础上出现以肺动脉高压为特点的疾病，术前靶向控制肺动脉压力，增强心功能，该患者术前持续静脉输注曲前列尼尔降低肺动脉压力，控制稳定，NYHA 心功能分级 II 级，考虑行肝移植术。

（2）由于重度门脉性肺动脉高压对肺血管舒张药反应差，肝移植风险极高，该患者术前已经开始进行肺动脉高压靶向治疗，积极地改善 MPAP 和右心功能，围术期通过吸入 NO 和静脉使用前列地尔、米力农等增强肺血管扩张，尤其在再灌注期 MPAP 急性升高和右心功能不全的情况下，紧急采取 ECMO 辅助治疗，降低肺动脉压，减轻右心后负荷。

（3）该患者围术期血流动力学变化剧烈，出血量较多，应积极预防肺动脉高压危象和急性心功能不全的发生，采用靶向液体治疗并积极纠正贫血，适当增加血管活性药量，多巴胺、肾上腺素和多巴酚丁胺静脉泵注增强心肌收缩力，积极利尿和静脉泵注硝酸甘油治疗减轻右心负荷。该患者于门静脉和腔静脉开放时，发生肺动脉高压危象以及心源性休克，再加上灌注综合征的打击，增加有效血容量和加大血管活性药物用量等常规纠正休克的方法，已不能维持正常的循环和心功能，需采用 ECMO 支持治疗，保证患者生命安全。ECMO 用于本例患者的优越性：ECMO 可将血液从体内引到体外，减轻了右心前负荷，保护右心功能，经膜肺氧合再灌注到体内，提高体循环压力，维持重要脏器供血，通过长时间的体外循环对心肺进行辅助，为心肺功能恢复获得时间。

（4）手术过程中，在腔静脉和门静脉开放瞬间，回心血量骤增，右心室负荷急剧加重，心功能失代偿，发生急性右心衰竭，移植肝内及肠道静脉中聚集的大量 K＋、酸性代谢产物以及内毒素，进入循环，加上体温下降，发生再灌注综合征，心肌收缩力直接受抑制，心输出量减少，血压难以维持稳定，血管活性药物的使用，以及增加血容量都不能改善心功能以及维持稳定的血流动力学，如持续处于低血压状态，心肌供血不足，加重心功能衰竭，形成恶性循环，患者会面临生命危险，因此紧急应用 ECMO 支持治疗，保证患者生命安全。该病例在 ECMO 治疗期间，心脏和肺得到充分休息，使全身氧供和血流动力学处在相对稳定的状态，有效地改善低氧血症，进行全心辅助，并可通过调节静脉回流，降低心脏前负荷，使患者安全过渡到心功能与重度肺动脉高压相平衡的状态。

（芦树军　翁亦齐　喻文立）

第二节 儿童肝移植无肝期心搏骤停的成功救治经验

一、导读

肝移植手术是治疗儿童终末期肝脏疾病的唯一有效治疗手段。目前肝移植手术作为创伤最大的外科治疗手术，具有极高的难度及风险，术中心搏骤停比较少见，但十分凶险，发生率可达 2.1%～3.4%。心搏骤停作为肝移植手术最严重的并发症，直接威胁受者的生命。小儿特殊的解剖生理特点和肝脏病变导致肝病患儿较为特异的病生理变化，因此了解小儿肝移植手术中心跳骤停的发生原因并采取针对性预防措施，对提高肝移植手术成功率及受者的存活率具有重要意义。

二、病例简介

患儿，女性，7 月龄，足月顺产，出生后无窒息抢救史。因间断皮肤巩膜黄染 7 月入院，患儿出生 3d 出现皮肤轻度黄染，予蓝光治疗，效果不佳，黄染逐渐加重，出生 1 个月行剖腹探查术，诊断为胆道闭锁后行葛西术，术后反复黄疸进展至肝功能衰竭。入院查体，发育迟缓，营养中等，全身皮肤重度黄染，未见肝掌及蜘蛛痣。心前区无膨隆及异常搏动，无抬举性冲动及震颤，心界叩诊不大，心率 124 次/min，率齐有力，各瓣膜听诊区未闻及病理性杂音。双肺呼吸音粗，未闻及干、湿啰音。腹部膨隆，脐部突出，肋缘下可见手术瘢痕，肋缘下 3cm 可触及肝脏，移动性浊音阳性，肠鸣音可，双下肢无水肿。腹部超声示：肝脏实质性损害，肝内外胆道显示不清，符合先天性胆道闭锁超声表现，脾大。

在全身麻醉下行非转流经典原位肝移植术。患儿开放外周静脉通路，加温输注复方乳酸钠葡萄糖溶液，充气式加温毯，输液加温，面罩吸氧，监测脉搏血氧饱和度（SpO_2），心电图（ECG）。麻醉诱导：静脉注射阿托品 0.01mg/kg，甲泼尼龙 1mg/kg、咪达唑仑 0.05mg/kg、依托咪酯 0.2mg/kg、芬太尼 2ug/kg、维库溴铵 0.08mg/kg 进行快速诱导。经口气管插管后双肺听诊，双肺呼吸音清，连接呼吸机机械通气，观察呼气末二氧化碳波形正常，吸入氧浓度 50%～60%（无肝期为 100%），潮气量 8～10mL/kg，呼吸频率 20～26 次/min，吸呼比 1.0：1.5～2.0，维持呼气末二氧化碳分压 30～35mmHg，气道压力 18～25cmH_2O（$1cmH_2O=0.098kPa$）。麻醉诱导平稳后，监测双频谱脑电图（BIS）数值，在 B 型超声引导下行桡动脉穿刺置管，监测有创血压和右侧颈内静脉置入三腔中心静脉导管监测 CVP 及术中输液给药。麻醉维持：持续静脉输注 1%丙泊酚 9～15mg /（kg·h）、瑞芬太尼 0.1～0.2μg /（kg·min)顺苯磺酸阿曲库铵 0.12mg /（kg·h）。麻醉维持，间断追加芬太尼 1～3μg/kg，维持麻醉深度。术中液体输注进行加温处理，静脉输注乳酸钠葡萄糖液及白蛋白溶液，体温维持在 36.0～37.5℃。根据术中血气分析及凝血功能监测结果，输注适量浓缩红细胞及新鲜冰冻血浆。通过调节输血输液速度及持续静脉泵注小剂量多巴胺维持平均动脉压>60mmHg（1mmHg=0.133kPa），CVP 6～8mmHg，Hb>80g/L，尿量>1mL/（kg·h）。切肝期受者生命体征平稳：BP 90～80/55～43mmHg，HR 125～115 次/min，SpO_2 99%，CVP 8cmH_2O。动脉血气分析示：pH 7.39，Hb 98g/L，K3.7 mmol/L，Lac 1.0mmol/L，BE-10mmol/L。

无肝期开始后 10min 血压呈进行性下降，心率逐渐减慢，中心静脉压持续升高，监护示：BP 59/20mmHg，HR67 次/min，CVP 12cmH_2O，体温 36.2℃，即时血气分析示：pH 7.37，Hb 94g/L，K 3.9 mmol/L，Lac 1.2 mmol/L，BE-1.8 mmol/L。给予肾上腺素 1μg 静脉注射，加大用量至 10ug 静脉注射仍未见好转。无肝期 15min 时 ECG 显示直线，心脏停搏，CVP 进一步升高至 17cmH_2O。紧急行经膈肌下抬挤心脏按压，立即行血气分析示：乳酸升高至 13mmol/L，余未见明显变化。自主心率恢复至 100 次/min，停止心脏按压，密切观察患儿循环变化，在此期间，心率维持在 100～130 次/min，有创动脉血压 40～50/20～30mmHg，CVP 17cmH_2O。分次静脉注射小剂量肾上腺素共计 20ug，静脉泵注多巴胺 5μg /（kg·min），循环未见明显好转，高度怀疑肝上下腔静脉阻断钳过度牵拉下腔静脉导致右心房变形，右心房内血液不能顺畅进入右心室是上述血流动力学改变的主要诱因。术者遂改变肝上下腔静脉阻断钳牵拉方向，使下腔静脉阻断钳紧贴膈肌，尽量减少阻断钳对下腔静脉向受者足侧牵拉的力度，即刻血压上升，逐渐恢复至 80/45mmHg，中心静脉压下降至 8cmH_2O，循环稳定，复苏成功，持续时间 65s，复苏时间 2min。随后手术进程顺利，行经典原位移植术，供者各大血管与受者相应血管端端吻合，供受者动脉端端吻合，供肝胆道与受者 Y 型肠祥行胆肠吻合术。开放后，肝脏红润、质软，胆道有胆汁流出，手术时间 440min，其中无肝期时间 38min，术中失血 300mL，术毕保留气管导管送回移植 ICU 行后续治疗。受者于术后第 1 天清醒，拔除气管插管，未见心血管事件并发症，第 3 天生命体征平稳返回病房，术后 15 天顺利出院。

三、问题

1.心搏骤停原因 心搏骤停原因大致可分为四类：术前并发症（65%）、手术操作步骤（24%）、术中病理事件（9%）以及麻醉管理（2%）。肝移植手术复杂的病生理变化和围术期剧烈血流动力学波动是造成心搏骤停的重要因素。其中术中心搏骤停原因有：①再灌注综合征：即再灌注后 5min 内，平均动脉压较再灌注前水平下降>30%且持续时间>1min，可同时伴有心律失常或心跳骤停。②内环境紊乱：包括高钾血症（>5.5mmol/L）、低钙血症（<1.1mmol/L）、低血糖（儿童<1.11mmol/L）及酸中毒。无肝期体内代谢产物蓄积，酸中毒等代谢紊乱，降低机体对儿茶酚胺敏感性，是心搏骤停的一大诱因，其中最常见的是高钾血症。在新肝期，含高钾的肝脏保存液随着下腔静脉及门静脉的开放瞬间大量进入循环，产生一过性心脏抑制，严重者可发生心搏骤停。③循环抑制：常见的原因有门静脉开放速度过快导致低血压、心率减慢、心律失常、中心静脉压及肺动脉压增高，造成一过性循环抑制。本例患者考虑机械性原因造成正常血液流动不顺畅引起

的循环抑制，最终进展为心搏骤停。④严重低体温：机体核心温度<35℃，即低体温；<32℃，即严重低体温，可致命。移植手术复杂，手术时间长。同时肝移植手术腹部切口较大，腹腔脏器充分暴露。无肝期肝脏不能产热，此时体温逐渐降低。新肝期缺血-再灌注使大量冷灌注液短时间内流入体内，体温急剧下降。研究表明，术中患者体温过低，心脏不良事件发生率增加近5倍，术后心肌缺血发生率增加3倍，严重者甚至造成肝移植术中心跳骤停。

2.术中血钾升高的原因及处理

（1）原因：①假性高钾血症：主要由于紧急时静脉穿刺缺血性抽血（止血带的应用时间较长）。急性白血病患者亦可出现假性高钾血症。②手术期间肾脏排钾异常：ⓐ肾小球滤过率降低。例如急性肾功能衰竭。ⓑ盐皮质激素活性下降。ⓒ肾小管分泌缺陷。③麻醉手术期间输注血液中的钾过多：如静脉补钾过快过多，输入大量库存血。④细胞内钾移入细胞外液：主要见于代谢性酸中毒，还可见于缺氧、持续性抽搐、大量溶血、大量内出血、大血肿、挤压综合征等。⑤手术和创伤本身可导致高钾血症，组织细胞损伤时释放钾进入细胞外液。⑥药物效应：如急性洋地黄中毒、β-阻断剂及琥珀胆碱的使用等。

（2）处理：立即采取保护心脏的急救措施，包括电解质的补充，可减少因高钾血症引起心室颤动的危险。静脉注射10%葡萄糖酸钙溶液20mL，能缓解K^+对心肌的毒性作用。当血清K^+>6mmol/L时，①呼救告知外科医生②立即停止输入含K^+液体（乳酸林格氏液/红细胞），输液换成生理盐水/洗涤红细胞。③降钾治疗：静注氯化钙20mg/kg或葡萄糖酸钙60mg/kg；沙丁胺醇喷雾器；静注葡萄糖0.25～1g/kg，胰岛素0.1Unit/kg静脉滴注/皮下注射；静注碳酸氢钠1～2mEq/kg；静注速尿0.1mg/kg；特布他林10ug/kg负荷，然后0.1～10μg/（kg·min）静脉维持；顽固性高血钾予透析治疗。④如果血流动力学不稳定：启动心肺复苏/儿童高级生命支持。⑤如果心跳停止>6min，立即启动体外循环膜氧合器（ECMO）（如果条件允许）

3.儿童心肺复苏及电除颤要点　心肺复苏药物治疗①肾上腺素静脉/骨内注射剂量：0.01mg/kg（0.1mg/mL浓度下0.1mL/kg），最大剂量1mg，每隔3～5分钟重复一次。若无静脉/骨内通路，可通过气管给药：0.1mg/kg（1mg/mL浓度下0.1mL/kg）。②胺碘酮静脉/骨内注射剂量：心脏骤停期间5mg/kg推注。对于顽固性室颤/无脉性室速可重复注射最多3次。③利多卡因静脉/骨内注射剂量：初始1mg/kg负荷剂量。电除颤能量选择第一次电除颤的能量为2J/kg，第二、三次均为4J/kg。三次以上的除颤能量要进一步增大，但最高不可超过成人剂量或10J/kg。

4.本病例处理措施　该病例无肝期10min心率和血压进行性下降，CVP持续升高，予大量肾上腺素（10μg）静脉注射仍未见好转下的心脏停搏，考虑右心房被牵拉变形，右心房流出道受阻，血液不能进入右心室。切肝期患儿血红蛋白、电解质、体温等生理指标未见明显异常，血流动力学处于可控范围。无肝期阻断下腔静脉、门静脉后血压进行性下降，中心静脉压力反常升高，对血管活性药物不敏感，10min时发生心搏骤停，常规复苏效果不佳，可怀疑机械性原因造成正常血液流动不顺畅。调整下腔静脉阻断钳位置，改善机械牵拉，恢复正常的右心房形状及流入、流出道，复苏成功效果显著。

四、小结

肝移植围术期心脏骤停多发生于新肝期，尤其是门静脉开放即刻，其最主要原因是再灌注综合征，发生率可达 8%～30%。本例患者心脏骤停发生于无肝期 10min，考虑机械性原因造成的心脏供血不足。增强有效预防措施如预防高钾和低钙血症，防止低温和酸中毒，与外科医师配合缩短供肝冷缺血时间。加强术前检查等均可有效降低围术期心搏骤停发生率，提高受者预后。

五、讨论

1.终末期肝病患儿因肝脏清除能力严重受损　内毒素和心肌抑制因子等蓄积可直接危害心脏功能；同时对舒血管激素的清除能力降低以及动静脉交通支存在可导致体循环高动力状态，加重心脏负荷，长期可造成心脏器质性病变，表现为心肌肥厚，心肌收缩功能和传导受损。同时肝病患儿饮食控制以及利尿剂等使用，肾功能易出现异常，造成电解质紊乱，诱发心律失常。

2.无肝期，受者全肝被切除，门静脉、肝动脉及肝脏上下的下腔静脉阻断造成血流动力学发生变化　静脉回流减少，心排血量降低，内脏和下腔静脉压力增加，肾灌注压降低，体循环动脉压降低，而出现较明显的循环波动，表现为心输出量、中心静脉压、肺动脉压和平均动脉压降低。但小儿阻断下腔静脉和门静脉对循环功能的影响远不及成人，可能和小儿下腔静脉和门静脉系统引流的血量占全身血量的比例小于成人有关。

3.无肝期麻醉管理最主要的关注点是下腔静脉阻断反应和无肝状态所致的代谢异常　无肝期应严密监测并纠正低体温、酸中毒、贫血、低血钙和高血钾等高危因素，以预防新肝期再灌注综合征的发生。为了避免阻断后血压过度下降，在无肝前期应补足丢失的血容量。

4.无肝期影响冠脉血流灌注，造成心肌氧供不足。小儿肝移植围术期存在心肌损伤，导致心肌损伤有多种因素　①血流动力学：术中血流动力学变化明显，以无肝期和新肝再灌注期最为明显。无肝期回心血量骤减，收缩压、舒张压、MAP 及 CVP、心排出量均降低。新肝期开放即刻，CVP 急剧升高，心脏前负荷增大，导致心肌损伤，同时低血压、心动过缓、心律失常也会影响心肌的血供和氧供。同时，血管活性药物也会加重心肌损伤。②再灌注综合征：再灌注后低温灌注液、高浓度钾离子、酸性物质和炎性介质对心脏的兴奋和收缩产生抑制作用。③氧化应激：缺血再灌注后，大量氧自由基生成，破坏线粒体的生物膜，细胞色素 C 释放到细胞质中，进而触发细胞凋亡通路。④酸中毒：无肝期内毒素释放入血、炎性介质的级联反应、氧自由基、心肌抑制因子、舒血管物质（如一氧化氮）与血管收缩因子（如内皮素）间的失衡，影响心肌的灌注、氧合、代谢和功能。⑤炎性介质：肝移植围术期细胞因子亦有显著变化。乌司他丁可明显降低新肝期血清肌钙蛋白（cTnI）及肌酸激酶同工酶（CKMB）水平，提示可以改善小儿肝移植围术期心肌损伤。

5.再灌注早期要兼顾低血压的治疗　结合临床表现分析低血压病因，并给予针对性药物治疗。急性心功能不全所致低血压可使用肾上腺素治疗，低外周血管阻力所致低血压可使用苯肾上腺素或去甲肾上腺素治疗等。与此同时再灌注早期，多学科团队应保持密切沟通与合作，首要任务是避免发生心跳骤停，特别是使用边缘供肝时。移植外科医师应视患儿心电图表现，缓慢分次开放门静脉，同时麻醉医师应及时给予氯化钙、肾上腺素和阿托品等药物进行治疗。

6.体重大于20kg的患儿　为了避免无肝期循环的剧烈波动对患儿造成的影响，可考虑采用体外静脉-静脉转流技术，用离心泵将下腔静脉和门静脉系统的血经腋静脉或颈内静脉转送回心脏。操作要点如下：①引流管的放置：分别从大隐静脉和门静脉插入引流管。大隐静脉插管应至与髂内静脉的交汇处，静脉引流管应足够大（一般应大于F16号），才能保证充足的引流和转流量。如大隐静脉太小，可切开股静脉插入F18静脉导管，拔管后修补股静脉。②输入管的放置：输入管插入左侧腋静脉，如腋静脉太小，也可直接切开左侧颈内静脉插管。③转流期间的抗凝：转流管用内壁有肝素涂层的管道，可不全身肝素化。若用普通转流管，则应静脉给肝素1mg/kg，维持ACT在200～300秒，以避免血栓形成，转流结束后用鱼精蛋白中和肝素，恢复正常的ACT。④预充液用加热的平衡盐液。据我中心经验，当转流量达到400～500mL/min时，就能很好地维持小儿平稳的循环功能。采用体外静脉-静脉转流的优点如下：能增加静脉回心血量和心输出量，降低下肢和内脏静脉淤血；体外静脉-静脉转流由于降低了静脉压，还能减少术中出血。

（喻文立　李红霞　董艾莉）

第三节　合并肝肺综合征胆道闭锁患儿肝移植的麻醉管理

一、导读

肝肺综合征（hepatopulmonary syndmme，HPS）是慢性肝病的严重并发症之一，指无心肺基础疾病的肝功能不全患者肺内血管扩张与新生，致气体交换功能障碍而出现严重的低氧血症和一系列临床表现。成人肝病患者HPS发病率为1.3%～32.0%，呈渐进性发展，预后较差，且缺乏特异性内科治疗药物。原位肝移植术（onhotopicliver transplantation，OLT）是目前唯一可能根治HPS并逆转肺部病变的有效方法。国外研究报道肝移植患者术前HPS的发生率为10%～20%。儿童肝病患者亦可发生HPS，发病率为3%～19%。相较成人而言，肝移植治疗儿童HPS报道较少。

二、病例简介

1.术前基本情况

患儿，女性，20月龄，身高87cm，体重13kg，因"葛西术后1年余，间断口唇紫绀2月余"于2021年6月至我院就诊。患儿生后发现皮肤巩膜黄染，大便浅黄色，行超声检查考虑胆管闭锁，于2019-11-12剖腹探查，术中胆道造影诊断胆管闭锁Ⅰ型，遂行葛西术＋肝活检术，术后病理回报肝纤维化。8个月前因"胆管炎、支原体肺炎"入院治疗，予对症抗感染治疗好转出院。患儿1月余前无明显诱因出现口唇紫绀，活动后明显，无气促、喘憋、呼吸困难。待伦理审核通过，为亲体肝移植手术治疗入院。入院诊断：①胆管闭锁；②胆汁淤积性肝硬化；③肝肺综合征。入院查体：患儿口唇及四肢末端略显紫绀、有杵状指，腹部膨隆，未见腹壁静脉曲张，上腹可见一横行约20cm陈旧性手术瘢痕。腹软，无压痛及反跳痛，肝脏肋下1cm可触及，脾下2cm可触及。肠鸣音正常，双下肢无水肿。术前患儿无发热、憋喘、呼吸困难等不适，吸氧状态下血氧未见明显波动。胸CT：未见明显异常。超声心动图：二、三尖瓣反流（轻度）、肺动脉高压（轻度），射血分数56%。化验结果显示：血常规：WBC 7.02×10^9/L，RBC 5.35×10^{12}/L，PLT 120×10^9/L，HB 14.3g/L，HCT 44.9%。肝功能：ALT 54.2U/L，AST 89.2U/L，总胆红素13.91μmol/L，直接胆红素7.0μmol/L，间接胆红素6.91μmol/L。凝血功能：PT 12s，PT% 12.8%，APTT 41.7S，纤维蛋白原0.99g/L，INR 1.07。

2.术式

患儿入院完善相关检查后，于2021年7月在全麻下行背驼式肝移植术。供肝为亲体左外叶。术中采取双侧肋缘下及剑突下"奔驰"型切口，逐层进腹。术中见肝脏纤维化表现，无腹水，脾脏Ⅱ°肿大，其余脏器未探及异常。术中游离病肝、精细解剖第一肝门后，阻断门静脉、肝上及肝下下腔静脉，分别切断并移除病肝。供肝置入后，以连续外翻缝合方式分别吻合供受者肝上、肝下下腔静脉及门静脉；开放血流后，行供受者肝动脉及胆管端端吻合及胆道重建。

3.麻醉过程

在全身麻醉下行非转流经典原位肝移植术。患儿开放外周静脉通路，加温输注小儿电解质溶液，充气式加温毯输液加温，面罩吸氧，监测脉搏血氧饱和度（SpO_2），为围术期最高值88%。麻醉诱导：静脉注射阿托品0.01mg/kg、甲泼尼龙1mg/kg、咪达唑仑0.05mg/kg、依托咪酯0.2mg/kg、芬太尼2μg/kg、罗库溴铵0.6mg/kg进行快速诱导。经口气管插管后双肺听诊，双肺呼吸音清，连接呼吸机机械通气，观察呼气末二氧化碳波形正常，吸入氧浓度50%～60%（无肝期为100%），潮气量8～10mL/kg，呼吸频率20～26次/min，吸呼比1.0：1.5～2.0，维持呼气末二氧化碳分压30～35mmHg，气道压力18～25cmH$_2$O（1cmH$_2$O=0.098kPa）。麻醉诱导平稳后，监测双频谱脑电图（BIS）数值，在B型超声引导下行桡动脉穿刺置管行有创血压监测和右侧颈内静脉置入三腔中心静脉导管监测CVP及术中输液给药。动脉血气分析示：pH 7.33，PaO_2 54.2mmHg，$PaCO_2$48.4mmHg，Hb 8.9g/L，K 3.4 mmol/L，Lac 1.0mmol/L，BE-0.8mmol/L。麻醉维持：持续静脉输注1%丙泊酚9～15mg/（kg·h）、瑞芬太尼0.1～0.2ug/（kg·h）和顺苯磺酸阿曲库铵0.12mg/（kg·h）

麻醉维持，间断追加芬太尼 1～3μg/kg，维持麻醉深度。术中液体输注进行加温处理，静脉输注钠钾镁钙葡萄糖液及白蛋白溶液，体温维持在 36.0～37.5℃。根据术中血气分析及凝血功能监测结果，输注适量浓缩红细胞及新鲜冰冻血浆。术中受者血流动力学波动于：BP 90～57/55～34mmHg，HR 148～112 次/min，CVP 7～10cmH$_2$O。无肝前期 SpO$_2$ 67%～84%，调 PEEP 等呼吸参数，SpO$_2$ 最高可达 87%。门脉阻断前 SpO$_2$ 再次下降，SpO$_2$ 最低66%，予亚甲蓝、山莨菪碱静脉注射，氧饱和度提升不明显，出室 SpO$_2$ 71%。新肝开放期出现再灌注综合征，通过给予小剂量肾上腺素和补液缓解。

4.术后 患儿移植手术成功，肝功能恢复顺利。术后采用他克莫司抗排斥反应。起始剂量为 0.10～0.15mg/(kg·h)，分 2 次服用，监测血药浓度和肝功能调整剂量，术后第 1个月血药浓度为 8～11ng/mL。

患儿于术后 12h 脱机拔管，高流量鼻导管吸氧，SpO$_2$ 47%，口唇四肢末梢紫绀。术后第 2 天，鼻导管吸氧，脉氧 50%～60%。术后第 3～4 天，头罩吸氧，脉氧 70%～80%，口唇四肢末梢红润。术后 3 周，鼻导管吸 FiO$_2$ 50%，指脉氧 85%～92%，转回普通病房继续治疗。患儿于术后 9 周出院。出院时脱离吸氧治疗。

三、问题

1.肝肺综合征（hepatopulmonary syndrome，HPS）

（1）定义：肝肺综合征是在慢性肝病和/或门脉高压的基础上出现肺内血管异常扩张、气体交换障碍、动脉血氧合作用异常，导致的低氧血症及一系列病理生理变化和临床表现。国际肝移植学会（ILTS）2016 年实践指南将 HPS 定义为肺内血管扩张引起的氧合异常及一系列病理生理变化和临床表现，其病因主要为晚期肝病、门静脉高压或先天性门体静脉分流。临床特征：排除原发心肺疾患后的三联征——基础肝脏病、肺内血管扩张和动脉血氧合功能障碍。

肝肺综合征最早是 Kennedy 于 1977 年发现 1 例酒精性肝病患者同时出现呼吸困难和低氧血症而提出的。1994 年 Krowka 等也同意这一概念，并认为 HPS 还应包括门脉性肺动脉高压、α1-抗胰蛋白酶缺乏症、肝性胸水等多种病症。从而在临床上确定了与 HPS 的诊断。

（2）低氧血症的原因：直接的动静脉短路致肺内分流；血管扩张使中轴的血红蛋白与肺泡间的弥散距离加大，以致该部分血流未得到充分的氧合；HPS 患者处于高循环动力状态，血液通过肺毛细血管网的速度快、滞留时间短，部分血液未来得及氧合；肺底部血管的扩张致通气/血流比例失衡。Stavrou 等报道，除存在肺弥散功能障碍外，胸腔积液、腹水、肺血管收缩等也均为影响呼吸功能的重要因素。

在健康人的均质肺中，肺泡通气和肺血流均匀一致。毛细血管直径为 8～15μm，氧正常弥散入血管，通气-灌注相称。肝肺综合征患者肺毛细血管扩张，增加了红细胞和肺泡中氧气交换的距离，且血液循环速度加快导致红细胞通过血氧交换区域的速度加快，氧合平衡受影响。扩张的动脉使血液未经肺泡表面和氧气进行氧合，导致混合的静脉血液进入肺静脉，因此一氧化碳弥散功能下降，肺泡通气-灌注不匹配，在最晚期可能同时存在氧弥散至扩张毛细血管的功能受限。

（3）肺内血管扩张机制：肺内毛细血管扩张的具体机制仍不十分明确。目前研究发现的潜在病理生理机制主要包括以下几个方面：肺内微血管扩张与一氧化氮（NO）和CO的含量升高有关；肺内血管扩张与肺微血管内皮细胞的增殖及肌样分化相关；HPS发病过程中肺微血管内皮细胞逐渐转向肺动脉平滑肌。HPS在慢性肝病、门脉高压的患者中发病率相对较低，而且与肝病的严重程度也无明显联系，说明HPS可能存在一定的遗传易感性。

（4）筛查与诊断标准：脉搏血氧测定[氧饱和度（SaO_2＜96%）]可提示低氧血症（PaO_2＜70mmHg），同时也是一种高性价比的筛查方法，能作为等待肝移植患者MELD评分加分的依据。对于肝硬化患儿，与动脉血气相比，毛细血管动脉化血气可能会是更好的筛查方法。2016年国际肝移植学会实践指南推荐，脉搏血氧测定（SaO_2＜96%）可用于肝移植受者低氧血症的筛查，但要确诊HPS，需根据以下诊断标准：

根据欧洲呼吸病学会和欧洲肝脏研究学会的相关指南，HPS的诊断标准为以下几点：①肝病基础，通常有门脉高压症，有或无肝硬化；②低氧血症，PaO_2＜80mmHg或肺泡-动脉氧分压梯度≥15mmHg；③肺血管扩张，患者存在以下至少一项，即对比增强超声心动图阳性、锝（^{99m}Tc）巨聚合白蛋白肺扫描，脑的摄取＞6%。细胞转化，从而加重血管扩张。

2.HPS临床表现、辅助检查及治疗措施

1）临床表现：HPS常见于门静脉高压与肝硬化患者，也见于急慢性肝炎、急性肝衰竭、阻碍肝静脉回流的血管异常（腔-肺分流、Abemethy畸形）等疾病。

原发肝病的临床表现：最常见的有肝掌、蜘蛛痣、肝脾大、腹腔积液、肝功能异常等。HPS与肝病病因及程度无关。IPVD常在有皮下蜘蛛痣的肝病患者中发现。

肺功能障碍的临床表现：患者无原发性心肺疾病，多数在肝病基础上逐渐出现呼吸系统表现，如发绀、呼吸困难、杵状指（趾）、直立性缺氧、仰卧呼吸等。25%的HPS患者可出现斜卧呼吸（由仰卧位换成直立位后呼吸困难加重）和直立低氧血症（当患者从仰卧位换成直立位时，PaO_2下降多于5%或超过4mmHg）。进行性呼吸困难是肝肺综合征最常见的肺部症状，发绀是唯一可靠的临床体征，仰卧呼吸、直立性缺氧是本症最具特征性表现。大多数HPS患者胸片无异常，但有部分患者可发现双侧肺底结节或网状浸润性改变。肺功能测试往往提示CO_2弥散量下降。

2）辅助检查

（1）胸部X线：肝肺综合征表现无特异性，立位时X线胸片可见到在两肺基底部显示间质性浸润，为血管扩张的阴影，平卧时消失，尚需与肺间质纤维化相鉴别。

（2）CT检查：肝肺综合征患者胸部CT可显示肺远端血管扩张，有大量异常的末梢分支，可提示肝肺综合征的存在，但无特异性。

（3）肺功能：HPS患者肺功能检查一般正常。

（4）动脉血气分析 HPS 时肺泡氧分压下降，小于 70mmHg；氧饱和度下降，小于 90%。直立位和仰卧位时 PaO_2 下降，大于 10mmHg；肺泡-动脉氧分压比值梯度（A-aPO_2）上升 15～20mmHg。A-aPO_2 较 PaO_2 更灵敏，可作为 HPS 的主要诊断依据。

（5）超声心动扫描：Aller 等对 88 例肝硬化患者行 TEE 和 TTE 对比检查，阳性率分别为 42%与 28%，且 TEE 可精确描述血管扩张程度，认为 TEE 可取代 TTE 成为 HPS 诊断的首选方法。

方法：由外周静脉注入 10mL 吲哚氰绿或生理盐水震荡产生的微泡（直径＞20um）。正常情况下该微泡无法通过肺毛细血管。当微气泡在右心房出现时，二维超声心动图上可产生瞬间回声或云雾状阴影。在右心房出现上述超声变化 3～6 个心动周期后，左心房也出现同样变化，即提示有肺内血管扩张。该方法比动脉血氧分压及肺扫描更敏感。经食管二维超声心动图更容易检测这种微小气泡，敏感性更高。

（6）^{99m}Tc—MAA 扫描：原理与微小气泡的超声造影相似，该方法中清蛋白微粒直径大于 20μm，不能通过正常毛细血管；如果在肾脏或脑中出现该微粒的图像，说明患者有肺内分流或心内分流，可进一步除外心脏器质性病变，从而提示 HPS 的存在。

（7）肺血管造影：Ⅰ型呈蜘蛛样弥散性扩张，多见于初期，吸 100%氧气可以使 PaO_2 升高。Ⅱ型呈海绵状动脉扩张，主要位于肺底部，多见于 HPS 中期，此期对吸氧反应有限。Ⅲ型呈直接动静脉交通，可见于肺门水平或肺底部，孤立的蚯蚓状或团状阴影，类似动-静脉畸形，此期缺氧严重，发绀明显，吸 100%氧气对 PaO_2 无影响。

肺血管造影术还可用于区别 HPS 性低氧血症与肺栓塞所致的低氧血症。

3）治疗措施

（1）一般治疗：包括治疗原发病，改善肝脏功能或延缓肝硬化的进程，减低门静脉压力，有可能减少肺内右向左分流。

（2）吸氧及高压氧舱：适用于轻型、早期肝肺综合征患者，可以增加肺泡内氧浓度和压力，有助于氧弥散。目前认为，一旦确立诊断，应尽早给予治疗，纠正低氧血症。病情较轻的早期，即需要给氧，可给予 2～3L/min，鼻导管给氧，改善低氧血症，随着病情的发展，氧流量需要逐步增加，后期患者可使用呼吸机加压给氧或高压氧舱给氧。对于病情较重或右向左分流者单纯氧疗效果并不明显。

（3）栓塞治疗：适用于孤立的肺动静脉交通支的栓塞，即肺血管造影Ⅱ型的肝肺综合征患者。最新研究发现也适用于Ⅰ型 HPS 术后尽快恢复血氧，降低病死率。胆道闭锁患儿即使手术成功，术后肝脏损害仍可继续进展至 HPS。

（4）经颈静脉肝内门体分流术（TIPS）：降低门静脉压力可改善肺内分流，减少神经和体液因素对肺血管的扩张作用，增强氧合作用，PaO_2 和肺泡动脉氧分压差均可明显改善，患者呼吸困难的症状好转。但术后可出现明显的门体分流和心输出量增多，使肝性脑病的发生率增加，但其确切疗效尚待进一步研究。也有少数病例报道通过外科手术或血管内治疗，中断异常的门脉系统交通，重建正常的门脉血流从肝脏进入肺循环。

（5）肝肺综合征的药物治疗：进展缓慢，疗效不满意。目前药物治疗均未得到公认。

亚甲基蓝：主要通过抑制产生 NO，降低肺内血管扩张而发挥作用，可增加肺血管阻力和体循环血管阻力，改善肝肺综合征患者的低氧血症和高动力循环。

奥曲肽：强效的血管扩张神经肽抑制物，被认为可通过阻断神经肽、血管活性肽、抑制胰高血糖素等环节，减少肝肺综合征患者的肺内动静脉分流。

烯丙哌三嗪：能改善通气/血流比例，能使缺氧肺血管收缩，从而改善氧合。

（6）原位肝移植（orthotopic liver transplantation，OLT）：是 HPS 的根本性治疗方法，可逆转肺血管扩张。是目前唯一疗效确切的根治方法，甚至儿童辅助性部分肝移植也有明显疗效，HPS 达到重度后只能通过 OLT 逆转低氧血症，即使不存在肝硬化，症状也能得到缓解。尸检表明移植后肺部症状改善是由于胶原组织沉积在肺毛细血管和微静脉，但只有 I 型患者术后能发生这种可逆病理改变。移植术后最早 6～10 周可纠正低氧血症，85%～100%的患者在术后第一年氧合都有改善。有些患儿肺内分流减少，甚至逐渐离氧。

3.HPS 患者肝移植预后　未接受肝移植的患者平均生存期仅 24 个月，5 年生存率约 23%，无 HPS 的肝硬化伴门脉高压患者的平均生存期达 87 个月，5 年生存率约 63%，因此 HPS 引起的重度低氧血症（$PaO_2 < 60mmHg$）应视作肝移植的指征。

HPS 患者肝移植 10 年生存率约 64%，大部分患者在肝移植后 6-12 个月内 HPS 相关症状得以改善，低氧血症的缓解与肝移植前疾病的严重程度相关。经验表明移植前动脉血氧水平越低，移植后需要的住院时间越长。住院期间可通过 SaO_2 评估血氧水平以决定是否需要氧疗。当 $SaO_2 > 88\%$ 时可停止氧疗。肝移植术前 $PaO_2 < 50mmHg$ 与术后院内死亡率及并发症发生率有关。曾有小样本研究提示肝移植围手术期 $PaO_2 < 50mmHg$ 和（或）MAA 分流 $\geq 20\%$ 的 HPS 患者肝移植后死亡率显著升高。有研究显示：移植前 $PaO_2 < 70mmHg$ 的患者，若移植后出现重度低氧血症（需 100%氧浓度以维持 $SaO_2 \geq 85\%$），死亡率可达 45%。

四、小结

慢性肝病与肺部疾病的相关性早已得到共识，但 HPS 发病机制仍不明确，诊断仍存在一定的困难。临床上尚无针对 HPS 特效药物。肝移植仍是 HPS 唯一有效的治疗方法。儿童 HPS 严重威胁生命，因其最早的临床表现主要是呼吸系统症状，且肝脏疾病有时隐匿而常常延误诊断。因此，应利用 SpO_2 和 PaO_2 尽早筛查出可疑 HPS。联合多种肺内血管扩张、分流的检测方法确诊，及时治疗肝脏原发病。氧疗及保守疗法的同时，密切监测低氧血症严重程度，如经济条件和肝源、术后护理等方面能够得到保障，应尽早 OLT，降低病死率。

五、讨论

1.HPS 患者肝移植过程中的主要难点　如何维持动脉血氧饱和度。即使是极重度 HPS 患者（$PaO_2 < 50mmHg$），吸入 100%浓度的氧气可使多数患者的肺泡氧分压得到显

著提高。指南推荐，应持续监测静脉血氧饱和度。若肝血流阻断后静脉血氧饱和度<65%，体外静脉转流术可能使患者获益。应进行早期拔管以预防呼吸机相关性肺炎，应通过面罩/无创通气/鼻导管吸入 100%的氧气以保持 $SaO_2 \geqslant 85\%$，应当采用目标导向的补液疗法以避免体液潴留与肺淤血，可吸入性肺血管舒张药（NO）能提高肝移植后的血氧水平，可将体外膜肺氧合用作肝移植的过渡，以减少重度 HPS 患者的机械通气需求。

2.移植后问题　在 HPS 患者肝移植术后的数小时内，因镇静剂、肋下缘切口、容量负荷过重以及肺不张的影响，动脉血氧水平可能会恶化。促使 HPS 相关肺血管扩张的因素突然消失会导致短暂性肺血管收缩，导致通气/血流值异常。肝移植术后早期拔管是减少呼吸机相关性肺炎的方法之一。头低脚高位，无创通气及气管内给氧已被用于改善由 HPS 引起的顽固重度低氧血症。持续性吸入 NO 可在不增加肺内扩张血管血流的情况下改善肺膨胀部位通气情况，从而改善 HPS 患者肝移植术后的氧合。

OLT 术后并发症的经验较少：常见的有感染性休克合并多脏器衰竭、机会性肺部感染、腹腔脓毒症、胆管漏、肝血管血栓形成、脑出血和肝脓肿等，都可增加死亡风险。源于肝脏移植中心的研究表明 OLT 患儿的症状缓解情况及生存率远高于非 OLT 患儿。

近年来的临床实践提示体外膜肺氧合可用于肝移植前后所有其他操作及药物干预失败的情况，改善 HPS 患者肝移植围手术期的难治性低氧血症，减少并发症，提高肝移植生存率，但其临床价值仍需大样本人群的验证。

（喻文立　李红霞　董艾莉）

第四节　胆道闭锁的先心病患儿行肝移植同期心内缺损修补治疗病例

一、导读

先天性心脏病（Congenital Heart Disease，CHD）是最常见的一种出生缺陷，据报道新生儿中先心病患儿发病率为（4～10）/1000，在胆道闭锁患儿中，合并先天性心脏病比率接近 12%。合并的先天性心脏病主要包括：房间隔缺损 48%（最常见）、肺动脉狭窄 17.4%、卵圆孔未闭 17%、室间隔缺损 4%。目前对于合并复杂CHD的儿童，接受肝移植的报道多为个案，缺乏大样本的研究，其临床处理及预后尚不明确。本中心为复杂CHD的胆道闭锁儿童实施肝移植同期心内缺损修补术，目前存活超过 5 年，现报告如下。

二、病例简介

1.术前基本情况

患儿，男性，7 月龄，体重 5.6kg，因"胆道闭锁"入我院行肝移植术前评估。既往于外院行腹腔镜探查术，术中证实为"胆道闭锁"，未行葛西手术。肝移植术前各项化验指标：①血常规，白细胞计数 $15.69 \times 10^9/L$，血红蛋白 $101g/L$，血小板计数 $268.0 \times 10^9/L$；②凝血功能，INR 1.24 PT 14.00s，纤维蛋白原 1.79g/L；③血生化，胆红素总量 267.37μmol/L，直接胆红素 212.94μmol/L，白蛋白 28.4g/L，肌酐 11.0μmol/L。PELD评分为 21。腹部CT检查显示：腹腔器官转位，胃位于右侧，肝脾转位，腹主动脉位置正常；肝硬化、腹水、食管胃底静脉曲张；环形胰腺。超声心动图显示：室间隔缺损（8mm），主动脉骑跨于室间隔，骑跨率约 30%；肺动脉瓣中度狭窄，肺动脉瓣处血流速度 3.08m/s，瓣环径约 10mm；主肺动脉扩张，远端宽约 18mm；右心室前壁轻度肥厚（4mm）。患儿哭闹后无紫绀，查体无杵状指，心功能 Ⅰ 级，心衰评分 1 分。动脉血气：动脉氧分压 75mmHg。诊断：胆道闭锁，胆汁淤积性肝硬化，肝功能失代偿期；复杂先天性心脏病；腹腔器官转位。心外科医生与移植科医生共同协商决定行先心病矫正术联合肝移植术。

2.手术过程 患儿于 2017 年 2 月行先天性心脏病矫正术+背驼式原位肝移植术。在全身麻醉后建立体外循环，先开胸探查发现：膜周部室间隔缺损（8mm×10mm），卵圆孔未闭（5mm），动脉导管未闭（6mm），以及肺动脉瓣狭窄。术中行室间隔缺损修补术、肺动脉瓣交界切开术、动脉导管闭合术、卵圆孔封闭术。手术顺利,体外循环时间 2h35min。心脏手术结束后，手术室监测患儿心功能约 2.5h，监测期间 CVP 为 8～10mmHg，心排量指数 34～38L/(min·m²)。经院内专家讨论后确定患儿心功能稳定，且肝功能已处于严重失代偿期，决定同期行肝移植术。供肝为儿童心脏死亡器官捐献供者全肝。供肝重量 130g。受者肝静脉存在变异，肝静脉不经下腔静脉直接汇入右心房，术中流出道重建过程未阻断下腔静脉；门静脉重建采用供、受者门静脉主干端端吻合，阻断时间 35min；肝动脉重建采用端端吻合，肝动脉开放距离门静脉开放时间 20min；胆道重建采用胆肠吻合。手术耗时 8.5h。

3.麻醉过程 患儿常规麻醉诱导并气管插管，顺利完成后在 B 型超声引导下行桡动脉穿刺置管行有创血压和心排量监测，同时右侧颈内静脉置入三腔中心静脉导管监测 CVP 及术中输液给药。建立体外循环，转机前循环状态：81/48mmHg，CVP 9mmHg。复跳后循环状态：76/49mmHg，CVP 10mmHg。术中 CVP 波动于 8～15mmHg，持续静脉输注多巴酚丁胺 5～15μg/(kg·min)，心排量指数 20～28L/(min·m²)。联合手术的总手术耗时 16h15min。术中出血量 800mL，输注浓缩红细胞 8U，新鲜冰冻血浆 400mL。

在整个过程中，每小时进行一次动脉血气监测，包括电解质、红细胞压积和乳酸值，根据结果调整患儿内环境。无肝前期持续 3.5 小时。在此阶段，平均动脉压（MAP）维持在 60～70mmHg、心率 90～110 次/min，乳酸水平从 0.4mmol/L 上升到 3.7mmol/L。无肝期持续约 35min。在此阶段，MAP维持在 60～70mmHg，HR维持在 100～120 次/分，乳酸水平上升到 5.8mmol/L。新肝期持续 3 小时 15 分钟。再灌注表现为MAP下降至 48mmHg。在这一阶段，为了维持MAP，继续间断静脉注射小剂量肾上腺素和碳酸氢钠，同时继续胶体输液治疗。在手术结束时，代谢性酸中毒和乳酸积累（碱过量）呈下降趋势（3.2mmol/L）。

4.术后　患儿术后CVP逐渐下降，术后60h拔除气管插管，72h停用血管活性药物。术后第4天心脏恢复（彩超结果）：先天性心脏病术后动脉导管未闭（小型），肺动脉流速偏高（Vmax 3.05m/S，PG 55mmHg），双房增大，三尖瓣中度反流，少量心包积液。血常规：白细胞计数16.73×10⁹/L，血红蛋白81g/L，血小板计数194×10⁹/L。胆红素总量160.23μmol/L，直接胆红素126.44μmol/L，白蛋白43.0g/L，肌酐10.0μmol/L。监测患儿心、肺功能稳定，于术后6天转出ICU回病房继续治疗。

术后复查腹部超声发现肝动脉闭塞，继而出现胆道并发症，但该例患儿术后早期血流动力学无显著异常，移植肝流出道通畅，临床考虑发生肝动脉闭塞的原因主要与供肝体积小以及肝动脉纤细等多因素有关，再次手术重建肝动脉困难，给予抗凝等内科治疗无效，并继发缺血性胆道并发症，于术后40天行二次肝移植手术。二次肝移植手术时体重5.1kg供肝为儿童心脏死亡器官捐献供者全肝，供肝重量200g，术式为背驼式。术前凝血状态差，腹腔感染严重，心功能状态良好。切肝期术中失血多，共失血约3000mL，积极输血输液维持循环稳定，血压维持于65/35mmHg左右，输血8u，血浆1600mL，输液1370mL，尿量280mL，手术耗时9h20min。新肝期CVP波动于2～5mmHg。术后32h拔除气管插管，术后3天转出ICU。随访心肺功能稳定，移植肝功能正常。于术后25天顺利出院，术后定期复查随访，术后5年复查状况良好。

三、问题

1.肝移植术本身对受者心脏功能的影响　先天性胆道闭锁患儿多处于肝硬化状态，受到肝脏疾病和心血管疾病双重打击的患儿易出现心输出量增加、外周血管阻力降低等血流动力学改变，如水钠潴留，末梢血管扩张，引起体循环与肺循环血流量增加，造成心脏前负荷过重、门脉-肺动脉高压、肝肺综合征、心肌纤维化等，这些改变可能导致患儿不同程度的心功能衰竭，增加患儿肝移植术围术期并发症的发生率和死亡率。

肝移植术中无肝期：阻断下腔静脉后患儿有效循环血量大量下降，可能出现低心排量，若加快补液可能增加新肝期心脏负担。新肝期：再灌注综合征；血容量的突然增加，加重心脏负担等。

室间隔缺损患者在术中可能会出现急性右心功能不全，原因是现有左向右分流的腔静脉夹松开后突然涌出大量血液。卵圆孔未闭的患者右心容积和压力异常增加又可以加重卵圆孔未闭合的不良状态，甚至出现右向左分流，使患者处于再灌注诱发的肺动脉高压或可能的容量负荷过载导致突发右心衰竭的高风险中。

2.合并复杂先心病患儿行肝移植手术时机和方式选择　尽管对于合并复杂CHD的终末期肝病患儿的综合治疗已有了一些成功的个案，但是由于血流动力学个体差异大，疾病的严重程度各不相同，目前尚无推荐的统一治疗方案。原则上，治疗方案的确定取决于对患儿心功能及肝功能的综合评估。这需要包括心外科医师、移植外科医师、麻醉医师、ICU医师等多学科会诊进行评估及制定诊疗方案。探讨患者进行OLT的可行性，是否应该在OLT之前进行心脏手术，如果先进行心脏手术，多长时间后进行OLT是可行的，以及等待时间是否会增加患者的风险。如果首先进行 OLT，需要进一步探讨患者存活的可行性。患者的心脏状况是否可以应对术中阻断血流及在再灌注过程中出现的外周血管阻力下降、维持血容量所需的大容量负荷、电解质变化（高钾血症）和代谢性酸中毒。如果同时进行心脏手术和 OLT，需要评估患者的情况是否能耐受在手术过程中发生的生理变化。

本文中患儿原发病为胆道闭锁，在进行肝移植手术评估前未行葛西手术，入院评估时肝功能已进入严重失代偿期，如不进行有效治疗，患儿情况难以改善甚至威胁生命，肝移植手术是该患儿唯一可能有效的治疗方式。尽管合并有复杂CHD，但患儿术前在未吸氧状态下血氧饱和度在正常范围，无紫绀且既往无晕厥史，经术前讨论决定先行心脏手术，观察若患儿血流动力学稳定，再同期行肝移植术。

3.先心病患儿肝移植术麻醉关注问题 由于先心病独特的病理生理特征，应根据心血管状况和所拟手术的具体要求，对患者制定合适麻醉方案。接受 OLT 的先心病儿童在手术过程中和术后可能会出现明显的血流动力学不稳定，全面了解心功能、充分的术前准备以及预测或尝试消除可能导致血流动力学紊乱的潜在原因对移植成功和移植物存活至关重要。

1）先心病患儿肝移植术前评估

（1）了解先心病的类型，心内分流和阻塞性病变程度，心肺功能受损的程度，还应注意是否同时存在其他重要器官先天畸形，进行婴儿心衰评分（表 11-1）。

表 11-1 婴儿心衰评分标准（ROSS 评分）

		分数		
		0	1	2
喂养情况	每次喂奶量	>100mL	60～100mL	<60mL
	每次喂奶时间	<40min	>40min	-
体检	呼吸次数	<50/min	50～60min	>60min
	心率	<160/min	160～170/min	>170min
	呼吸形式	正常	异常	-
	末梢充盈	正常	减少	-
	第三心音	无	存在	-
	肝脏边缘（右肋下缘）	<2cm	2～3cm	>3cm

注：0-2 分无心衰，3-6 分轻度心衰，7-9 分中度心衰，10-12 分重度心衰

（2）提示心肺受损有较大危险性指标包括：慢性缺氧（SaO_2<75%）；肺循环/体循环血流比>2.0；左或右室流出道压力差>50mmHg；重度肺动脉高压；红细胞增多，Hct >60%；心衰评分>3 分。

（3）行非心脏手术高风险的患儿包括：肺动脉高压；严重的主动脉瓣或瓣下狭窄及未根治的法洛四联症；充血性心力衰竭、心律失常、晕厥和运动量减少。

（4）通常先心病临床症状较轻和心功能良好的患儿，对麻醉和手术有良好的耐受性。先心病患儿若已经进行手术纠治，术后心功能良好，则与常人无异，若未进行治疗而需行非心脏手术，一般发绀型比非发绀型麻醉和手术危险性大。

2）关注再灌注综合征发生，积极进行药物调整：由于体外循环后患儿心脏经历缺血再灌注损伤，加上肝脏缺血再灌注对心脏造成二次打击。新肝开放时血流动力学波动明显，出现血压下降，心率减慢，且持续时间更长（10～15min），对血管活性药反应差。需要积极给予血管活性药，维持内环境稳定，同时注重术中保温，缩短体外循环时间。

3）先心病儿童肝移植肺功能损伤及保护：原因：①儿童肺结构及功能未发育成熟，代偿能力差；②体外循环时，主动脉阻断使患儿肺脏处于"缺血"状态，开放后大量氧合血进入肺，引起再灌注损伤；③肝脏再灌注对肺造成二次打击。肺保护措施包括抗炎治疗（乌司他丁），高频率低潮气量，转运呼吸机应用，严密监测液体输注量等。

4）重点关注围术期容量管理及液体治疗：该患儿右心流出道仍有狭窄，围术期CVP偏高，而肝脏手术要求CVP值偏低，防止肝脏淤血肿胀。通过超声心动图、Mostcare（SVV）、CVP等监测手段及血管活性药的应用（多巴酚丁胺、米力农、肾上腺素、多巴胺）进行精准的容量调控管理。输液种类以胶体液为主，5%白蛋白为理想胶体液，同时根据血气分析结果选择是否给予葡萄糖。

四、小结

对于心脏和肝移植的联合手术，围术期心功能的精确评估及管理对后续的肝移植手术意义重大，尤其是输液管理、血管活性药物应用、内环境维持等方面。该例患儿开腹后发现下腔静脉存在一根变异的肝静脉不经下腔静脉直接汇入右心房，肝移植术中流出道重建无需阻断下腔静脉即可完成新肝移植，对心脏功能影响小，肝移植术中循环状态稳定。总的来说，患儿的心脏问题在移植后没有恶化，围手术期风险没有显著增加。血流动力学变化不显著的结构性心脏缺损对移植结果无负面影响。

五、讨论

（1）先心病表现为不同程度的肺充血和低氧血症。合并肝脏疾病时，可能因肝功能障碍和肺内血管扩张而加重恶化，反之亦然。终末期肝病（End-stage liver disease，ESLD）低氧血症的原因涉及由右至左肺内分流、肺泡-毛细血管弥散缺陷和肺泡-通气不匹配。由于心肺异常和肝移植相关的内在血流动力学改变，先心病儿童在肝移植的围手术期风险大大增加。因此，终末期肝脏病合并先心病患者的诊断和治疗对临床医生及麻醉医生来说是不小的挑战。

（2）在ESLD并存的情况下，很难确定肺充血的表现是由于心脏失代偿还是由于肝脏疾病所致。ESLD可引起低蛋白血症、腹水和黄疸。肺充血表现的低白蛋白血症也见于失代偿性ASD合并充血性心力衰竭。大量腹水导致严重的呼吸受限和低氧血症，类似于肝肺综合征、复杂ASD或大VSD。黄疸也见于慢性被动肝充血引起的严重充血性心力衰竭。因此，关键是要确定是哪种疾病导致了患者出现需要立即干预的症状。

（3）紫绀型心脏病患者在面对相对低饱和度的动脉血液时，需要通过维持较高的红细胞压积来维持氧向组织的输送。在小儿肝移植患者中，肝动脉血栓形成的发生率很高。因此，围术期红细胞压积维持在 30%或更低，得以保持足够的红细胞压积水平供氧，以免增加术后肝动脉血栓形成的风险。

（4）在血流动力学稳定的先心病患者中，只要明确移植指征，肝移植是可以安全进行的。正确且完善的患者术前评估很重要，即左心室功能良好的先心病患者。有学者甚至认为，心脏失代偿会影响胆道闭锁患者术后胆道排泄。失代偿的心功能患者应该将心功能最大化，使患者能够承受OLT手术。OLT可解决ESLD患者的低蛋白血症、腹水、肺充血和低氧血症等相关问题。对于同时存在房间隔缺损的患者，这些问题的解决可能有助于自发性ASD或PFO闭合，因为所述条件促进了原有房间隔异常左向右分流。

（喻文立　盛明薇　董艾莉）

第五接　线粒体DNA耗竭综合征患儿亲体肝移植麻醉管理

一、导读

线粒体 DNA 耗竭综合征（mitochondrial DNA depletion syndromes，MDS）是由于复制或维护线粒体基因组的缺陷所致线粒体拷贝数减少相关联的一组异常性疾病。MDS 基因型和临床表型复杂多样，其中 MPV17 突变可引起肝脑型 MDS，通常表现为胆汁淤积性肝炎、肝硬化、精神运动迟缓、低血糖和乳酸血症等，一般婴幼儿期即可出现低血糖、肝功能不全及神经肌肉系统病变。针对 MDS 所致的肝衰竭可进行肝脏移植术，以改善患者生存质量及延长寿命。

二、病例简介

1.术前基本情况　患儿，男性，年龄 5 岁，体重 15kg，身高 105cm，因肝硬化、肝功能不全拟行亲体肝移植术入院。既往因肝内胆汁淤积症于出生 40 天时行胆囊结肠吻合术，术后肝功能好转。4 个月前家属发现患儿体力活动较同龄儿童变差，活动后有全身无力感，基因检测结果显示：MPV17 基因两个复合杂合变异，c.451dupC，c.293C＞t。目前患儿智力发育正常。体格检查：体温 36.5℃，BP 98/60 mmHg（1mmHg＝0.133kPa），HR100 次/min。生化检查：ALT 活性 81U/L，AST 活性 97U/L，总胆红素浓度 7.1μmol/L，白蛋白浓度 38.8g/L，Cr 浓度 26μmol/L，BUN 浓度 6.1mmol/L，血糖浓度 3.5mmol/L。心脏专科检查：心界正常，心音正常，律齐，各瓣膜听诊区未闻及病理性杂音。心脏彩色多普勒超声：各心腔内径正常范围内，各室壁厚度及运动未见异常，三尖瓣反流（少量），左室射血分数 69%。神经专科检查：腹壁反射、角膜反射及双侧膝腱反射等生理反射存在；双侧巴宾斯基征、双侧霍夫曼征及双侧布氏征等病理反射均为阴性。颅脑 MRI 示：双侧额顶枕叶多发条状信号影，脑室形态及脑沟裂池未见异常扩张或变窄。胸部 CT 平扫及其余检查未见明显异常。术前诊断：线粒体 DNA 耗竭综合征（MDS）、肝硬化、肝功能不全、胆囊结肠吻合术后。拟在全身麻醉下行亲体肝移植术。

2.术中麻醉管理

1）切肝期管理：术前禁食 8h、禁饮 3h，术前 1 天建立外周静脉通道，输注 5% 葡萄糖 100mL。入室后生命体征：体温 36.7℃，BP 92/50mmHg，HR 105 次/min，SpO₂ 98%。麻醉诱导：静脉注射咪达唑仑 2mg、依托咪酯 4mg、罗库溴铵 8mg 和舒芬太尼 10μg。可视喉镜下插入 ID5.0 气管导管，行机械通气，设置 FiO₂ 50%～60%，潮气量 120mL，RR 18～23 次/min，维持 $P_{ET}CO_2$ 35～45mmHg。左侧桡动脉穿刺置管，通过压力传感器与 Mostcare 监护仪连接，监测 BP、HR、CI、SVV 和心动周期效率（CCE）等。超声引导下行右侧颈内静脉穿刺，置入 5.5F 三腔中心静脉导管，监测 CVP。麻醉维持：吸入 1%～2% 七氟烷，静脉泵注丙泊酚 8～10mg /（kg·h）、瑞芬太尼 0.1～0.3μg /（kg·min）和顺式阿曲库铵 1～2μg /（kg·min），术中维持 BIS 值 40～60。术中应用 Sonoclot 凝血和血小板功能分析仪监测凝血功能，根据血气分析及凝血功能监测指标调节血制品输入量。麻醉诱导后循环指标：BP 98/56mmHg，HR 118 次/min，CVP 5mmHg，CI 3.29L /（min·m²），SVV 14%，CCE 0.20。血气分析：pH 值 7.26，PaCO₂44.6mmHg，PaO₂346mmHg，SaO₂ 100%，Hb 浓度 131g/L，BE-7.0mmol/L，乳酸浓度 3.0mmol/L，血糖浓度 3.4mmol/L，K⁺浓度 3.4mmol/L。凝血功能：ACT 121s，凝结速率（CR）11.7，血小板功能（PF）2.4。生化检查：高敏肌钙蛋白 I（hsTnI）浓度 39.6 pg/mL，CK-MB 浓度 2.2 pg/mL，NSE 浓度 25.3ng/mL，S-100β 蛋白浓度 6.27ng/mL，ALT 活性 215U/L，AST 活性 373U/L，Cr 浓度 27μmol/L，BUN 浓度 4.1mmol/L。切肝期持续 225 min，出血量 130mL，尿量 55mL，输液量 610mL。进入无肝期之前患儿血流动力学基本平稳，未使用血管活性药物，内环境整体稳定。

2）无肝期管理：下腔静脉和门静脉阻断进入无肝期时的生命体征：BP 65/40mmHg，HR137 次/min，CVP 3mmHg，CI 2.82L /（min·m²），SVV 34%，CCE0.14。血气分析：pH 值 7.28，PaCO₂ 37.2mmHg，PaO₂ 357mmHg，SaO₂ 100%，Hb 浓度 113g/L，BE-7.7mmol/L，乳酸浓度 5.0mmol/L，血糖浓度 4.4mmol/L，K⁺浓度 3.3mmol/L。凝血功能：ACT 118s，CR10.1，PF1.9。生化检查：hsTnI 56.4 浓度 pg/mL，CK-MB 浓度 4.9pg/mL，NSE 浓度 33.4ng/mL，S-100β 蛋白浓度 6.57ng/mL，ALT 活性 376U/L，AST 活性 645U/L，Cr 浓度 27μmol/L，BUN 浓度 3.9mmol/L。静脉泵注多巴胺 2～5μg /（kg·min）升压，静脉泵注 5% 白蛋白快速扩容，静脉输注 5% 碳酸氢钠纠酸。同时给予乌司他丁抑制炎症反应，给予磷酸肌酸钠进行心肌保护。无肝期持续 49min，出血量 20mL，尿量 25mL，输液量 150mL。

3）新肝期管理：血管吻合完毕、门静脉开放后即刻，患儿出现 BP 下降（最低至 52/35mmHg）和 HR 减慢（最慢至 85 次/min），立即静脉注射肾上腺素 2μg 及静脉输注 5% 碳酸氢钠 10mL，BP 升至 91/43mmHg，HR 升至 112 次/min。凝血功能：ACT 153s，

CR7.9，PF1.9。输注血浆 100mL，凝血功能逐步改善。门静脉开放至术毕共 331min，失血量 50mL，尿量 520mL，输液量 751mL。术中持续应用输液加温和暖风毯等保温措施，间断温水冲洗腹腔，体温维持 36～37℃。新肝期 60min 生化检查：hsTnI 浓度 63.6pg/mL，CK-MB 浓度 5.1pg/mL，NSE 浓度 39.4ng/mL，S-100β 蛋白浓度 7.98ng/mL，ALT 活性 898U/L，AST 活性 1139U/L，Cr 浓度 29μmol/L，BUN 浓度 4.0mmol/L。术毕时生命体征：BP 98/37mmHg，HR125 次/min，CVP 8mmHg，CI 4.38L /（min·m^2），SVV7%，CCE 0.24。血气分析：pH 值 7.27，$PaCO_2$ 32.5mmHg，PaO_2 320mmHg，SaO_2 100%，Hb 浓度 97g/L，BE-8mmol/L，乳酸浓度度 10mmol/L，血糖浓度 8.5mmol/L，K^+浓度 4.2mmol/L。凝血功能：ACT 136s，CR6.1，PF1.2。生化检查：hsTnI 浓度 93.2pg/mL，CK-MB 浓度 5.4pg/mL，NSE 浓度 37.1ng/mL，S-100β 蛋白浓度 8.08ng/mL，ALT 活性 840U/L，AST 活性 1 700U/L，Cr 浓度 31μmol/L，BUN 浓度 4.6mmol/L。术毕患者生命体征平稳，手术历时 605min，出血量 200mL，尿量 600mL，输液量 1511mL，血浆输注量 100mL。

3.术后治疗过程 患儿带气管导管送 ICU 观察，术后 3h 拔除气管插管。术后 1 天生化检查：hsTnI 浓度 957.6pg/mL，CK-MB 浓度 18.7pg/mL，NSE 浓度 29.6ng/mL，S-100β 蛋白浓度 7.23ng/mL，ALT 活性 700U/L，AST 活性 838U/L，Cr 浓度 26μmol/L，BUN 浓度 5.1mmol/L。术后 2 天转入普通病房。心脏专科检查：心界、心音正常，律齐，各瓣膜听诊区未闻及病理性杂音。心脏彩色多普勒超声示：各心腔内径正常范围内，各室壁厚度及运动未见异常，三尖瓣反流（轻度），左室射血分数 58%。心脏专科医生建议给予左卡尼汀 50mg/kg 和辅酶 Q10 改善心肌功能。神经专科检查：患儿神志清楚，其余生理及病理反射检查结果同术前。颅脑 MRI 示：双侧额顶枕叶多发条状信号影，考虑脑白质营养不良。神经专科医生建议给予甲钴胺及维生素 B$_1$营养神经，并定期复查神经功能。术后 3 天生化检查：hsTnI 浓度 130.9pg/mL，CK-MB 浓度 10.5pg/mL，NSE 浓度 27.5ng/mL，S-100β 蛋白浓度 6.39ng/mL，ALT 活性 404U/L，AST 活性 208U/L，Cr 浓度 1μmol/L，BUN 浓度 3.5mmol/L。术后 1 周复查生化：ALT 活性 76U/L，AST 活性 48U/L，总胆红素浓度 13.9μmol/L，白蛋白浓度 42.4g/L，Cr 浓度 19μmol/L，BUN 浓度 4.6mmol/L。

术后 3 周肝功能恢复良好，未见其他并发症，顺利出院。目前患儿肝移植术后已满 3 个月，肝功能及其余复查结果正常，远期预后有待进一步观察。

三、问题

1.MDS 的定义、特征即临床表型

1）定义：线粒体 DNA 耗竭综合征（MDS）：是一类极其罕见的常染色体隐性遗传疾病，其病因主要是由于在核苷酸合成过程中核基因突变导致线粒体 DNA 数量减少，引起细胞中呼吸链复合体和 ATP 合成下降，最终使受累器官出现功能障碍。

2）特征：MDS 是线粒体病中一组罕见疾病，因核基因缺陷影响线粒体 DNA 复制和稳定，引起多种线粒体 DNA 片段的缺失，细胞分裂时产生的子细胞中线粒体 DNA 减少从而发病。已知 9 种基因缺陷可导致线粒体 DNA 耗竭综合征，其中，TK2（编码胸苷激酶 2）、SUCLA2（编码二磷酸腺苷-SUCLβ 亚单位）、SUCLG1（编码二磷酸鸟苷-SUCLα 亚单位）、RRM2B（编码核苷酸还原酶 M2B 亚单位）、DGUOK（编码脱氧鸟苷激酶）与 TYMP（编码胸苷磷酸化酶基因）8 个基因编码维护线粒体的脱氧核苷三磷酸蛋白质，参与线粒体 DNA 合成；POLG（编码 DNA 聚合酶）与 C10orf2（10 号染色体开放读码框 2）基因为线粒体 DNA 复制所必需。

3）临床表型：线粒体 DNA 耗竭综合征的临床表型复杂多样，取决于不同的基因型，主要影响某一特定的器官或一组器官组织，如肌肉、肝、脑、肾。根据临床表现，线粒体 DNA 耗竭综合征分为 4 类：肌病型（TK2 基因缺陷），通常在 2 岁前出现肌力及肌张力低下；脑肌病型（SUCLA2、SUCLG1、RRM2B 基因缺陷），通常在婴儿期出现肌张力低下和严重的神经功能异常；肝脑型（DGUOK、MPV17、POLG、C100 ff2 基因缺陷），多表现早发性肝功能障碍和神经系统受累；神经胃肠型（TYMP 基因缺陷），患者于 20 岁之前出现进行性胃肠动力障碍及周围神经病变。其中 MPV17 的功能尚不明确。

2.MPV17 变异相关 MDS　本例患儿结合临床及基因检测诊断为 MPV17 变异所致 MDS。MPV17 基因突变是致 MDS 又一常见原因，即脑肝型 MDS。主要临床表现为 Alpers 综合征的神经、肝病症状。常以黄染肝肿大、肝功能异常发现，面部、双下肢肌肉松弛，四肢肌张力低下。肝病理提示：细胞呈弥漫性肿胀，脂肪变性，毛细胆管堵塞，细胞内色素颗粒沉着，类灶状坏死，肝细胞凋亡。肝脏线粒体 DNA 定量明显低于正常。

3.MDS 患者治疗　本病尚无有效治疗方法，以对症支持为主，营养调节和辅助因子补充可能有益。肝移植及肝细胞移植可作为本病治疗的方法之一。但由于多器官受累，MDS 患者的肝移植存在争议。据报道，一些患有孤立性肝病的患儿通过肝移植可存活达 10 年。

四、小结

合并 MDS 患儿行肝移植术，术前需要掌握该遗传病病理生理特点，充分评估各器官系统功能，做好术前准备。术中应维持酸碱平衡、内环境稳定，加强体温保护、凝血功能管理，减少手术出血，积极采取 PRS 防治策略，注意器官功能保护，提高围术期麻醉安全性，减少死亡率。

五、讨论

1.线粒体 DNA 耗竭综合征患儿肝移植麻醉管理特点

（1）术前禁食水应注意避免发生低血糖。由于线粒体 DNA 数量减少，可导致 MDS 患儿组织器官出现能量代谢障碍，更易出现乳酸酸中毒，长时间禁食会导致出现低血糖。因此，本例患儿术前禁食水期间静脉输注葡萄糖，以减少低血糖和低血容量发生。

（2）本例患儿发生低体温风险高，应联合应用多种主动体温保护措施。线粒体呼吸链功能紊乱可引起产热缺陷，线粒体疾病患者也面临着更高的低体温风险。

（3）围术期加强心、脑保护。线粒体病由于其遗传缺陷可致线粒体氧化磷酸化发生障碍，进而影响能量的产生，心、脑是易受累器官。本例患儿脑、心损伤标志物峰值分别出现在新肝期 60min 和术后 1 天，术后 3 天逐渐恢复，提示新肝开放前应积极预防心、脑损伤。无肝期本例患儿静脉输注乌司他丁，有利于抑制炎症因子过度释放，减轻心、脑损伤；输注磷酸肌酸钠的作用在于其穿透细胞膜后，可作为能量载体，在磷酸肌酸激酶作用下，将 ADP 转化为 ATP，可为心肌代谢提供必要能量。

2. 线粒体 DNA 耗竭综合征患儿肝移植术后管理要点 术后应持续采取心、脑保护措施，有利于促进其功能快速恢复。左卡尼汀、肌酸、辅酶 Q10、B 族维生素和抗氧化剂（如 α-硫辛酸、维生素 E 和维生素 C 等）可用于对症治疗。

（翁亦齐 吴玉立 董艾莉）

参考文献

[1] MARTUCCI G，BURGIO G，LULLO F，et al. Veno-arterial extracorporeal membrane oxygenati on as an intraoperative rescue option in case of portopulmonary hypertension recognized during liver transplantation[J]. Minerva Anestesiol 2017，83：1336–7.

[2] 芦树军，喻文立，翁亦齐，等. 重度肺动脉高压患者肝移植术中急性右心衰竭 ECMO 抢救成功 1 例[J]. 中华麻醉学杂志，2019；39（4）：511-512.

[3] 王刚，于洪丽，喻文立，等. 小儿肝移植无肝期心搏骤停抢救成功一例[J]. 中华器官移植杂志，2019，40（01）：46-47.

[4] Pascasio JM，Grilo I，López-Pardo FJ，et al. Prevalence and severity of hepatopulmonary syndrome and its influence on survival in cirrhotic patients evaluated for liver transplantation [J]. Am J Transplant，2014，14（6）：1391-1399.

[5] 刘以俊，李涛.《2016 年国际肝移植学会实践指南：肝肺综合征与门脉性肺动脉高压的诊断与管理》摘译[J]. 临床肝胆病杂志，2016，32（10）：1838-1842.

[6] BRYANT，R.，RIZWAN，R.，ZAFAR，F.et al. Contemporary Outcomes of Combined Heart-Liver Transplant in Patients With Congenital Heart Disease[J]. Transplantation，2018，102（2），e67–e73.

[7] 芦树军，刘云霞，喻文立，等. 先天性胆道闭锁合并卵圆孔未闭患儿肝移植围术期血流动力学及心功能变化[J]. 医学信息，2019，32（20）：95-97.

[8] El-HattabAW，Scaglia F.Mitochondrial DNA depletion syndromes：review and updates of genetic basis，manifestations，and therapeutic options[J]. Neurotherapeutics，2013，10（2）：186-198.1.

[9] 翁亦齐，吴玉立，喻文立，等. 线粒体 DNA 耗竭综合征患儿亲体肝移植术麻醉管理 1 例[J]. 中华麻醉学杂志，2022，42（12）：1524-1526.